Andreas Hoppe
Allein unter Gurken

PIPER

Zu diesem Buch

100 Kilometer. Das ist der Radius, aus dem Essen mit dem Siegel »regional« stammen sollte. Denn klimaneutral und ökologisch korrekt reicht nicht mehr. Wer im Winter in eine Südfrucht beißt, sollte sich fast schon schämen – Pastinake und Löwenzahn sind angesagt. Andreas Hoppe hat ausprobiert, ob es für Normalsterbliche machbar ist, konsequent regional zu essen – und vor allem, ob es schmeckt. Und er stellt fest: »local food« ist alltagstauglich, macht einen Heidenspaß, und man kann vor allem grandios scheitern. Denn wie kommt man nach einem Zehn-Stunden-Drehtag an Tomaten aus der Region? Muss man wirklich seinen Balkon mit Gurken begrünen, oder tut's auch der Wochenmarkt? Und was, wenn die Lust auf einen Espresso überhand nimmt? Ein kulinarischer Selbstversuch mit Hindernissen – amüsant und gut fürs Gewissen.

Andreas Hoppe, geboren 1960, wurde u. a. durch seine Rolle als Mario Kopper im Ludwigshafener *Tatort* bekannt. Im wirklichen Leben hegt er eine Vorliebe fürs Kulinarische, hat in Berlin einen Kräutergarten namens Balkon und besitzt einen kleinen Hof auf dem Land.

Jacqueline Roussety hat Literatur, Geschichte und Filmwissenschaften studiert und arbeitet als Schauspielerin, Regisseurin, Dozentin und Autorin.

Andreas Hoppe
mit Jaqueline Roussety

Allein unter Gurken

Mein abenteuerlicher Versuch, mich regional zu ernähren

Piper München Zürich

Mehr über unsere Autoren und Bücher:
www.piper.de

Für Paul und Klärchen,
in Liebe und dankbarer Erinnerung,
und Little Tim,
für eine wunderbare Zukunft

MIX
Papier aus verantwortungsvollen Quellen
FSC® C083411
FSC www.fsc.org

Ungekürzte Taschenbuchausgabe
Oktober 2011

erschienen im Verlagsprogramm Pendo
Umschlagkonzeption: semper smile, München
Umschlaggestaltung: semper smile, München, nach einem Entwurf von Hauptmann & Kompanie Werbeagentur, Zürich
Umschlagabbildung: Alfred Steffen
Satz: Fotosatz Amann, Aichstetten
Papier: Munken Print von Arctic Paper Munkedals AB, Schweden
Druck und Bindung: CPI – Clausen & Bosse, Leck
Printed in Germany ISBN 978-3-492-27249-0

Sei selbst der Wandel,
den du in der Welt sehen willst.
Mahatma Gandhi

Inhalt

Prolog

Fehler entstehen durch Eile;
nie, wenn man etwas gemächlich macht.
CHINESISCHES SPRICHWORT

Diese klugen Worte möchte ich gerne voranstellen, während ich hier an der italienischen Westküste sitze, eine gute einsame Luft verspüre, die Sonne sich genüsslich der Meeresoberfläche zum Kusse entgegenneigt und ich mir ganz beherzt eine regionale Pizza bestelle. Soeben hatte ich mir eine scharfe Pasta aglio e olio als Vorspeise genehmigt, und der trockene Chianti rinnt durch meine Kehle. Regionale Ernährung vom Feinsten! Geht doch.

Denn darum soll es in diesem Buch ja schließlich gehen: um den abenteuerlichen Versuch, mich regional zu ernähren. Und ich kann aus heutiger Sicht nur sagen: Ja, es war und ist ein Abenteuer! Besser als jeder Film mit ausgebluteten Leichen und grimmigen Mördern und atemlosen Hetzjagden und mürrischen Kommissaren. Und wie in einem klassischen Prolog, in dem eine der Figuren die leere Bühne betritt, um die gespannten Zuschauer zu begrüßen und emotional und inhaltlich auf das vorzubereiten, was gleich folgt, nutze ich ebenfalls diese kluge Weise, um Sie, liebe Leserin und natürlich lieber Leser, ein wenig auf das einzustimmen, was auf den folgenden Seiten auf Sie zukommen wird.

Wer tatsächlich glaubt, dass es gleich auf Seite drei losgeht mit dem glücklichen Landbauer Hoppe inmitten Tonnen von

Gurken und Möhren und ausgebuddelten Kartoffeln, nebst glücklich gefundener Bauersfrau (die ich aber nicht gesucht habe!), der sei hier belehrt, dass es nicht mein Ding wäre, von heute auf morgen mein ganzes Leben umzukrempeln, ohne vorher die Konsequenzen für mich und meine Umwelt genau abzuwägen. Freunde anlässlich meines »Selbstversuchs« um Rat und Hilfe zu bitten war eine Selbstverständlichkeit für mich. Durch meine immer wiederkehrenden Zweifel und Sorgen, ob das denn alles so durchführbar sei, mit dem Job und zwei verschiedenen Wohnsitzen, durchlebte ich ein permanentes Wechselbad der Gefühle, in all seinen Facetten. Denn auch ich saß, bildlich gesprochen, vor der ersten leeren Seite und wusste überhaupt nicht, in welche Richtung das ganze Unterfangen eigentlich gehen sollte, beziehungsweise welch tragisches Ende mich vielleicht am Ende des Stückes erwarten würde.

Ohne die glücklichen Erinnerungen an meine wunderbaren Großeltern, die mir in meiner Kindheit eine Oase in ihrem Garten schenkten, in der ich tatsächlich heimisches Obst und Gemüse genießen durfte, wäre die Idee, mich regional zu ernähren, wohl nie in mir gekeimt.

Hier bei Omma und Oppa erlebte ich das Wechselspiel der Jahreszeiten, und das inmitten der Millionenmetropole Berlin, nur ein paar Kilometer entfernt von der Stadtwohnung. Fein säuberlich reihte sich Garten an Garten in ihrer Laubenpieperkolonie, und wie selbstverständlich kehrten die Menschen immer wieder in diese zweite Heimat zurück, um sich vom Stadtirrsinn zu erholen. Die bald vertrauten Gesichter gehörten seltsamerweise nie zum sonstigen städtischen Leben, waren nur Teil dieser Parallelkultur der Laubenpieper, und alles hatte hier seine ganz eigenen Gesetze. Mein Oppa und meine Omma pflegten und hegten ihre wunderbare Oase wie ein Kleinod. Das Geheimnis der Lauben lag in der Art, wie sie für einige Stunden, manchmal auch Tage, bewohnt wurden. Die meisten Lauben besaßen nur einen Raum, in dem sich aber alles abspielte. Kochen, backen, zusammensitzen, lachen – und vor allen Dingen wurden Familienbande intakt gehalten. In meinem Falle sogar generationsübergreifend. Zusammen mit anderen Laubenpiepern ratschten meine Großeltern über Gott und die Welt. Das Gedeihen von Gurken und anderem Gemüse sowie Obst gehörte zum alltäglichen Gespräch über niedrige Zäune, die nur rein formell eine Grenze bildeten. Hier wurden noch Freiräume zugelassen. Jeder Garten spiegelte die verschiedenen Menschen mit ihren Eigenarten wider. Heute müssen sich die meisten Laubenpieper doch vielen Vorschriften anpassen, die jeden Zentimeter im Garten bestimmen und das Leben innerhalb enger Grenzen reglementieren. Die Laubenkolonie meiner Großeltern hingegen war ein großer, einladender Garten.

Und ich mittendrin.

Noch heute zehre ich von der Liebe und Güte dieser beiden Menschen, rieche die Blüten und das Gras und nicht selten sehe ich den kleenen Piefke hoch oben im Baume hocken.

Alle Erinnerungen an die Vergangenheit nähren meine Gegenwart, um der Zukunft Hoffnung zu geben.

Meine große Liebe und tiefe Verbundenheit zu den Indianern war die andere treibende Kraft in diesem Experiment. Ihre Kultur, ihre Traditionen und mystischen Rituale durfte ich einst kennenlernen, und die visionären Ansichten, die mir dieses Volk dadurch schenkte, wurden der treibende Motor, mich mit einigen philosophischen Themen neu auseinanderzusetzen, die mein Leben tagtäglich beeinflussen. Denn, ich wiederhole es noch einmal, das Vorhaben, meine Ernährung gründlich zu revidieren, war kein überstürztes, unbedachtes Handeln, sondern erfolgte aufgrund von immer wiederkehrenden Erfahrungen, Gedanken sowie Gesprächen mit Freunden und mit Fremden, die dann zu Freunden wurden.

Ganz allmählich spürte ich eine wunderbare Kraft in mir,

wenn ich aufgewühlt und zerrieben vom Dreh wiederkam, und meine beste Therapie war dann, in meinem Garten auf dem Land in der Erde zu wühlen und zu graben, das Unkraut zu jäten, den Kompost zu schichten, die Hecken zu stutzen und das Gras zu mähen, bis ich meine eigene Erdung spürte, und die Ruhe und Zeitlosigkeit auf dem Land als Balsam tief in meine Seele eindrang. Um ganz ohne Strom und Diesel auszukommen, stand ich viele Morgen im klammen Gras und erntete dieses mit einer alten Sense, die mir mein Großvater vererbt hatte. Jahrelang hatte sie nur im Keller herumgestanden, bis ich sie eines Tages zum ersten Mal mit nach draußen nahm. Kaum hielt ich sie in der Hand, spürte ich eine große Vertrautheit in mir aufsteigen: Es schien das Natürlichste der Welt zu sein, mich mit dieser alten Sense in die Natur zu stellen. Während der Mahd spürte ich allein meine Muskelkraft, hörte stundenlang nur das gleichmäßige Sirren, wenn die scharfe Klinge durch das hohe Gras fuhr. Im Zwiegespräch mit mir selber kehrte ich in eine Welt zurück, die für viele Menschen mehr als fremd ist, die mir aber das Gefühl gab, nicht mehr außerhalb der Umwelt zu stehen, sondern in ihr aufzugehen.

Nicht selten überkam mich dann das sonderbare Gefühl, einfach aus der Zeit zu fallen; die Zukunft hinter mir lassend. Kehrte ich in den Alltag zurück, so wunderte ich mich oft über die hochgepeitschte und angeblich zivilisierte Welt, die sich mir offenbarte.

Aber auch in meinem Kiez in der Stadt gab es viele wunderbare Menschen, die mich anspornten, meinen Selbstversuch durchzuhalten, und regionale Ernährung ist bis heute ein wichtiger Bestandteil meines Lebens geblieben, da sie viele politische, soziologische und philosophische Aspekte berührt, die mittlerweile Hand in Hand gehen.

Ich möchte aber nicht so anmaßend werden zu behaupten, dass dieser neu gefundene Weg von mir konsequent verfolgt wurde. Auch ich bin nur ein Mensch mit Bedürfnissen und klitzekleinen Schwächen, die mich natürlich immer mal wieder übermannten. Die eine oder andere Sünde musste ich mir einfach ab und zu genehmigen.

Ich hoffe, die Profis unter Ihnen werden mir verzeihen und großzügig über den einen oder anderen Fehler hinwegsehen und dabei ihren Humor nicht verlieren! Denn der hat mich in den schwersten Stunden – Gott sei Dank – nicht verlassen, und das hat mich auch letztendlich gerettet. Dieses Buch soll Spaß machen, vielleicht auch anregen, ein Schmunzeln herzaubern oder einfach nur informieren, aber bestimmt nicht belehren oder den Anspruch auf Allgemeingültigkeit besitzen. Nee, dann würden wir tatsächlich nicht zusammenkommen.

»Weise ist nicht, wer viele Erfahrungen macht, sondern wer aus wenigen lernt, viele nicht machen zu müssen.«

Das ist nicht von mir, sondern von Karlheinz Deschner, und da wären wir auch schon beim nächsten Punkt angelangt, der mir besonders wichtig und unbedingt erwähnenswert ist.

Es ist Ihnen ja sicher bekannt, dass ich mein Brot als Schauspieler verdiene. Ich kann auch noch vieles andere, aber aus all meinen Notizen, Tagebucheintragungen und sonstigen Informationsquellen alleine ein Buch zu zaubern wäre dann doch ein bisschen viel verlangt gewesen. So startete ich einen Hilferuf und als Co-Autorin stand mir meine Kollegin und Freundin Jacky zur Seite. Sie begleitete mich auf dem zum Teil steinigen und abenteuerlichen Weg, recherchierte und experimentierte zusammen mit mir, verlieh mir ihre schriftstellerische und künstlerische Stimme und setzte all meine spannenden und zahlreichen Erfahrungen literarisch in Szene. Unermüdlich setzte sie sich für dieses Projekt ein und war ein treibender Motor, um die vielen interessanten Themen aufzudecken und Menschen und Gespräche zu organisieren und ihnen allen einen Platz in diesem Buch zu geben. Ihr sei an dieser Stelle besonders gedankt!

Nun aber genug der Worte. Ich trete zur Seite, und während sich der Vorhang lüftet, nehmen Sie bitte eine entspannte Haltung ein, und ich offenbare Ihnen ein kleines bisschen aus meinem Leben. Der erste Akt beginnt natürlich – wo auch sonst – mitten in der Filmwelt …

Die Musik schwillt bedrohlich an, das Licht wirft seine gespenstischen Schatten an die Wand …
dunkle Gestalten huschen lautlos vorüber …
Es regnet in Strömen … wir haben bereits Stunden hinter uns, und es ist kalt, bitterkalt … Wir sind alle müde und vor allen Dingen, wir sind sehr, sehr hungrig …

Essen – Eine Sinfonie des Grauens Teil I

Alles, was vom Menschen kommt, Gutes wie Böses, ist eine unendliche Saat ins Leben oder in den Tod.
CLEMENS BRENTANO

Die Leiche begann zu gähnen.

Im Zeitlupentempo klappten die Zähne auseinander, und die Zunge zitterte zwischen dem glänzenden Gebiss. Der nun sichtbar gewordene Rachen mit seinem dunklen Tunnel-Schlund wirkte wie die gespenstische Öffnung einer Geisterbahn. Unumwunden gab das Corpus Delicti uns allen damit zu verstehen, dass wir schon seit Stunden drehten, ohne uns auch nur eine kleine Pause gegönnt zu haben. Um diesen Eindruck noch zu verstärken, folgte kurz darauf ein tiefes Grummeln, das sich wie fernes Donnergrollen anhörte. Es war unterhalb des Messers zu verorten, das dem Toten drehbuchgemäß bis zum Heft in die Brust gerammt worden war. Sprich, der Magen kündigte seine Bedürfnisse an. Oder besser gesagt, dieser gab knurrend seinen Kommentar zu der völligen Leere ab, die ihn missmutig auftrumpfen ließ. Die Wunde um das Fleischermesser war längst getrocknet – wie immer hatte die Maske gute Arbeit geleistet –, aber nun schien es darunter zu jucken. Ein Finger tauchte plötzlich im Bild auf, pulte das lästige Blut beiseite. Mittlerweile waren mehrere Augenpaare der Filmcrew auf dieses Phänomen gerichtet, das wie ausgegossen vor uns lag. Nicht ohne Interesse verfolgte man die langsame Metamorphose von eigentlich tot über allmählich erwachend und damit unweigerlich ziemlich lebendig. Und das alles eingefangen im gleißenden Licht der Scheinwerfer.

Das stand so nicht im Drehbuch.

Zudem war es hier draußen wirklich bitterkalt, der März hatte bis dato mit lauen Frühlingstemperaturen geknausert. Aber seltsamerweise stieg trotz intensiver Ermittlungen gerade jetzt ein gigantischer Obstcocktailshake vor meinem inneren Auge auf.

Ein süßer Traum aus tropischen Gefilden. Von dort, wo es sonnig und heiß war. Glänzend nougatfarbene Körper tanzten im wilden Sambarhythmus den Strand entlang, das Nichts an Stoff – als neckische Früchtchen geformt – entblößte die üppigen Rundungen mehr, als dass diese verdeckt wurden. Und überall schlürften vollmundige Lippen tropfend süße Früchte. Ananas, Mango, Kiwi, Erdbeeren, Melone – das volle Programm eines Vitamincocktails.

Ich konnte die Leiche so gut verstehen.

Zack, ein kleiner Versprecher, und der Take war endgültig hin. Schließlich gab das Genie oben in seinem Olymp das erlösende *»Pause für alle!«* bekannt, und jeder reckte und streckte die eingefrorenen Gliedmaßen. Die Leiche schälte sich zufrieden aus dem Müllberg hervor und schlenderte gemütlich, das Messer aus der Brust ragend, Richtung Cateringzelt.

Das Verlangen nach Nahrungsaufnahme setzt doch immer wieder erstaunliche Energien frei.

Die kulinarische Ernüchterung folgte prompt. Nichts gegen die badische Küche, aber so langsam gärten nach deren Verzehr die schweren Soßen in der Galle, die wie auf Kommando wütend zum Generalstreik ausrief und damit alle anderen Organe außer Gefecht setzte. Magen und Milz zogen sich angesichts etlicher Überstunden beleidigt aus dem Verkehr, Leber und Darm hatten sich unlängst für eine Sitzblockade entschieden, das hieß: Es tat sich gar nichts mehr in meinem Körper. Zum hundertsten Male quollen lieblos hingeklatschte Spätzle in einer undefinierbaren Soße vor sich hin, in der sie, halbersoffen, noch tapfer versuchten, herauszublinzeln. Die ewigen Maultaschen wechselten sich im monotonen Rhythmus ab, mal gefüllt mit Käsebrei, am nächsten Tag mit einer Fleischpampe, dazu eine bleischwere Tunke, die ihre toxischen Kapriolen im Magen vollführte. Nicht umsonst heißen Maultaschen im Volksmund »Herrgottsbescheißerle«: Da während der Fastenzeit Fleischverzehr verboten war, wickelten die Mönche einfach einen dünnen Teigmantel um die Fleischfüllung, und die fromme Einsicht »*Gott sieht alles*« wurde geradezu Lügen gestraft.

Weiß Gott, nach Baden-Baden hatte er wohl schon länger nicht mehr geschaut, denn die tropische Verführung meines halluzinierten Vitamincocktails entpuppte sich am Buffet als magerer Obstsalat. Wahrscheinlich aus der Dose, für 79 Cent.

Bei diesem Anblick begann mein Hirn verzweifelt zu rebellieren und kommandierte den restlichen Körper auf Rückzug. Seit Jahren hatte ich derartige Hilferufe meines Körpers ignoriert, nie war ich um eine passable Ausrede verlegen gewesen. Keine Zeit, keine Lust, der Job zu anstrengend, irgendeine Frau zu anstrengend, die Welt zu stressig, ich zu stressig, und so wurden alle Zweifel immer schön beiseitegepackt und kulinarische Verlockungen nach dem Motto »Masse statt Klasse« vertilgt, aus jedem Land zu jeder Jahreszeit das, was ich wollte und auch bekam.

In diesem Moment jedoch versiegte mein Appetit. Mein Kopp erschien mir wie ein leeres, schwirrendes Loch.

Der Leiche dagegen schien alles zu schmecken. Ziemlich lebendig schaufelte sie Berge in sich hinein. Gehärtete und ungehärtete Fette jeglicher Couleur, veredelt mit Geschmacksverstärkern, Konservierungsstoffen, Glutamat und künstlichen Aromen, unendliche Kalorien, industriell verarbeiteter Zucker und weißes Mehl schienen ihrem Stoffwechsel nichts anhaben zu können. Wir sind ja, ach, so modern. Nur auf das Gläschen in Ehren musste die Leiche verzichten, denn Alkohol war nicht im Budget vorgesehen.

Während ich noch betroffen am Buffet stand, entdeckte ich aus heiterem Himmel eine winzige Erdbeere auf meinem Löffel. Einsam und verlassen lag sie da, schien nur auf mich gewartet zu haben. Zartrot und verschämt lachte sie mich geradezu an, und eine Anmutung meiner tropischen Verführung stieg wieder vor meinem Geiste auf. Ich hob die Erdbeere vorsichtig mit dem Löffel in Gesichtshöhe und schloss sehnsüchtig die Augen. Schon hörte ich Geigenklänge aufbranden – *pianissimo* –, von rechts ertönte wie eine leichte Brise der helle Zauberton der Harfe – *andante* –, von links fügte sich sanft das restliche Orchester ein, bis sich alle in tiefer Harmonie vereinigten. Genießen will gekonnt sein.

»Komm du, oh süßer Erdbeermund …«

Irgendwie hatte ich den Geschmack von Erdbeeren anders in Erinnerung. Um nicht zu sagen – ganz anders.

Tauchen beim Genuss von Erdbeeren nicht Kindheitserinnerungen in unserem tristen Erwachsenendasein auf? Oder bin ich da anders veranlagt als der Rest meiner Altersklasse? Meines Erachtens waren diese roten Früchte doch früher süß, dabei samtweich, und hatten signifikant etwas mit Sommer zu tun. Ich muss zugeben, das war auch im letzten Jahrhundert, aber egal, diese Erinnerung will ich im Grunde spürbar erleben, sobald ich mich dem Genuss einer Erdbeere hingebe.

Die Erdbeere in meinem Mund hingegen war eine herbe Täuschung. Unter der verführerisch roten Farbe versteckte sich eine bittere Erkenntnis, die eher dem Zustand meiner streikenden Galle entsprach. Von süß keine Spur, auch von weich konnte keine Rede sein, ganz im Gegenteil: Das faserige Fruchtfleisch war nicht nur ungenießbar, um nicht zu sagen ein bitterer Abgesang auf meine verschüttete Kinderseele, sondern es spiegelte viel eher den trotzigen Frühling mit seinen eisigen Temperaturen wider als einen heißen, feurigen Sommer. Keine Kindheitserinnerungen, sondern die obligatorische »Midlifecrisis« tauchte vor meinem inneren Auge auf, und die Frage, ob ich nun dem Tod näher war als meiner Geburt, hing unweigerlich wie ein Damoklesschwert über mir.

Mir wurde übel.

Die Leiche strahlte mich zufrieden mit vollen Backen an, war mittlerweile bei der künstlich aussehenden Käseplatte angelangt, dem guten ausgepackten Plastikscheibenkäse. Käse schließt ja bekanntlich den Magen. Fragt sich nur, für wie lange. Darauf dann schnell noch einen glasklaren Apfelsaft aus der Billigtüte, und der nächste Take war garantiert gesichert, denn dieser undefinierbare Haufen an Sondermüll versprach eine tiefe Fressnarkose, einen komaähnlichen Schlaf, ohne weitere Zwischenfälle und dubiose Überraschungen.

Ich wandte den Blick ab. Was hatte ich verbrochen, dass diese Erdbeere mir derart den Appetit verderben musste? Und überhaupt, was hatte das kleine unberechenbare Früchtchen eigentlich um diese Jahreszeit hier zu suchen? Hier in meinem tropischen Traum, der ja genau genommen gar keiner mehr war.

Allmählich dämmerte es mir. Wahrscheinlich war sie von ihrer heimatlichen Mutterpflanze gnadenlos getrennt worden, irgendwo in Südafrika, Chile oder Uruguay, misshandelt mit allen möglichen Giften und Mittelchen wie vor einer Schwerstoperation, damit sie ja nicht einging auf ihrer langen Reise; dann verfrachtet, verschifft, ausgeflogen aus sonnigen Gefilden, Richtung globalisierte Westwelt, die sich mit weit aufgerissenem Maul gierig auf alles stürzt, worauf sie gerade Appetit hat. Egal wann, egal wie, egal mit welchen Mitteln. Und ich mittendrin. Wahrscheinlich steckte auch noch fiese Kinderarbeit dahinter, zu einem Hungerlohn; kurzum eine menschliche, kulturelle und ökologische Ausbeutung sondergleichen.

Schuldbewusst spuckte ich das arme Ding zurück auf meinen Löffel; so langsam wurde ich ganz rammdösig.

Ich bin kein Heiliger. Gott bewahre! Nicht selten tanzte ich wie ein Drahtseilakrobat durchs Leben, glaubte lange, dass das Leben ewig währt, und war leidenschaftlich gerne jung gewesen. So manchen kulinarischen Luxus hatte ich mir bis dato gegönnt, wenn mir der Jieper danach war. Danach trabte aber selbst ich schuldbewusst in die superschicken Biomärkte, die bei uns in Berlin mittlerweile zum alltäglichen Bild eines jeden Bezirkes gehören. Hier sind die Obst- und Gemüsestände genauso bunt und lecker anzusehen wie in anderen Supermärkten auch. Vorbei die Zeiten von drei einsamen Schrumpeläpfeln und den Labbergurken, die eher an Impotenz erinnerten als an saftig-knackig-frische Appetithäppchen. Da lagen dann in trauter Zweisamkeit die Kiwis aus Neuseeland neben Orangen aus Israel und Datteln aus Palästina, Zitronen aus Griechenland neben Mandarinen aus der Türkei und den Bananen aus Ecuador, alle angestrahlt mit super Hightech-Neonlicht. Nicht dieses ewige Fernsehkrimi-Grau, als wenn es nur noch Leichen gäbe.

Hier im Ökoladen schien der farbenfrohe Weltfrieden gesichert. So ganz geheuer war mir dieser importierte Biowelt-frieden zwar nie, aber das schlechte Gewissen wurde beruhigt, indem man brav seinen Ablassbrief an der Kasse bezahlte und mindestens das Doppelte des herkömmlichen Supermarktpreises in den grünen Klingelbeutel warf. Als ich mir einmal zu Hause neugierig all die kleinen Schildchen mit den Gütebiosiegeln näher angeschaut hatte, musste ich feststellen, dass ich gar nicht wirklich begriff, was Angaben wie »000«, »DE« oder »E« überhaupt zu bedeuten hatten. Deutsches Gütesiegel, europäisches Gütesiegel, Nummer hier, Codenummer da, Kontrollstelle XY. Überall strahlte die helle Sonne, mal rankten grüne Blättchen an einem Stiel, mal verzierte ein bunter Regenbogen das Ensemble. Da klopfte dann ganz vorsichtig so etwas wie ein mahnendes Gewissen an, das aber hämisch vom Heiligen Geist des Geldbeutels beiseitegeschoben wurde.

Irgendwie schmeckte mir das heute gar nicht mehr. Diese kleine einsame Erdbeere hatte meine Pseudo-Heile-Biowelt durcheinandergewirbelt. Was gab es eigentlich zu dieser Jahreszeit an Obst und Gemüse, das ganz normal hier um die Ecke angebaut worden war, ohne eine sündhaft teure und ebenso CO_2-beladene Reise im Gepäck hinter sich zu haben? Was kosteten der Flieger und das Schiff, die den Bioweltfrieden quer über den Globus transportierten? Die Tonnen von Kerosin und Schiffsdiesel, für die wir doch die Zeche bezahlen, wurden die schweigend vom Gralswächter der Ökologie geduldet? Waren da nicht auch die unermüdlichen Predigten von Umweltbelastung und erheblichen CO_2-Werten, die uns allen gar nicht guttaten? Wie weit war eigentlich die Nahrung von mir entfernt, oder besser gefragt, wie weit hatte ich mich schon von einer natürlichen Ernährung wegbewegt? Unhinterfragt wird angenommen, dass vertraute Produkte in der unmittelbaren Umgebung hergestellt werden, denn irgendwie wächst doch irgendwas irgendwo. Auch in Deutschland.

Ich erkannte, dass ich mir all diese Fragen nicht wirklich beantworten konnte. Mein Oppa, der wäre jetzt genau der Richtige gewesen, um mir zu helfen. Immer war er um eine praktikable Antwort bemüht, kannte sich mit seinem Garten aus, war Experte für selbst angebautes Obst und Gemüse gewesen. Meine Omma fabrizierte aus Hunderten Rezepten die leckersten Mahlzeiten, alles wurde noch selbst zubereitet, eingekocht, gebacken und eingelegt. Beide gehörten neben meinen Eltern zu den wichtigsten Menschen in meiner Kindheit.

Ein diffuses Bild tauchte auf, ein Bild aus dem verstaubten Koffer der Erinnerungen, der für Jahre verschlossen gewesen war. Nun öffnete sich dieser wie von Geisterhand, als wenn die Zeit ein Zeichen setzen wollte.

Der alte Mann und sein Garten Teil I

Mein Großvater wies mich
nach Osten,
damit ich die Kraft des Bären besitzen möge;
nach Süden,
damit ich den Mut des Adlers besitzen möge;
nach Westen,
damit ich die Weisheit der Eule besitzen möge;
nach Norden,
damit ich die List des Fuchses besitzen möge;
zur Erde,
damit ich ihre Früchte empfangen möge;
zum Himmel,
damit ich ein Leben in Unschuld führen möge.
ALONZO LOPEZ (CREE-INDIANER)

Im Geiste kramte ich abgegriffene und vergilbte Fotos hervor, bis sich eines immer deutlicher herausfilterte: Ein wild bewachsener Schrebergarten und mittendrin ein Piefke von zehn Jahren, der sich mit einer Handvoll selbst gepflückter Erdbeeren hoch oben in den Pflaumenbaum verkrümelte, sich auf einen besonders stabilen Ast im Wipfel des Baumes schwang und dort heimlich seine Beute verputzte. Süß und samtweich lag ihm der Geschmack von Sommer auf der Zunge. Dazu wehte ein laues Lüftchen in das nicht mehr ganz so saubere

Kindergesicht, die zerzausten Haare zeugten von einer gerade gewonnenen Schlacht gegen Cowboys und andere Bleichgesichter, die den Indianer überfallen hatten.

Dieser Schrebergarten war mein Zufluchtsort, meine grüne Insel gewesen, und das mitten in der Stadt Berlin, die zu jener Zeit seit fast zehn Jahren ummauert war. Hier wurde die Geschichte Deutschlands über den Zaun hinweg verhandelt, die Politik bei Kaffee und Kuchen lauthals erörtert, dabei mit einem Weinbrand oder Birnenschnaps runtergespült, und als sich im März 1970 der Ost-Willi mit dem West-Willy traf, wurden Gläser mit gekühltem Klaren und eingelegte Gurken verteilt. Da erblühte die Gartenkolonie in heller Aufregung. Und ich mittendrin. Es gab keine Berliner Zeitung, die das Thema nicht als Schlagzeile herausbrachte. Heimlich nippte ich an einigen halb vollen Gläsern, aß zum ersten Mal Gewürzgurken und hörte nicht mehr auf zu grinsen.

»Mensch, wat'n uffjewecktet Kerlchen«, meinte die dicke Waltraud und schob mir eine Lakritzstange rüber. Damit gehörte das erste deutsch-deutsche Treffen in Erfurt zum Highlight meiner Schrebergartenparty-Premiere.

Zwar wurde Willy Brandt als Held beider Staaten gefeiert, aber in der Politik des »Kalten Krieges« änderte dieses Treffen rein gar nüscht. Es hatte eine vorsichtige Annäherung gegeben, die aber noch fast zwanzig Jahre wachsen musste, bis dieses Land wieder zusammengeführt werden konnte. Für mich als Piefke war das politische Desaster rund um die zweigeteilte Stadt ein Bestandteil meines jungen Lebens und tangierte mich zur damaligen Zeit überhaupt nicht. Hauptsache, es gab immer wat Jutes zu futtern, die olle Schulglocke bimmelte nicht zu spät los und dass bei der dicken Waltraud die Lakritzstangen nie versiegten.

Ich wuchs zwischen zwei Generationen auf, die beide stellvertretend für die damalige Zeit standen. Meine Eltern, typische Kriegskinder, die hautnah Entbehrungen, Schmutz, Hunger und Leid erfahren hatten, wie Millionen anderer ihrer Generation auch, schienen zeit ihres Lebens immer auf der Suche nach der verlorenen Kindheit. Diese war bis Kriegsende von Bombennächten geprägt, danach vom Steinekloppen, Steineschleppen, egal wie klein und jung man war. Sie mussten die Tage und so manche Nacht in Schutt und Asche verbringen, auf dem Schwarzmarkt irgendwas für ein Stückchen Schokolade eintauschen, sei es bei den Amis, Briten, Franzosen oder den Russen.

»Aber ejal, Hauptsache et jab wat zwischen de Kiemen, denn nüscht haben war'n jeringet Leben!«, rief meine Mutter öfters aus.

Straßengangs wurden in den verschiedenen Sektoren gebildet und nicht immer ging es friedlich zu in Zeiten des angeblichen Friedens, die im Grunde genommen vor allem Zeiten des elenden Hungers und der verzweifelten Suche nach einem Sinn waren, nach dem Vorherrschen unmenschlicher Sinnlosigkeit. Schmuggeleien auf dem Schwarzmarkt, Prügel und Verletzungen standen auf der Tagesordnung. Eine wirklich glückliche Kindheit hatten meine Eltern wohl nie erfahren, und beide gehörten in den Fünfzigern und Sechzigern zu denen, die sich ein bisschen Wohlstand hart erarbeiten mussten. Egal wie. Egal wann. Egal wo. Und der einzige Sohn bedeutete den Eltern alles.

Mit meinem Vater verband mich die Leidenschaft für den modernen Flimmerkasten mit seinen drei Schwarz-Weiß-Programmen. Heimlich hockten wir uns abends noch davor, sobald meine Mutter schlafen gegangen war, und sahen alte Western aus Amiland an, die den kleenen Piefke völlig faszinierten und einen bleibenden Eindruck hinterließen. Der schleichende Gang zum Kühlschrank, wie auf dem Kriegspfad, kostete jedes Mal die gesamte Wurstration der Woche. Am nächsten Morgen folgte das Donnerwetter der Mutter, bei dem Vater und Sohn sich verstohlen angrinsten und einen Blutschwur geleistet hatten, nichts, aber auch gar nichts, preiszugeben.

Mein Vater fand auch immer wieder Zeit, mir die große Welt innerhalb der kleinen vier Wände näherzubringen. Mit Spannung verfolgte der kleene Piefke, wie der Vater Stunde um Stunde eine genaue Kopie der Europakarte nachzeichnete. Jeder Fluss, jede Hauptstadt wurde ganz genau auf dem Blatt vermerkt, und staunend konnte ich die weite Welt vor meinen Augen wachsen sehen. Der Feinmechaniker wusste noch, was Präzision bedeutete. Mit einer Engelsgeduld saß mein immer akkurat gekleideter alter Herr mit mir am Küchentisch, und gemeinsam wurden Seite für Seite die Hausaufgaben bewältigt.

Meine Mutter arbeitete als Friseurin, und jeden Abend rieb sie sich die wunden, chemisch verätzten Hände mit irgendwelchen Salben ein. Nicht selten kam der Rest der Verwandtschaft sowie die eine oder andere Nachbarin noch nach Feierabend vorbei: *»Mal ebem schnell de Haare waschen, lejen, föhnen.«* Die Küche war dann immer ausgebucht, weil überall die Tuben mit Blondiercreme, Rot- und Brauntönen herumlagen, Wickler in allen Größen und Farben füllten Schüsseln und den Brotkorb, der Boden war übersät mit abgeschnittenen Haaren und nassen Handtüchern. Ein Geschnatter und Getratsche erfüllte den Raum, und ich saß dabei und beobachtete fasziniert, wie sich aus grauen Haaren nach einer Stunde tatsächlich ein feuerroter Schopf entwickelte. Richtig dolle fand ich es nicht, und nicht selten wirkten die Haare wie ein aufgeregter Wischmopp, aber bitte, wenn's den Damen gefiel …

Wären da nicht meine super coolen Großeltern gewesen, ich wäre mit ziemlicher Sicherheit zu einem typischen Stadtjungen herangewachsen, ohne wirklich ein Gespür für die Natur und ihre Kraft zu entwickeln. Nie wäre ich Schauspieler geworden, denn erst inmitten der Natur, oben in den Wipfeln der Bäume, unten auf dem Rasen, zwischen Büschen und Hecken, da entwickelten sich phantastische Geschichten, in denen ich den Helden aus meinen Büchern von Karl May nacheiferte. Hier spielte ich Tom Sawyer, Huckleberry Finn,

Moby Dick und Lederstrumpf nach, und genau hier besaß ich auch den kindlichen Raum, mich auszutoben. Kehrte ich dann abends müde und zufrieden in die Wohnung meiner Eltern zurück, war mir so manch staubiger Hinterhof erspart geblieben, der damals außer Mülltonnen nichts weiter für Kinder zu bieten hatte. Trotz Wohlstand und so.

Bei mir war also die Idee des Leipziger Orthopäden und Kinderarztes Dr. Daniel Schreber tatsächlich aufgegangen. Er hatte im 19. Jahrhundert diese Schrebergärten in der Hoffnung konzipiert, Kinder aus den verrußten Industriegebieten ins Grüne zu holen. Das sollte sowohl ihre Gesundheit fördern als auch den Bezug zur Natur aufrechterhalten. Auch mir hatte der kleine Garten meiner Großeltern alles gegeben, damit ich wachsen und gedeihen konnte. Eben hin zu einem heimischen und regional verorteten Jungen.

Meine Großeltern gehörten, wie man heute so schön sagt, zur betrogenen Generation. Sie hatten beide Weltkriege miterlebt. Der Große Krieg zur wilhelminischen Kaiserzeit hatte ihre Jugend zerstört, der Zweite Weltkrieg stellte sie in der Mitte des Lebens auf eine harte Probe. Danach der Wiederaufbau und die permanente Frage nach Schuld und Sühne. Später fiel mir auf, dass wir nicht oft über diese dunklen Zeiten sprachen. Es war, als wenn die Büchse der Pandora einfach verschlossen blieb. Mein Oppa meinte einmal, als ich neugierige Fragen stellte:

»Det war eene verdammt beschissene Zeit. Beede Krieje. Wenn du Frajen hast, bitte, aber ick wünsche diese Zeit nie wieder zurück, erst recht nich für dich, meen Junge. Ick habe die vielen verschiedenen Jesichter des Todes jesehen, miterlebt und träume heute imma noch von Gas und Bomben. Det wird ooch so bleiben, bis zu meinem eijenen Tod. Unsere Verjangenheit reicht immer in unsere Gegenwart hinein und lässt uns nich mehr los.«

Manch seelische Wunde verursachte einen lebenslangen Schmerz, da half nur Schweigen und keine leeren Worte.

Trotz all dieser Erfahrungen wirkten meine Großeltern viel fröhlicher und lebensbejahender als meine Eltern. Die alten Menschen hatten dermaßen viel verloren, dass sie scheinbar nichts Spezielles mehr suchten, sie waren dankbar und zufrieden für das, was ihnen tagtäglich gegeben wurde. Selbst viele Jahre später, als sie schon weit über achtzig waren, da wirkten sie noch wie ein verliebtes junges Pärchen. Nicht selten kniff der Oppa der Omma kräftig in den Po, woraufhin sie kurz aufjuchzte und ihn schelmisch ankiekte.

Meine Eltern besaßen nicht immer diese Fröhlichkeit, und ich glaube heute, sie waren vielleicht immer auf der Suche nach einem Schuldigen für den schwierigen Start in ihr Leben, da sie nicht direkt verantwortlich für die braune Zeit gewesen waren, aber trotzdem deren Konsequenzen ein Leben lang mitzutragen hatten.

Die Generation meiner Großeltern war sich wohl zum Teil ihrer Schuld bewusst, verdrängte oder büßte Schuld ab oder versuchte bei ihren Enkeln wieder etwas gutzumachen. Vielleicht hatten ihnen aber auch diese verrückten Goldenen Zwanzigerjahre, die wie ein Befreiungsschlag gegen die prüde wilhelminische Zeit wirkten, ein wenig Lebendigkeit und Farbe gebracht, von der sie zehren konnten. Mit ihrem kecken Bubikopf und dem modernen, knielangen Charlestonkleid wirkte meine Omma auf Bildern wie eine glückliche junge Frau, mein Oppa wie ein fescher Kerl, und schon auf ihren alten Schwarz-Weiß-Fotos sah man, dass die beiden ein glückliches Paar gewesen waren.

An unendlich vielen Tagen stand mein Oppa mittags vor der Schule und wartete auf mich, was jedes Mal einen abenteuerlichen Nachmittag in seinem Schrebergarten versprach – mit Barfußlaufen, Bäumen, die ich erklettern konnte, einer zutraulichen Igelfamilie, drei betagten Hühnerdamen, einem noch betagteren eitlen Hahn, die alle ihren eigenen Namen hatten, Kaninchen in allen Größen, frisch gebackenem Brot und dem Beobachten, wie aus einer Handvoll Samen, die ich im Frühjahr mit Oppa gemeinsam gesät hatte, im Sommer und Herbst die leckersten Obst- und Gemüsesorten heranwuchsen, die dann auf unseren Tellern landeten. Für den Winter kochte meine Omma vieles ein, diverse Gemüsesorten wurden getrocknet, eingelegt und lagerten dann im Schuppen hinter dem Haus. Das Wort »Bio« oder regionales Essen wurde damals noch nicht verwandt, aber ich stelle heute fest, dass ich mich meine gesamte Kindheit über ausschließlich vom Selbstangebauten meiner Großeltern ernährt hatte. Vom Beet zum Teller waren es höchstens 25 Meter. In der Erde zu wühlen war mir vertraut, auch lernte ich von meinem Oppa, mit einfachen Mitteln die Schnecken und Würmer vom Salat fernzuhalten. Dazu wurden alte Joghurt- und Sahnebecher in die Erde eingegraben, sodass nur noch der Rand hervorkiekte. Danach füllte Oppa diese mit Bier, was die Schnecken in der Nacht anlockte. Und wie das manchmal so ist mit der Sucht, plumpsten sie in ihrer Gier hinein und erlagen dann ihrem eigenen Suff.

Omma zeigte mir das Schälen und Putzen von Obst und Gemüse, und das Brot wurde noch selbst gebacken. Sie traue den Bäckern mit all ihren Brotsorten nicht und schon gar nicht den abgepackten Broten beim Krämerladen um die Ecke, die wie vom Fließband in die Regale fielen, wie sie immer sagte.

»Det ist doch Mist, so viele Sorten, denn sich doch lieber uff eens konzentrieren und det is dann richtich jut! Wa Bengel, wat meenste?«

An einem warmen Herbsttag nahm sie mich einmal mit aufs Land zu einem befreundeten Bauern, bei dem sie immer das Mehl kaufte. Säckeweise stand das gemahlene Korn auf seinem Hof, und staunend registrierte ich die modernen Landwirtschaftsgeräte und Traktoren, die ich in der Stadt nie zu sehen bekam. Gerade luden ein paar Jungs zusammengeschnürte Heuballen von einem Hänger, dabei roch es würzig und frisch. Aus einem Korb nahm meine Omma einige Ähren heraus, legte mir diese in die Hand und meinte:

»Siehste, det wäre schon ein Stück Brot. Die paar Körner reichen, damitte morjens deine Stulle kriegst. Aber es bedarf Arbeit und Jeduld. Det verjessen die Stadtmenschen immer wieder.«

In meiner Hand lagen weiche Körner mit haarigen Fransen. Daraus zauberte meine Omma also immer ihr leckeres Brot.

Wie oft stand sie an die Tür ihrer Laube gelehnt, in der Hand hielt sie einen frisch gebackenen Laib Brot, und mit dem Messer schnitt sie mir eine dicke Stulle ab. Vorher hatte ich noch zusehen dürfen, wie sie den Teig fast eine Stunde durchgeknetet hatte. Salz und verschiedene Gewürze wurden untergemischt, wodurch der gute und würzige Brotgeschmack entstand. Das mit Mehl bestäubte Blech wurde mit dem fertig gewalkten Teig in den Ofen geschoben, und nach einer Stunde war das Brot fertig gebacken. Dann schmolz sie etwas Butter, vermengte diese mit heißem Wasser und bestrich das noch warme Brot, wodurch ein schöner Glanz entstand. Der kleene Piefke stand strahlend vor ihr, hatte sich längst der unbequemen Schuhe und Strümpfe entledigt, hockte sich auf die Stufen und schlang das noch warme Brot gierig herunter. Danach strubbelte mir meine Omma über die Haare und blickte sinnierend in den Garten, der zu jeder Jahreszeit seine ganz eigenen Farben entwickelte, immer roch es nach Blüten und Kräutern, und die Hühner und Kaninchen besaßen ihr eigenes Terrain, in dem sie sich frei bewegen konnten.

Und ich mittendrin.

Der Respekt vor der Natur, den Tieren und dem Wetter mit all seinen Launen, das Kommen und Gehen der Jahreszeiten, Geben und Nehmen, all das war selbstverständlich für mich gewesen und begleitete mich viele Jahre. Hier in dieser Laubenkolonie war die Vision einer Volkswirtschaft, die sowohl ein intaktes Ökosystem als auch einen hohen Lebensstandard, Sicherheit, Vertrauen und Gerechtigkeit verkörperte, eine Selbstverständlichkeit gewesen. Wann hatte ich all das bloß verlernt oder unbedacht beiseitegeschoben? Ich wusste es nicht. Heute gerät das Erdklima aus dem Gleichgewicht, die Artenvielfalt schwindet rapide, und Rohstoffe werden verdammt knapp. Sollten wir nicht alle weniger Natur verbrauchen, dafür stärker mit ihr in Einklang und Frieden leben?

Mit diesem Gedanken schlug ich eine neue Seite im Buch meines Lebens auf, doch als ich genauer hinsah, purzelten Bilder und Buchstaben wild umher, hatten sich noch nicht formiert, um mir etwas mitzuteilen. Wahrscheinlich musste ich an diesem neuen Text und dem Bild des Lebens hart mitarbeiten, um etwas zu verstehen und es mir zu eigen zu machen.

Aber die Vergangenheit war im Begriff, mich einzuholen, und sollte ein Teil meiner Zukunft werden.

Essen – Eine Sinfonie des Grauens Teil II

Ich möchte die Geschichte einer Speise kennen.
Ich möchte wissen, woher die Nahrung kommt.
Ich stelle mir gerne die Hände derer vor,
die das, was ich esse, angebaut, verarbeitet und gekocht haben.
CARLO PETRINI, SLOW FOOD

Als mit einem Mal die Regieassistentin Nina mit den gefürchteten roten Seiten neben mir am Buffet auftauchte, wichen die Gedanken an meine Großeltern schlagartig der Realität, und der Koffer mit Erinnerungen wurde schnell zugeklappt. Aber der Blick in die Vergangenheit hatte den Blick für die Gegenwart geschärft, und der gewohnte Weg hatte seine ersten Stolpersteine bekommen. Ich stand symbolisch an einer Kreuzung und war mir gerade nicht ganz sicher, welchen Weg ich einschlagen sollte. Erst als Nina mich laut ansprach, begriff ich, dass ich noch ein wenig an der Kreuzung stehen bleiben musste, denn eine plötzliche Änderung im Drehbuch verlangte ab sofort höchste Konzentration, und zwar im Hier und Jetzt.

Ich musste die wild durch den Kopf purzelnden Gedanken und Fragen energisch beiseiteschieben, um mich auf meine Aufgabe als Kommissar zu konzentrieren. Es roch nach quälender Arbeit, da sich keiner darauf vorbereitet hatte, dass der

Täter nun doch eine für ihn fatale Spur am Fundort hinterlassen hatte. Der Müllberg musste komplett neu sortiert werden. Damit hatte die Leiche weiterhin frei und ließ vergnügt den Blick über das erkaltete und hingeklatschte Buffet wandern. Sie hatte einen gefährlichen, nur scheinbar gesunden Teint bekommen, und das Messer in ihrer Brust hing mittlerweile schief, drohte jeden Moment abzufallen. Einschusslöcher sind präziser, einfacher in der Herstellung und zudem viel haltbarer.

Als ich einen letzten Blick auf den noch üppig beladenen Tisch warf, ahnte ich bereits, dass auch ich in meinem persönlichen Drehbuch schnellstens einige Veränderungen vornehmen musste. Nur war hier nicht klar, wie viele Unwägbarkeiten es geben würde und ob ich den Fall an einem Sonntagabend nach Punkt neunzig Minuten gelöst haben würde. Dazu klemmten fünf überflüssige Kilo hinter dem zu engen Gürtel, die mich etwas lähmten, und überhaupt, früher sprachen die Leute von meinem gut trainierten Körper und sagten nicht Dinge wie: »*Ja, der Herr Hoppe ist doch eine imposante Erscheinung.*«

In der Tat.

Als diese »imposante Erscheinung« am Drehort auftauchte, waren die beiden Requisiteure gerade damit beschäftigt, den gesamten Müllberg umzuschichten, dann bugsierten sie die »imposante Erscheinung« ganz nach oben. Dort stand ich schließlich wie ein Fels in der Brandung, besser gesagt, umflutet vom Müll meines deutschen Volkes.

Es soll ja bloß keiner glauben, dass hier irgendetwas gefakt war! Der Abfall Zigtausender Menschen war sehr real. In Look und Geruch. Der Regisseur hatte auf Authentizität bestanden, sodass wir tatsächlich vierzehn Stunden auf diesem Müllberg verbrachten. Ab und an kroch ein nagender Gedanke durch mein Hirn, ob die Zuschauer eventuell würden mitriechen können … ich mein ja nur, wegen Authentizität und so. Fernsehen zum Mitschnuppern. Wäre doch super.

Nach einem Take war mal wieder eine Unterbrechung angesagt. Ein Knopf war in dem ganzen Dreck einfach nicht zu finden, und das sollte doch die heiße Spur sein. Der knopflose Mörder. Wahrscheinlich hatte der sich nur schon längst in dieser ätzenden Säure aufgelöst und sich damit selbst gerichtet. Während alles verzweifelt diesen einen Knopf suchte, ließ ich meinen Blick über Haufen von Plastiksäcken, Mülltüten, alten Kartons und Vergammeltem wandern. Komisch, gab es nicht Mülltrennung, oder hatte ich da was falsch verstanden? Oder hörte die hier einfach auf, indem alles wieder auf einen Haufen geschmissen wurde – könnte ja sein. In einer aufgerissenen Tüte entdeckte ich Dosen aus Frankreich, *trés jolie,* aufgeweichte Packungen aus Spanien, *olé,* daneben lagen eine vermoderte Kiste aus Argentinien, *don't cry for me, Argentina,* Plastiktüten aus England, *oh indeed,* Wäsche, Papier, aufgerissene Käse- und Wurstpakete aus Holland. *Pikantje Antje.*

Mensch, dachte ich, hier bei uns zu Gast im Müll! Und dazwischen ragten stämmige Eisenrohre aus dem übel riechenden Berg, die die faulenden Gase in die Luft ableiteten. Der Gestank war nicht in Worte zu fassen. Wie viel Müll verfaulte hier eigentlich, und was um Himmels willen verschifften wir aus der ganzen Welt in dieses Land, um es dann wieder wegzuschmeißen? Hatten wir denn nicht genug einheimischen und regionalen Müll? Oder ist das Globalisierung? Das, was dein ist, ist auch mein?

Der Dreh ging weiter, und ich schlüpfte wieder in meine italienische Al-Capone-Visage. Inzwischen war auch unsere Leiche an den Ort des Grauens zurückgekehrt. Eine bleierne Müdigkeit schien ihren Körper zu durchtränken. Der gesunde Teint von vorhin war gewichen, ich meinte sogar einen leichten Anflug von modrigem Gelb und schattigem Grün ausmachen zu können. So natürlich konnte selbst die beste Visagistin das langsame Verfaulen nicht hingezaubert haben. Auch das glückliche Grinsen war nicht mehr ganz so erfrischend.

Mehrere Müllsäcke waren jetzt aufeinandergetürmt, und der Regisseur wedelte mit den Armen und demonstrierte der Leiche seinen genialen Einfall in melodramatischer Weise, die nur ergeben stumm nickte. Das Messer war futsch. Der Requisiteur holte schnell Ersatz, in Windeseile wurde das Ding angebracht, und nun musste die Leiche auch noch dem kongenialen Einfall des Regisseurs folgen, nämlich sich kopfüber auf einen Turm von Müllsäcken legen. Mühselig erklomm die Leiche ihre letzte Ruhestätte, ächzte und stöhnte – ja, ich kenne das, dieses Völlegefühl, das einen lähmt bis zum Abwinken –, das Gelbgrün im Gesicht nahm eine noch intensivere Färbung an und vermittelte nun sehr glaubwürdig die fortschreitende Leichenfäule.

Nun aber bitte, der elftausendzweihundertundvierunddreißgste Take, »Al Capone« checkt ernsthaft und analytisch versiert die Situation ab, zeigt der Kollegin den Knopf, ein gemeinsames bedeutungsschwangeres Nicken, und dann war es auch schon wieder zu hören: dieses tiefe Grummeln, das sich wie fernes Donnergrollen anhörte. Von dort, wo das Messer bis zum Heft in die Brust gerammt worden war. Die Lippen der Leiche bebten leicht, und plötzlich riss sie den Mund auf und wieder dieses glänzende Gebiss und der Rachen und der Tunnel und die Geisterbahn.

Dann kotzte die Leiche im hohen Bogen das gesamte Buffet wieder aus. Eine undefinierbare Pampe kam wie ein tosender Wasserschwall herausgeschossen, bedeckte den umliegenden Müll, verklebte das Gesicht, das schlagartig fahl und blutleer aussah. Nach drei weiteren Kotzanfällen blieb die Leiche ermattet auf den Mülltüten liegen, die Augen wie erloschen, das Gesicht aschfahl.

Es herrschte Grabesstille.

Ich war tatsächlich für einige Sekunden nicht ganz sicher, ob sie nicht wirklich tot war, unsere Leiche. Sie rührte sich überhaupt nicht mehr. Alle Augen waren auf dieses Phänomen gerichtet, das wie ausgegossen – 'tschuldigung, wie ausgekotzt – vor uns lag. Keiner wagte auch nur zu atmen.

»Sensationell«, flüsterte der Regisseur. »Genau so will ich das. Bitte, nicht mehr bewegen, so liegen bleiben. Endlich mal Wahrhaftigkeit. Und bitte.«

Der nächste Take ging reibungslos in einem durch.

Das Thema Essen und seine Folgen hatte nun allerdings endgültig eine andere Bedeutung für mich gewonnen. Nach Feierabend suchte ich tatsächlich einen Bioladen auf, brauchte dafür fast eine Stunde, denn es gab nur einen einzigen, und der war nicht besonders bestückt. Egal, ich räumte wahllos den Korb voll – wahrscheinlich nicht billig, aber Hauptsache gesund –, und nachdem ich mich vergewissert hatte, dass möglichst alle Produkte irgendwie aus einer deutschen Region kamen, dazu zählte ich auch Bayern, ging es mir tatsächlich ein klein wenig besser.

Kurz zögerte ich bei den Kiwis aus Neuseeland, aber welches Recht besaß ich eigentlich, das dort angebaute Obst und Gemüse zu essen, wenn ich mich sonst nie um diese Region gekümmert hatte? Vielleicht sollten es die Einheimischen erst einmal selbst bekommen, und zwar zu fairen Preisen und ohne extra ein Flugticket dafür bezahlen zu müssen.

Gott, ich wurde rührselig. Kotzende Leichen fördern nicht gerade das Wohlbefinden, und nachdem ich den Schock der zweistelligen Summe an der Kasse auch noch verdaut hatte, trabte ich durch enge Straßen, an der Hand eine volle Papiertüte, die dann natürlich prompt einriss – wegen Ökologie und so –, aber ich schaffte es trotzdem irgendwie, meine neu gewonnene Nahrung heil im Hotel abzulegen. Ich starrte auf diverse Obst- und Gemüsesorten, eine Packung Ökokekse ohne Zucker, na ja, eine undefinierbare, als Brotaufstrich gedachte Gemüsepaste und drei knochenharte Vollkornbrötchen. Dazu eine Flasche trüben Apfelsaft.

Mahlzeit.

Das versprach einen heiteren Abend.

Was dieser neue und noch ungeklärte Fall genau für mich und für meine nahe Zukunft bedeuten sollte, konnte mir zu diesem Zeitpunkt keine noch so heiße Spur zeigen. Aber eines war mir klar geworden: Zu lange war ich auf festgetrampelten Pfaden marschiert, hatte gegessen, wonach mir gerade der Sinn stand. Damit sollte jetzt Schluss sein.

Ich kann nur sagen, der daraufhin eingeschlagene Weg sollte eine Art innere Offenbarung werden. Die Erinnerungen an meine Großeltern hatten mir vor Augen geführt, was eigentlich an Wissen in meinen Wurzeln angelegt, aber für Jahre unter einem persönlichen Müllberg verschüttet gewesen war. Diese Wurzeln zu beleben, sie aus alter Erde mit meinen Händen freizuschaufeln und neuem Nährboden zuzuführen, das sollte von nun an mein Ziel sein. Ich wollte mich nicht länger über die Natur stellen, sondern ihr eine Chance geben.

In diesem Moment traf ich eine weitreichende Entscheidung: Ab sofort wollte ich versuchen, mich sowohl in der Stadt als auch auf dem Land von dem zu ernähren, was natürlicherweise in der Region wuchs, in der ich lebte, und was ich in der Natur mit eigenen Händen anbauen konnte. Immerhin hatte ich vor Kurzem ein Haus mit Garten auf dem Land gekauft, wo sich diese Idee doch verwirklichen lassen musste. Auch in der Stadt gab es sicher Möglichkeiten, nach der gerade gefassten Devise zu handeln. Natürlich konnte mein altes Leben nicht mit Donner und Rauch untergehen, sondern die Veränderungen würden Schritt für Schritt vor sich gehen, aber ich wollte einen Versuch wagen und von nun an auf die ökologische Vertretbarkeit meiner Ernährung achten, auch wenn ich ahnte, dass es nicht einfach werden würde.

Das allerdings bedurfte des guten Rats von guten Freunden.

Die Geburt einer Idee

Eine neue Art von Denken ist notwendig, wenn die Menschheit weiterleben will.
ALBERT EINSTEIN

»Und«, fragte Jacky mich, »wo liegt dein Problem?« Sie kannte mich sehr genau, konnte an fast jedem Gesichtsausdruck meine Gemütsverfassung erkennen.

Ich tigerte gerade durch die mir vertraute Nachbarswohnung, während ihr Mann Tim glückselig in einer Gemüsesuppe rührte. Dabei experimentierte er immer gerne mit neuen Kräutern und Gewürzen, die alle vor ihm ausgebreitet lagen, was einem eher das Gefühl vermittelte, auf einem indischen Basar zu sein als in einer langweiligen Suppenküche. Der Filius, Little Tim genannt, sah interessiert zu, wie ich nervös auf und ab ging. Schon vor Jahren hatte ich die drei als Familie adoptiert, und mit meiner Kollegin und Freundin Jacky verband mich ein besonderes Vertrauensverhältnis.

Ich hatte mir in den letzten Tagen über meinen auf dem Dreh gefassten Entschluss erste Gedanken gemacht, und tiefe Zweifel hatten mich überfallen, die ich nun in einem langen Monolog über meine Wahlfamilie ausschüttete.

»Biologisch und ökologisch und dann noch regional, das in meinem Job und an zwei Aufenthaltsorten gleichzeitig. Nebenbei der Aufbau meines kleinen Landdomizils. Wie soll das denn bitte gehen? Zudem, wo liegt hier eigentlich der Unterschied, bedeutet regional auch wirklich Bio, und ist alles zusammen überhaupt ökologisch vertretbar? All diese Faktoren müssen doch erst einmal richtig durchleuchtet werden. Dazu bin ich mittlerweile auch zu kritisch geworden, als dass ich gleich auf alles reinfalle, was als toll vermarktet wird. Uns werden doch in schöner Regelmäßigkeit ominöse Sachen angepriesen, die supergesund sein sollen, und dann stellt sich beim nächsten Ökotest heraus, ätschibätschi, war alles doch nur Promotionsmist. Ich bin gerade mit den nötigsten Renovierungen und Arbeiten auf dem Lande fertig, okay, da könnte ich jetzt das eine oder andere tatsächlich selbst anbauen, aber hier, mitten in der ›Weltmetropole‹ Berlin? Da wird es mit regionalem Essen etwas schwierig. Ich habe nicht die Zeit, alles akribisch zu durchleuchten und die Kilometer zu zählen, die das Essen braucht, bis es auf meinem Teller liegt. Und wenn ich mal hier bin, dann sitze ich in Verhandlungsgesprächen mit meiner Agentin, den Regisseuren, Autoren und versuche nebenbei noch den deutschen Papierkrieg zu erledigen. Wie soll ich das denn alles unter einen Hut bringen, ich will ja schließlich nicht einfach verhungern, oder??«

Irgendwie hielt sich das Mitleid seitens meiner adoptierten Familie stark in Grenzen. Vielmehr sahen Little Tim und Jacky nachdenklich auf meinen Bauch, der seltsamerweise überhaupt nicht verhungert aussah, obwohl er knurrte und missmutig Purzelbäume schlug. Mein Mut sank in den Keller, und ich überlegte für einen Moment, ob ich vielleicht nur einer klitzekleinen Hormonschwächung während der anstrengenden Drehs erlegen war, die mich einfach etwas aus der Bahn geworfen hatte. Wahrscheinlich fehlte mir nur eine anständige Currywurst mit Pommes und Mayo. Alles nicht Bio, nicht ökologisch, nicht regional und überhaupt nicht gesund. Aber Balsam für meine geschundene Seele, die ganz dringend ein paar Glückshormone benötigte. Außerdem ist Currywurst gut gegen Alzheimer, wirkt aphrodisierend und bildet um die paar Hirnzellen, die mir noch übrig geblieben sind, eine schützende Eiweißschicht.

Ich war erst vor Kurzem in diesen Kiez gezogen, musste mich erst einmal komplett neu orientieren, hatte noch keine Zeit gefunden, mich mit den Geschäften und Gegebenheiten hier auseinanderzusetzen. In Berlin besitzt so mancher Kiez das besondere Flair einer Dorfgemeinschaft, mit ganz eigenen Sitten und Gebräuchen. Diese gilt es, sich zu eigen zu machen, um irgendwann ein Teil dieser Stadtdorfgemeinschaft zu werden.

»Das ist alles kein Problem«, rief Tim aus der Küche. »Wir haben hier den legendären Brotgarten, einen der ältesten Biobäcker in Berlin, ganz famos, zudem den Lylla-Bioladen, der so ziemlich alles anbietet, dann noch den superschicken und teuren LPG und den genialen Fleischer Bauermeister, direkt hier an der Ecke, der tatsächlich vor allem Fleisch aus der Region Brandenburg und dem Umland verkauft. Regional und nach Neuland-Kriterien. So gut, dass sich selbst manche Vegetarier schon dahin verirrt haben. Nach dem Motto: *›Na ja, so ein bisschen Hühnchenfleisch ist ja nicht so schlimm …‹«* Bei diesen Worten nahm er die angebratenen Putenbrüste aus der Pfanne und legte sie in die zufrieden vor sich hin blubbernde Suppe.

Langsam spürte ich ein paar winzig kleine Glückshormone in mir aufsteigen, die ein zufriedenes Lächeln auf meine Lippen zauberten.

Auch ohne Currywurst und so.

»Also, du hättest genug Möglichkeiten, dich hier richtig ökologisch und regional zu ernähren«, stimmte Jacky ihrem Mann zu. »Geh in die Läden, lass dich beraten, informier dich, wie die genau arbeiten und wer ihre Lieferanten sind. Und dann steckst du dein Terrain ab und versuchst dich nicht aus diesem Kreis wegzubewegen – falls es dir gelingt. Ansonsten erweiterst du einfach deinen Ernährungsradius zwischen Baden-Baden und Berlin. Das sind doch die beiden Dreh- und Angelpunkte in deinem Berufsleben. Das ist legitim. Und da Baden-Baden in der Nähe von Frankreich liegt, *très bon*, dann kannst du doch den Wein, Käse und das herrliche Baguette der Franzosen ohne Bedenken verzehren. Und auf dem Land, da steckst du dir einfach eine Kilometergrenze ab, an die kannst du versuchen, dich zu halten. Da bist du doch eh gut versorgt, mit all den lokalen Landprodukten und deiner ursprünglichen Dorfgemeinschaft.«

»Ich habe in der Schule Kartoffeln und Mais angebaut«, rief Little Tim dazwischen. Und mit fachmännischer Miene fügte er in beruhigender Weise hinzu: »Ey Kumpel, ich helfe dir dann, ist alles ganz einfach. Säen, abwarten und dann ernten wir den ganzen Kram im Herbst. Verhungern tust du nicht. Wir machen so viel Popcorn und Chips, dass du den ganzen Winter davon essen kannst. Toll, oder?«

Es ging mir deutlich besser. Und nach der heißen Suppe, einer sehr guten Flasche Rotwein, nicht regional, sondern aus dem feurigen Andalusien, aber ein Gedicht, waren wir mit unserer Diskussion schon mitten in den alten Germanenzeiten angekommen, in denen noch das heimische Wild mit bloßen Händen oder mit Pfeil und Bogen erlegt worden war und das gesamte Leben mit der geheimnisvollen Natur im Einklang gewesen zu sein schien. Wir stellten uns vor, wie es wäre, gemeinsam das Erbe unserer Ahnen anzutreten, die noch an die Wirkkraft der Bäume, an Geister und an magische Rituale geglaubt hatten.

Wir würden wieder in einzelnen Sippenverbänden leben und unsere Gehöfte nach den Himmelsrichtungen auf Erde und Stallmist erbauen. Dafür beschlagnahmten wir kurzerhand den Schlosspark, der groß genug war mit seinen diversen Bäumen und Büschen, dem eigenen See und der alten Dame Spree, die um das ganze Areal fließt. Die Boote würden wir aus den gefällten Bäumen zimmern und könnten uns von den heimischen Fischbeständen ernähren. Das Schloss selber, stammend aus einer absolutistisch geprägten Zeit, würden wir abreißen lassen und hier den Marktplatz errichten, auf dem dann das Vieh sowie das selbst angebaute Obst und Gemüse gegen andere Güter getauscht werden könnte. Zum Beispiel gegen nützliche Sachen wie Speere und Schilder, um sich gegen unsere Feinde, die Römer, zu schützen.

Von einem Händler aus dem hohen Norden bekomme ich einen wunderbaren Bogen überreicht, handgeschnitzt aus bestem Holz. Fein säuberlich geschliffen, geheimnisvolle Zeichen ins helle Holz geritzt, der Griff mit Lederbändern umwickelt. Die starke Sehne spannt sich kraftvoll zwischen den zwei Enden. Stolz nehme ich einen der spitzen Pfeile aus dem Köcher und spanne langsam den Bogen. Ich spüre, wie der Atem gleichmäßig fließt, eine angenehme Ruhe durchströmt meinen Körper. Weit in der Ferne sehe ich einen der verhassten Römer, mein Blick konzentriert sich auf seine metallene Rüstung. Ein Sonnenstrahl lässt die Stelle am Herzen hell aufblitzen, und mit meinem Ausatmen gebe ich den gespannten Pfeil frei. Wie ein Blitz saust dieser durch die Luft, die zischend zur Seite springt. Der spitze Zahn bohrt sich wütend durch die Rüstung, und der Feind sinkt sterbend zu Boden. Der Weg ist nun frei, um auf den umliegenden Feldern Hafer, Gerste und Feldbohnen anzubauen, die für die Grundnahrung aller dienen können.

Ich, der Cheruskerfürst, beschütze die lokale Gemeinschaft und verteidige sie und unser Territorium gegen die Weltmacht Roms. Wie die Schlacht im Teutoburger Wald, *»Varus, gib mir meine Legionen zurück!«*

Kaiser Augustus würde uns schon fürchten lernen.

Wir waren im leicht angetrunkenen Zustand derart begeistert von unserer Ideenwelt, dass Jacky und ich gemeinsam beschlossen, meinen ökotrophologischen Neuanfang in einer Art Tagebuch zu dokumentieren, um all meine Erfolge, aber auch die winzig kleinen Misserfolge festzuhalten. Es tat gut, Zuspruch und Hilfe von Freunden zu bekommen. In diesem Land war man sowieso oft genug auf sich alleine gestellt. Das war nicht ökologisch und wertvoll, sondern der eigentliche

Untergang der menschlichen Zivilisation und der ethischen Werte. Und damit ein großer Verlust an Lebensqualität.

Als ich jedoch spätabends alleine in meiner eigenen Bude saß, nagten wieder Zweifel an mir. Regionale Ernährung in einem völlig unnatürlichen Umfeld, inmitten hochgepeitschter Zivilisation, dazu der tägliche Kampf des Kilometerzählens und am Ende des Tages als Lohn eine armselig bestückte Tafel. Missmutig starrte ich aus dem Fenster, hatte noch nicht einmal Licht angemacht. Wegen Ökologie und so. Der Abstand zum nächsten Haus betrug gerade mal zwanzig Meter. Von idyllischer Dorfgemeinschaft oder von Gehöften, die zu jeder Tageszeit die Sonne und ihre Kraft nutzen konnten, war nichts zu sehen. Auch kein bunter Marktplatz mit Tieren und zufriedenen Menschen. Nur verschlossene Fenster, hinter denen sich fremde Menschen bewegten, anonym und kalt, die Stadt mit ihren grauen Steinen. Ein einsamer Baum richtete tapfer seine schwarzen Äste gen Himmel in der Hoffnung, ein paar Sonnenstrahlen zu erhaschen und die Knospen endlich zum Platzen zu bringen. Aber Petrus schien kein Erbarmen mit dem bisschen Natur zu verspüren und ließ wie zum Trotz nasskalten Schneeregen herunterpladdern. Wir hatten Anfang März, und alles sehnte sich nach dem Frühling. Der Cheruskerfürst sah seinen Stamm untergehen, den Feind fest im Blick: die moderne Zivilisation, die ohne Erbarmen alles verschlang und nur noch Gift und Müll ausspie.

Mir reichte es. Der Raum begann mich zu ersticken, um mich herum nur die seelenlose Gesellschaft der ohnmächtigen Einzelnen. Ich packte meine Siebensachen, setzte mich in den frühen Morgenstunden ins Auto und fuhr gen Norden. Mein trautes Gefährt brachte mich durch neonhelle Straßen, bis langsam die Zivilisation der Natur weichen musste.

Das Morgenlicht kämpfte sich durch die Nachtwolken, die langsam auseinanderdrifteten. Über die Stadtautobahn ging es raus aus Berlin, Richtung Vorpommern, das ich vor einem

Jahr zu meiner Wahlheimat auserkoren hatte. Kilometer um Kilometer fraß sich der Tacho vorwärts, und wie bei jeder Reise entspannte sich mit der Zeit mein Gemütszustand. Als sich allmählich das vertraute Umland offenbarte, mit seinen Feldern und der weiten Sicht, die nicht von Häusern verbarrikadiert wurde, und der Himmel sich tatsächlich vor mir ausgoss und damit Weite und Unendlichkeit suggerierte, spürte ich eine große Zufriedenheit in mir aufsteigen. Ich war heilfroh, diesen Schritt, aufs Land zu ziehen, gewagt zu haben.

Bei einer meiner Fluchtreisen, die ich immer unternehmen musste, um nach wochenlangen Drehs den Kopf frei zu pusten, war ich wie zufällig in dieses Dorf gekommen – nennen wir es »Oika«, um es weiterhin für mich als kleines Paradies zu schützen – und blieb dort einfach auf einer Bank sitzen. Um mich herum pickten ein paar Hühner ihre Körner, auf den Feldern arbeiteten die Menschen mit einer faszinierenden Ruhe, die ich aus der Metropole Berlin mit ihrem Stadtwahnsinn und dem alles verzehrenden Tempo gar nicht kannte. Genau vor mir tat sich ein Grundstück auf, das mich an einen verwunschenen Märchengarten erinnerte, vielleicht aber auch an »Dornröschen« inmitten ihres hundertjährigen Schlafes. Hecken und Büsche umrankten wie eifersüchtig das Grundstück, als wollten sie es vor dem bösen Blick schützen. Ein verfallenes Haus, gebaut aus altem Feldstein, wie auch andere Häuser in dieser Umgebung, trotzte tapfer den Jahreszeiten. Blühende Obstbäume säumten den Rand des Grundstückes, das an Felder und einen Wald grenzte. Noch am selben Abend hatte ich eine schicksalsträchtige Entscheidung getroffen. Ich sprach diverse Bewohner des Dorfes an, und fünf Wochen später gehörte der verwunschene Garten mitsamt dem tapferen Feldsteinhaus und all seinen blühenden Obstbäumen, Büschen und Hecken mir.

Was dann folgte, war mühselige Knochenarbeit, denn das seit zwanzig Jahren brachliegende Paradies musste von Grund auf wiederhergestellt werden. Ohne die Hilfe all meiner Nachbarn, die nach und nach mich, den ersten »Wessie«, wie selbstverständlich in ihre Gemeinschaft aufnahmen, hätte ich das nie bewältigen können. Ihnen gebührt zeitlebens mein ewiger Dank. Hier lernte ich eine wirkliche Gemeinschaft kennen, die mir half, den Weg in die Natur zurückzufinden. Die baulichen Fortschritte an Haus und Garten machten es möglich, dass ich dort auch tatsächlich bald wohnen konnte, und ich verbrachte immer mehr meiner freien Zeit in diesem Dorf. Ich strebte jedes Mal gerne landeinwärts, und auch jetzt, als ich in der frühen Morgenstunde um mich herum die Schorfheide zu sehen bekam, wusste ich, dass der Weg nicht mehr weit war.

Die Sonne zeigte tatsächlich ihr Gesicht, und der frühe Tag legte sich mit einem glasigen Nebelhauch über die Landschaft. Die Stille auf der Straße umfing mich wie eine vertraute Geliebte. Die Felder erstreckten sich kilometerweit, und oft genug bekam ich auch weidende Schafe und Kühe zu sehen, oder gar Füchse, Rot- und Damwild, die sich wie selbstverständlich mit und in der Natur bewegten. Das Kreischen der heimgekehrten Kraniche begleitete mich, und am Horizont wies der eine oder andere Raubvogel mir den Weg.

Diese Weitläufigkeit erinnerte mich besonders an diesem Morgen an sehr nahe Freunde, die mich, obwohl sie Tausende von Kilometern weit weg wohnten, stark geprägt und mein Leben nachhaltig beeinflusst haben.

Vor meinem Inneren tauchte mit einem Mal ganz deutlich die weite Prärielandschaft Kanadas aus den Nebelschwaden auf, ich vermeinte, die menschenleeren Wälder zu durchstreifen, deren ganz eigenen Geruch in der Nase zu haben, betrachtete die gemächlich fließenden Flüsse, stand vor tosenden und reißenden Gewässern, die noch die Ursprünglichkeit der Wildnis in sich bargen, tauchte ein in das wunderbare Land mit seinen Ureinwohnern, die mich aufnahmen wie einen alten Freund, der nach Hause zurückgekehrt war.

Der Schatz der Woodlandcree-Indianer Teil I

Heute, sieben Generationen später, habt ihr wieder Interesse an uns, nachdem mit eurer eigenen Kultur nicht mehr viel Staat zu machen ist. Das Land, das ihr uns weggenommen habt, aus dem ihr uns herausgetrickst habt, ist allmählich so vergiftet, dass es euch nicht mehr ernährt. Eure Flüsse und Ströme sterben. Und ich frage mich, warum ihr euch jetzt an uns wendet. Liegt es daran, dass wir in all dieser Zeit niemals aufgehört haben zu beten? Oder weil wir nie aufgehört haben, zu trommeln, zu tanzen und Gesänge zum Schöpfer zu singen? Und dass es euch irgendwie, irgendwie niemals gelungen ist, uns zum Schweigen zu bringen?

SIOUX-ÄLTESTER ROSEBUD-RESERVATION

Im Norden Kanadas hatte ich das erste Mal eine Ahnung davon bekommen, was Monumentalität und unglaubliche Kräfte einer puren Wildnis bedeuten können. Dort gab es noch Plätze, die scheinbar völlig der Natur überlassen waren. Ich stand in den Northwest Territories auf einem Berg und blickte in ein Tal, umringt von einem Meer von Wald. Weit und breit war keine moderne Straße zu sehen, die sich durch diese faszinierende Natur hindurchfraß und ungehobelt mit zivilisatorischer Präzision alles zerschnitt. Dieses eindrucksvolle Panorama reichte bis zum Horizont, umschloss das Ende der Welt.

Auf meiner Reise durch Nordamerika erstreckten sich Wald- und Präriegebiete, so weit das Auge reichte, über einem großen See tauchte die Sonne in glühendem Orange ins Wasser und übergoss die Natur mit leuchtenden Farben. Der Dampf, der aus den Flüssen emporstieg, schmiegte sich gemäldegleich zwischen die Bäume. Hier konnte ich den intensiven Geruch von Moos, Erde und zerfallenen Blättern in mich aufsaugen, was ein Gefühl von Ursprünglichkeit vermittelte. Einige Kilometer weiter roch ich den Bären, der einem das Bewusstsein zurückgab, dass nicht jeder Flecken Erde schon vom Menschen erobert ist. Auch Luchse und Pumas streiften durch das Gebiet, hinterließen ihre unverkennbare Marke.

Dieses Erlebnis bestätigte meine bis dato vorhandene Faszination und mein Wissen für das Urvolk Kanadas. Lange schon hatte mich die fremdartige und bilderreiche Welt der Ureinwohner Amerikas fasziniert und beschäftigt. Trotz all der an ihnen verübten Gräueltaten, der Zerstörung ihrer Lebensräume und -weise versuchen sie weiterhin, die enge Verbindung mit der Natur, den monumentalen Landschaften und der Wildnis aufrechtzuerhalten.

Hier war die Nacht nicht einfach nur dunkel, sondern der Himmel schien weiterzuglühen. Dabei kam ich in Kontakt mit einer Stille, in der ich nur noch das Rauschen in meinem eigenen Kopf hörte. Erst langsam hatten sich meine Ohren umgewöhnt, denn die Abwesenheit von Zivilisationslärm hielt eine Reihe von geheimnisvollen Geräuschen bereit, auf die ich mich neu einlassen musste. Diese große Stille muss überhaupt nicht leise sein, im Gegenteil, sie erweckte Sinne in mir, die mir halfen, meine Umgebung völlig neu wahrzunehmen. Es dauerte keinen Tag, bis ich den äußeren Frieden gänzlich in mein Inneres aufnehmen konnte. Ich war heimgekommen, heim zu einem Ursprung, der mir so vertraut war. Mein Kopf schien leicht und befreit.

Unsere europäisierten Gehirne arbeiten gewöhnlich nur

noch auf Hochtouren, wie blind rasen wir durchs Leben, bis es vor uns zusammenbricht und wirklich nur noch zu Asche zerfallen kann. Dabei ist dieses kostbare Geschenk, das wir alle besitzen, doch so viel mehr wert, als es bis zur sinnlosen Erschöpfung auszulaugen und zu ruinieren.

Dankbar und erleichtert, diesem überdrehten Leben für eine Weile den Rücken kehren zu dürfen, saß ich nun in einem Reservat der Cree-Indianer und ließ mich auf uralte Bräuche und Traditionen ein. Hier in der endlosen und monumentalen Natur der Indianer spürte ich tatsächlich so etwas wie ein Wunder der Schöpfung. An ihren Ritualen wurde erkennbar, dass es den Indianern vor allem um das Miteinander ging, und dabei ebenso um das Wohl des Einzelnen wie um das des Stammes und des gesamten Universums.

Als wir im Kreis saßen und mir die Cree zur Begrüßung nach alter Tradition eine Wasserschale reichten, erfolgte dies von Ost nach West, dem Verlauf der Sonne folgend. Die Natur war die Mitwelt und nicht die Umwelt, zu der man Distanz hält. Alles war Teil des Universums, und ich war aufgenommen in ihrem Kreis. Ich berührte die Erde mit meinen Händen, das Feuer schenkte mir seine Wärme, und als mir zwei Indianerfrauen eine Schale Tee mit Waldkräutern und heimischen Pflanzen überreichten, dazu ihr selbst gebackenes Bannock, da kehrte tiefe Ruhe in mir ein. Im Hintergrund hörte ich die Trommeln schlagen, spürte den Rhythmus in meinem Körper und lauschte den murmelnden Gesängen, die mich wie ein Kind geborgen hielten. Die Indianer sehen sich als Kinder der Natur, und ihre wunderbaren Märchen beschäftigen sich hauptsächlich mit Anfang und Ende von Welt und Zeit. Sie berichteten mir, wie ihr Volk einst auf dem Rücken der Schildkröte von China über den Pazifik nach Amerika getragen wurde; die Schildkröte gilt bis heute als Schöpferin der Erde. Noch heute nehmen Riten im Leben der Cree-Indianer einen hohen Stellenwert ein, die Religion durchdringt alle Bereiche des alltäglichen Lebens, ist in der Natur und im Universum wiederzufinden. Heute versuchen die Cree das Weltbild ihrer Urväter in das von weißem Denken geprägte Weltbild zu integrieren. An diesem Prozess konnte ich ein kleines Stück teilhaben.

Später betraten wir gemeinsam ein Tipi. Das bestand zwar nicht mehr wie einst aus gegerbtem Moose- oder Bisonleder, dafür aus dickem Baumwollstoff. Vorm Betreten des Tipis konnte ich noch beobachten, wie zwei Frauen ein großes Stück Mooseleder mit Salz abrieben, um es weich zu bekommen. Sobald das Leder schmiegsam ist, kann es dann zu Mokassins, Kleidern und den traditionellen Zelten verarbeitet werden. Früher wurden die Zeltwände außen wie innen mit Naturfarben bemalt – in diesen Bildergeschichten hielten die Indianer das Leben ihres Volkes für die Nachwelt fest.

Im Tipi brannte ein Feuer, und drum herum saßen Celestine und Florence mit ihrer Familie samt Kindern, Schwager und Schwägerin. Chief Johnson berichtete von seinem Volk, ihren Problemen und den Visionen der Zukunft, dabei löste eine mythenumwobene Geschichte die nächste ab. Währenddessen wurde Kräutertee herumgereicht. Irgendwann saß ich gedankenverloren und wie in Trance lauschend da, genoss die einmalige Atmosphäre, und diese vormals fremde Welt wurde mir immer vertrauter.

Am nächsten Morgen bekam ich das traditionelle Frühstück gereicht: Ich aß Bannokbrot, Fisch, Caribou- und Büffelfleisch und genoss dazu den wunderbaren Kräutertee, danach einen warmen Saft aus Apfel und Cranberries. Nahrung, die auch für die Indianer eine Entdeckungsreise in alte und neue Zeiten bedeutete, gestützt auf ihre Traditionen mit dem Wunsch, in einer regionalen Ernährung Heilung zu finden. Auch ihnen geht es um eine Rückbesinnung, nachdem viele Ureinwohner, ihrer Kultur beraubt, durch die Nahrung der weißen Amerikaner krank wurden.

Menschen dieses Urvolks treffen zu dürfen, empfand ich als großes Geschenk. Alles schien auf einmal so klar und einfach. Genau diese Verbindung mit der Natur, die Sichtweise der Indianer und ihr Respekt vor dem durch die Natur Gegebenen, vor den Tieren, den Pflanzen und der gottesgleichen Landschaft, sind mehr denn je ein Signal für mich geworden, diese eine Erde zu schützen.

In unserer heutigen Zivilisation werden rücksichtslos die Ressourcen ausgebeutet, die Erde wird zubetoniert, zugepflastert, vergiftet, verstrahlt, bis es bald keine Natur mehr gibt. Ich habe dank meines persönlichen Kontaktes zu den Indianern einen Einblick in eine Metaphilosophie gewonnen, die diametral zu unseren westlichen Ansichten steht. Dort wurde mir bewusst, dass in unserer modernen Welt, in der man sich für Geld so gut wie alles kaufen und erlauben kann, etwas ganz Grundlegendes fehlt und vieles nicht mehr funktioniert. Es bedarf meines Erachtens einer dringenden Revision der sogenannten zivilisierten Lebensart. Durch unsere permanente Manipulation der Natur beschwören wir im Grunde genommen doch nur unseren eigenen Untergang herauf. Die Welt der Indianer und ihre Naturanschauung, ihre Sicht aufs Leben, genährt aus uralten Traditionen, Riten, Zeremonien und Bräuchen, vor allem aber ihr Selbstbehauptungswille, der sich jeden Tag aufs Neue in ihrem Kampf ums Überleben in der Welt der Weißen widerspiegelt, sollte uns Mut geben, die Welt um uns herum anders zu gestalten.

Natürlich sieht die indianische Welt heute in vielen Fällen alles andere als rosig aus: Alkoholismus, Drogen und eine düstere Perspektivlosigkeit, genährt durch die Beraubung ihrer Spiritualität und ihrer Lebensweise, herrschen in zahlreichen Reservaten vor. Alkohol war sicher mit die brutalste und effektivste Waffe der Weißen, das traditionelle Leben zu zerstören, und Tausende von Ureinwohnern starben, da sie keine Abwehrkräfte gegen die von Weißen eingeschleppten Krankheiten besaßen. Für ihren Untergang machen die Indianer jedoch keinesfalls nur ihren Feind verantwortlich, sondern auch sich selbst. Für einen »Krieger« ist es nicht unehrenhaft zu versagen, er muss sich nur wieder aufrichten und weiterkämpfen. Für diesen Kampf sind aber nicht alle gewappnet, denn der Alkohol hat bei vielen eine Desorientierung bewirkt, die alte Familienstrukturen zerstört hat, worunter besonders die Frauen zu leiden haben.

Indianer stehen heute in einer von weißer Kultur und damit weißen Wertvorstellungen beherrschten Welt, wodurch sie in einen moralischen, psychischen und kulturellen Zwiespalt gelangen, den nicht alle überwinden. Sie stehen zwischen zwei Welten, die bipolarer nicht sein könnten. Den Weißen ging es immer um die absolute Kontrolle der Indianer. Sie bauten symbolisch gesprochen hohe Mauern und Zäune auf und meinten dann, dass auf der anderen Seite die »Wilden« hausten. Diese menschliche Hybris der Weißen, diese menschliche Anmaßung und Überheblichkeit, zerstörte ein ganzes Volk, alte Traditionen wurden verdrängt, und die Vergangenheit der Indianer wurde systematisch ausradiert.

Durch die Besiedlung Nordamerikas fanden sich die Indianer in Reservationen wieder, die ihnen die Weißen zugeteilt hatten. Diese sogenannten Schutzgebiete lagen jedoch weit von ihrer ursprünglichen Heimat entfernt und waren nicht selten in unwirtlichen Gegenden angesiedelt. 1871 wurde den Indianern der Nationenstatus genommen. Fortan waren sie rechtlos im eigenen Land, es folgten Zwangsassimilationen, und viele von ihnen fielen brutalen Massakern zu Opfer. Die Kinder wurden ganz bewusst fern ihren Familien ausgebildet, dadurch verlernten die Nachkommen im Laufe der Jahre ihre eigene Sprache, wuchsen ohne die einheimische Kultur, alte Riten und Bräuche auf, und so kam es schließlich zur Entfremdung zwischen den Generationen. Ich habe gehört, wie die Urgroßeltern noch heute das Cree sprechen, ihre Urenkel jedoch nur Englisch. Um dieser Entwicklung entgegenzuwirken, gibt es seit einigen Jahren neben dem normalen Stundenplan einen Kulturunterricht, der hauptsächlich von den Ältesten des Stammes, von Celestine, Nanootch und Hal Talcree, geleitet wird. Nur so kann gewährleistet werden, dass die junge Generation die Sprache ihrer Ahnen wieder erlernt und überhaupt eine wechselseitige Kommunikation entstehen kann. Ich habe mit eigenen Augen gesehen, wie die Kinder und Jugendlichen in mühevoller Arbeit Wort für Wort aufschreiben und diese dann wie Vokabeln einer Fremdsprache auswendig lernen. Aber nicht nur die Sprache wird in diesen Schulen gelehrt, sondern auch das traditionelle Knüpfen von Perlen und Lederbändern für die typisch indianischen Schmuckverzierungen. Die mit den Insignien des Stammes verzierten Lederbänder gelten als sakrosankt, wurden von Generation zu Generation weitergereicht und zu bestimmten Anlässen mit Stolz und Würde präsentiert. Aber auch das Weiterverarbeiten erjagter Tiere – das Aufspannen, das Trocknen und Gerben von Leder – gehört zu den traditionellen Fertigkeiten, die die Ältesten heute den jungen Menschen wieder näherbringen, ebenso wie das Wissen um die Heilkraft bestimmter Kräuter und Blätter. Ein weiterer wichtiger Bestandteil dieses Kulturunterrichts ist das traditionelle Geschichtenerzählen. Die Geschichten der Urahnen sind genährt von uraltem Wissen, das für die Gegenwart und die Zukunft extrem fruchtbar ist.

So versuchen vor allem die alten Cree-Indianer, ihre Wurzeln zu bewahren und eine Brücke zwischen Vergangenheit und Gegenwart zu schlagen.

Heute glaube ich, dass wir im Grunde genommen sehr ähnliche Muster aufweisen wie die Europäer bei der Besiedlung Nordamerikas: Wir orientieren uns am amerikanischen Vorbild, vernachlässigen eigene Traditionen, und indem wir durch unseren rücksichtslosen Umgang mit der Natur deren reiche Ressourcen zerstören, kommt es zu furchtbaren Verlusten von Lebensqualität. Und dafür können wir nicht einfach die Schuld abschieben, denn das haben wir uns selbst angetan.

Eines frühen Morgens brachte mir Chief Johnson die Umgebung näher, und im Wald entdeckte ich zum ersten Mal, wie die Bisons sich zwischen den Bäumen bewegten. Ihre zotteligen Köpfe lugten zwischen den schneebedeckten Bäumen hervor, fügten sich in das Bild der Landschaft mit ein. Chief Johnson erklärte, dass diese Bisons vermutlich zu den letzten frei lebenden, reinrassigen und gesunden Waldbisons gehörten. Sie vor dem Aussterben zu bewahren, das war Teil eines politischen Kampfes, den die Cree-Indianer auf sich genommen hatten.

Die aufgehende Sonne warf ihre Strahlen auf die Erde nieder, und während ich mich von der Kraft und Schönheit berauschen ließ, da ahnte ich, dass diese Reise ins Indianerland nicht meine letzte war.

My private Paradies

Die Natur braucht sich nicht anzustrengen,
bedeutend zu sein,
sie ist es.
ROBERT WALSER

Der Morgen hatte sich erfolgreich durch die Nacht gekämpft, als ich – mit den Bildern meiner indianischen Freunde vor Augen – in meiner »Oika« ankam. Wie jedes Mal stellte ich erst einmal den Motor ab, blieb einfach still sitzen und ließ diese besondere Landschaft auf mich wirken. Der Schnee war rein und weiß, anders als der graue Matsch in der Stadt, und hatte sich in Form einer zarten Puderschicht an die Natur geschmiegt. Bäume, Hecken und Büsche schienen zu ruhen, noch ihren Winterschlaf zu genießen. Die Zeit verging hier langsamer, der Jahresablauf auf dem Land konnte seinen vertrauten Rhythmus beibehalten. Noch war nicht offiziell Frühling, und so verlief alles recht gemächlich.

Der in mühevoller Arbeit umgegrabene Garten war nun mit dem weißen Teppich des Winters bedeckt, konnte sich von seinen Strapazen erholen. Die Felder drum herum erstreckten sich bis zum Waldrand, der in tiefes Schweigen gehüllt war. Wieder diese Ruhe, die die Sinne schärfte, die Hektik des Alltags einfach verbannte.

Fünf Container Schutt, abgetragene Erde, Geröll und Baumaterial mussten weggeschafft werden, und den ganzen Sommer über, bis in die ersten Wintertage, hatte ich mit vielen guten Freunden hier geschuftet, um mir dieses wunderbare Domizil aufzubauen. Fast die gesamte Vegetation war erhalten geblieben, so wie es die Natur vorgesehen hatte, und ich war überrascht gewesen, wie viel Leben und Treiben sich zwischen Hecken, Büschen und Bäumen abspielte. Ich hatte versucht, all den Tieren ihren Lebensraum zu erhalten, für Fauna und Flora meinen ökologischen Beitrag geleistet. Hasen und Igel fanden dort ihren Unterschlupf, Würmer und Käfer konnten sich hier ungestört tummeln.

Doch erst an diesem Morgen dämmerte mir, dass all die Eindrücke und Gedanken der letzten Tage einen ganz bestimmten Verlauf nehmen mussten und dass der Kauf dieses Grundstückes wohl erst der Anfang eines neuen Weges in meinem Leben gewesen war. Ich ahnte, dass die Begegnung mit den Indianern und die plötzliche Erinnerung an meine Großeltern Teil eines größeren Ganzen waren, das sich mir nun Stück für Stück offenbarte.

Die Tür ging auf, und Ayleen trat heraus. In der Hand hielt sie einen Becher mit dampfend heißem Kaffee. Kurz blieb sie auf den Stufen stehen, sah mich an, dann schlenderte sie seelenruhig ans Auto. Sie war ein elementarer Teil meines Lebens, seit Jahren begleitete sie mich, oder besser gesagt begleiteten wir uns gegenseitig auf unseren zwei so unterschiedlichen Schicksalswegen. Sie war mitten in ihrem Abschluss als Ernährungswissenschaftlerin, wollte in diesem Sommer ihre Diplomarbeit vorbereiten.

»Was macht die goldene Metropole? Scheint dich dieses Mal nicht besonders gehalten zu haben«, meinte Ayleen, dabei reichte sie mir den Kaffeebecher, den ich dankbar annahm. Es war verdammt kalt hier draußen, aber dafür war die Luft rau und würzig, gab mir das Gefühl, den Smog der Stadt auspusten zu können. Zudem hatte ich vor einem Jahr mit dem Rauchen aufgehört und merkte allmählich, wie meine Lunge dankbar den frischen Sauerstoff inhalierte.

»Ich glaube, ich muss hier draußen den einen oder anderen Gedanken sortieren, und einiges für mich klären, wahrscheinlich wird das auch dich betreffen«, seufzte ich, ließ den angenehm bitteren Geschmack des Kaffees durch mich hindurchrieseln.

Ayleen hob die eine Augenbraue, ein Zeichen, dass sie neugierig wurde. Wir gingen über den schneebedeckten Pfad, und wie jedes Mal lief ich erst einmal um das Haus herum, stellte mich auf die Terrasse und sah in den mittlerweile vertrauten Garten. Bis heute hatte es keinen genauen Plan gegeben, wie ich diesen gestalten wollte. Verschiedene Obstbäume säumten den Rand, Büsche und Hecken bildeten eine natürliche Abgrenzung zu den Feldern und offenen Wiesen, aber ansonsten hatte ich die große Fläche vor dem Haus frei gelassen.

»Also, hier könnten wir Kartoffeln anbauen, was meinst du?«, fragte ich Ayleen und deutete in die rechte Ecke. »Und da Karotten, dort drüben Erbsen und Bohnen, vielleicht Salat, wie wär's mit Gurken, so fette saftige Teile, sag mal, magst du überhaupt Gurken? Hab aber gar keine Ahnung, wie man die sät, nicht dass die hier in der freien Natur mutieren, wie in Holland, und alles überwuchern, und dann hock ich hier, so allein unter Gurken. Und Tomaten, Tomaten wären supi für den Sommer, dazu Basilikum, so ein bisschen Italien in Vorpommern, ach ja, und Petersilie, kann man die auch anpflanzen, oder muss ich die in der Küche ziehen? Und definitiv Erdbeeren, o ja, aber hallo, die sind nicht zu *entbeeren*!«

Kurz lachte ich über meinen eigenen Witz, den ich persönlich kongenial fand, stellte aber fest, dass Ayleen mich ansah, als wenn ich aus der Psycho-Theater-Anstalt des Herrn de Sade geflohen wäre.

»Und dann, was kann man noch essen?«, fragte ich aufgeregt. »Spargel – kann man hier in Vorpommern Spargel anpflanzen, die machen doch so schön schlank, und wie wäre es mit Paprika? Die magst du doch so gern, wegen Vitamin C und so.«

Ich überlegte fieberhaft, dabei froren mir langsam die Hände ab. Meine Nase entwickelte sich immer mehr zu einer roten Knolle, die erdbeergleich zu leuchten begann. Wenigstens die stellte sich schon mal auf lokale Bepflanzung ein.

»Hat man dir eine Rolle als Gärtner angeboten? Endlich einmal auch den Mörder spielen dürfen, den Bösewicht? Ich meine, ich weiß ja, wie genau du dich auf deine Rollen vorbereitest, aber findest du das jetzt nicht etwas übertrieben, Andi?«

Ihre Stimme hatte einen ganz sanften und beruhigenden Tonfall angenommen, als würde sie zu einem sehr kranken Menschen sprechen. Ihre Nase kräuselte sich, und vorsichtig nahm sie mir die Tasse ab, da der meiste Kaffee bei meinen schwungvollen Dirigentenbewegungen einfach übergeschwappt war. Die heiße Flüssigkeit kühlte schlagartig ab und hinterließ ein feuchtes und unangenehmes Gefühl. Wie eine Seifenblase zerplatzten meine Träumereien, und mein kunstvoll präparierter Gemüsegarten fiel in sich zusammen. Nix mit Gurken und Paprika und süßen kleinen unschuldigen Kindererdbeeren. Irgendwie kam mir dieser Gedanke geradezu absurd vor. Wann sollte ich bitte schön all das bewältigen? Ayleen bemerkte die abrupte Gefühlsschwankung sofort, beäugte mich von der Seite und ließ dann ihren Blick prüfend über den Garten wandern.

»Klar, Kartoffeln wären echt nicht schlecht, werden sowieso des Öfteren unterschätzt. Zusammen mit einem Ei decken sie 100 Prozent deines Proteinhaushaltes ab. Weltweit gibt es mehrere Tausend Kartoffelsorten, hier in Deutschland sind es ungefähr noch 120. Sie enthalten wichtige Inhaltsstoffe wie Kalium und Magnesium, Eisen, Vitamin C, Thiamin und Niacin, werden nach ihren Kocheigenschaften unterschieden: mehlig, festkochend, und kommen dann entweder als Kartoffelpüree oder als berühmte deutsche Pellkartoffel auf den Tisch.«

»Aha«, konnte ich nur interessiert zurückgeben, hätte nie gedacht, dass es den berühmten Kartoffelmonolog gab. Und der schien irgendwie nicht enden zu wollen.

»Wusstest du, dass dieses knollige Nachtschattengewächs, *Solanum tuberosum*, eine Heilpflanze der Inkas war?«, dozierte Ayleen vergnügt weiter. »Dieses Volk nutzte sie, um im September mit einem Ritual den ganzen Stamm vor Krankheiten zu schützen. Und über all die anderen schönen Sachen könnten wir doch vielleicht drinnen, also im Warmen, weiterreden, was meinst du? Ich erinnere dich gerne daran, dass du, besser gesagt wir auch ein Haus besitzen, nicht nur einen Garten. Dieses Haus hat tatsächlich eine Heizung, Heißwasser und einen ziemlich vollen Kühlschrank sowie einen Tisch und zwei Stühle. Auf diese könnten wir uns dann bequem setzen. Bei frischen Brötchen und noch mehr heißem Kaffee. Hm, was meinst du?«

Frauen sind wirklich viel lebenspraktischer als wir Männer. Gott sei Dank verspürte er irgendwann den Drang zu schnitzen. Wozu so eine Rippe alles gut sein kann …

Am späten Vormittag hatten wir wahrscheinlich die hitzigste Diskussion hinter uns, seit wir uns kannten. Nicht, dass Ayleen was gegen Bio, regional oder ökologisch Angebautes einzuwenden gehabt hätte, aber die enge Einkreisung regionalen Essens störte sie ganz einfach. Als Ernährungswissenschaftlerin machte sie mich darauf aufmerksam, dass der menschliche Körper jeden Tag bestimmte Mineralien und Vitamine braucht, besonders in so einem anstrengenden Beruf wie dem meinen. Und bei ihr war es die Diplomarbeit, die keine Zeiten des Hungers und der Unterernährung erlaubte. Zudem hatten wir die vierzig *leicht* überschritten, und da verlangte der Körper noch mehr Fürsorge und Aufmerksamkeit.

»Was machst du im Winter, wenn dein Garten nichts mehr abwirft? Irgendwann sind auch deine letzten Kartoffeln und Äpfel aufgebraucht. Warum dann nicht wenigstens im Bioladen weiter einkaufen, um sich noch die wichtigsten Produkte zu gönnen, selbst wenn diese aus anderen Regionen stammen, aber immerhin Bio und ökologisch angebaut sind? Du drehst wochenlang, da kannst du dich sowieso gar nicht an regionale Ernährung halten. Was bietet euch der SWR denn schon an regionalem Catering?? Willst du jedes Mal in die Großküche rennen und alle zu Tode diskutieren, weil die Nudeln tatsächlich aus Italien kommen und der Salat aus Holland? Und was ist mit mir? Ich sitze an meiner Diplomarbeit, mindestens bis zum nächsten Jahr, da brauche ich etwas mehr als ein Stück trockenes Brot oder eine Schrumpelgurke. Und klar kaufe ich mir weiterhin Bananen, was denkst denn du! Von mir aus Bio, mach ich doch sowieso fast ausschließlich, aber ich werde nicht auf die wichtigsten Vitamine, Spurenelemente und Mineralien verzichten! Selbst eine Ökokiste kann nicht alles abdecken, und nach wochenlangem Verzehr von Mangos und Schwarzwurzelgemüse werde ich garantiert ziemlich ungnädig.«

Vielleicht hatte der liebe Gott diese weiblichen Geschöpfe doch etwas zu lebenspraktisch zurechtgeschnitzt …

Ich musste zugeben, das mit dem permanenten Arbeiten an verschiedenen Orten schränkte die Aktion, die ich mir vorgenommen hatte, sehr ein, und im Grunde genommen würde ich mich wohl dauernd selbst belügen, wenn ich behauptete, mich nur noch regional zu ernähren. Aber irgendwie wollte ich nicht so schnell aufgeben. Es musste doch eine Möglichkeit geben, sich rundum mit regionalen Produkten zu verpflegen! Um Himmels willen, es wurde schließlich überall um mich herum angebaut, gebacken, gemacht und getan. War wirklich so vieles aus Italien, Spanien oder Neuseeland eingeflogen?

»Früher haben die Bauern doch auch nur ihre selbst angebauten Sachen verspeist. Kartoffeln, Bohnen, Salat – und das Hausschwein hat Fleisch für ein ganzes Jahr gegeben! Da ging es doch auch!«, rief ich triumphierend aus.

»Genau«, kam die trockene Antwort von Ayleen, »da starben die Menschen aber auch schon mit vierzig.«

Dann bin ich schon tot, dachte ich; instinktiv griff ich mir an die Brust. Ayleen kannte keine Gnade. Ihr gesamtes Wissen über das Thema menschliche Ernährung und deren historische Entwicklung prasselte auf mich nieder. Sie war nicht umsonst eine der Besten ihres Jahrgangs. Zum Schluss meinte sie noch kühl:

»Das Schweinefleisch war so stark gesalzen und gepökelt, da sind die Leute reihenweise an Bluthochdruck umgekippt, und dein Gesicht will ich sehen, wenn du so ein altes Stück Schweinefleisch zu dir nehmen müsstest. Da hatten sich die Maden schon heftig eingenistet. Kinder erreichten aufgrund der Mangelerscheinungen oft nicht ihren fünften Geburtstag, und wer es tatsächlich bis ins hohe Alter schaffte, war auf die Gnade der Familie oder anderer Großbauern angewiesen. Die Alten wurden dann weitergereicht wie ein Stück Vieh und pennten auf Stroh im kalten Stall. Und im Winter gab es oft nur Brotsuppe mit Schmalz. Guten Appetit.«

Dabei schälte sie sich eine Blutorange und verspeiste diese genüsslich. Der Saft tropfte ihr Kinn hinunter, und der Geruch von Süden und Sonne durchströmte die Küche. Mein kleiner egoistischer Schweinehund grinste verstohlen, als ich mir ebenfalls eine Frucht des Südens gönnte. Hilfe, wie viele Kilometer hatte diese Frucht hinter sich gebracht, bis sie hier auseinandergenommen wurde? Was kostete jetzt bitte genau diese eine Orange, mit Flugticket oder LKW, und die gesamte Verpackung, Lagerung und die Arbeitsstunden, die nötig waren, damit wir im März eine Frucht des Südens zu uns nehmen konnten? Stumm mümmelten wir beide unsere Vitamine in uns hinein, bis wir plötzlich lauthals zu lachen begannen. So war es immer mit uns. Hauptsache die Lust und der Spaß am Leben kamen nicht auf Deubel komm raus zu kurz.

»Aber wir könnten trotzdem einen riesigen Gemüsegarten anlegen, und ich kaufe dir eine schicke Gießkanne, und du wirst immer schön brav gießen, mitten im Sommer, wenn es wochenlang nicht geregnet hat und so langsam alles verdorrt und vertrocknet. Und Jacky hält alles akribisch fest, denn, das müsst ihr unbedingt aufschreiben. Das wird ein sehr spannendes Experiment! Tatort Gemüsebeet. Und der beliebte Kommissar mittendrin. Seine größte Herausforderung wird das ganze Ungeziefer sein, das sich ihm immer wieder entgegenstellen wird. Im Herbst fahren wir unsere Ernte ein und mal kieken, was wir für den Winter so nutzen können. Außerdem gibt es ja auch noch Fair-Trade-Produkte. Die kommen vielleicht im Winter für uns infrage. Darüber müssten wir uns übrigens auch noch Gedanken machen. Aber, lass uns mit Georg reden, der kann uns sicher viele brauchbare Tipps geben«, lachte Ayleen, und der Tag entpuppte sich als wunderbar, und der Gedanke, einen kleinen Beitrag für ein bewusstes Leben zu leisten, inmitten globaler Umweltkrise, der tat mir schon irgendwie richtig gut. Transportminimierung aller benötigten Produkte stand dabei als ausdrückliches Ziel im Vordergrund.

Georg war einer meiner besten Freunde hier auf dem Land, immer wusste er Rat, besaß selber einen kleinen Hof mit Hühnern, Kühen, Schafen und eines der Felder, das den Weizen für die lokal ansässige Bäckerei lieferte, die all ihre Brotsorten selbst backte und diese auch auf verschiedenen Märkten in der Umgebung verkaufte.

»Merk dir eins, Andi, wir haben schon lange vor der Wende unser selbst angebautes Obst und Gemüse verzehrt, brauchten dafür aber nicht eure neumodischen Stadtbezeichnungen wie ›Öko‹, ›Bio‹, ›Fair Trade‹ oder den neuesten Hit ›local food‹. Hier im Dorf existieren keine Gütesiegel und Nummern, die dir eine gesetzliche Erlaubnis erteilen, deine Produkte als Bio zu bezeichnen. Uns schmeckt's trotzdem allen sehr gut. Erst einmal solltest du aber für dich diese verschiedenen Bereiche wie Bio, regional und Fair Trade genauer abstecken, denn Bio heißt ganz bestimmt nicht immer auch regional angebaut, und Fair Trade heißt meistens nicht automatisch Bio. Also, was willst du genau?«, fragte Georg in seiner unumstößlichen Gemütsruhe, als wir gemeinsam über seinen Hof durch den Schnee stapften. Ich gab zu, nicht genau zu wissen, wo der Unterschied all dieser Bezeichnungen lag und welche Konsequenzen das für mein eigenes Projekt hatte.

»Alles, was du selbst anbauen kannst, ist gut; das erfüllt definitiv die Voraussetzung, regional angebaut zu sein. Vom Beet bis zum Teller sind es höchstens 25 Meter. Und für den Rest musst du dich entscheiden, wie sklavisch du dich an regionale Produkte halten willst. Hier in unserer Dorfgemeinschaft ist das mit vielen Grundnahrungsmitteln machbar, wie Brot, Kartoffeln, Butter, Eiern – Marmeladen kannste dann im Herbst selber einkochen. Bei Käse könnte es schon schwieriger werden, Fleisch ist kein Problem, aber du wirst nicht alle Gemüse- und Obstsorten regional abdecken können, da hat Ayleen recht.«

Georg hielt inne, nahm aus einem großen Korb verschiedene Tüten heraus, die Pflanzsamen enthielten. »Schon vor der Aussaat entscheidet sich, ob dein angebautes Obst und Gemüse gesund ist und auch schmackhaft. Deshalb beginnt meines Erachtens eine ökologische Landwirtschaft schon mit der Züchtung von eigenem Saatgut. Da unterscheiden sich dann die Hybrid- von samenfesten Sorten.«

Nachdenklich betrachtete er die verschiedenen Packungen, legte die eine wieder zurück, nahm dafür eine andere aus dem Korb.

»Hier, Speisemöhre, Salatgurke und Schälgurke, dazu Erbsen und die Buschbohne, die eignen sich wunderbar für den

Eigenanbau. Und Zucchini. Magste Zwiebeln? Kartoffeln hab ich nicht, müsstest du dir vielleicht bei Ludger besorgen, und schau mal, was der noch anbieten kann. Tomaten hat der auf jeden Fall, und dann fahr in unsere Gärtnerei, die haben noch etliche andere Sachen. Ob das jetzt aber alles regionale Samen sind, das kann ich dir nicht versprechen, aber zumindest machst du hiermit einen Anfang für deinen Anfang. Auf jeden Fall ist das selbst angebaute Obst und Gemüse im Freiland klimaschonender als energieaufwendiger Anbau in beheizten Treibhäusern. Sieh zu, dass du die Tomaten und Gurken im Garten hochziehst, das geht, braucht nur etwas mehr Geduld. Du wirst dann feststellen, wie anders zum Beispiel deine Tomaten schmecken als die importierten Dinger aus Holland. Holland gilt ja bekanntlich als einer der größten Tomatenexporteure der Welt, weil sie bedeutende Erdgasvorkommen besitzen und diese billig für die riesigen Gewächsanlagen nutzen können, die aber wiederum eine Sünde gegen die Natur sind. Erst durch die Massenkultur in Gewächshäusern hielt dieses Gemüse im 20. Jahrhundert Einzug in unseren Gefilden, denn ursprünglich stammt die Tomate ja aus Mittel- und Südamerika. Erst Anfang des 16. Jahrhunderts wurde sie nach Europa gebracht, wo sie dann zunächst als Zierpflanze diente, da die Temperaturen in Mitteleuropa eigentlich zu niedrig sind. Aber irgendwie schafft es ja der Mensch immer wieder, seine Gier zu stillen. Und heute ist sie ein Massenprodukt geworden. Jetzt hast du die Chance, es anders zu machen. Ach, übrigens werden im Ökolandbau keine mineralischen Stickstoffdünger oder Pestizide eingesetzt, daran müsstest du dich dann auch halten, selbst wenn der eine oder andere Schädling rumkrabbelt und dich blöde angrinst, während er deine Nahrung genüsslich wegmümmelt.«

»Die hab ich ja auch zuhauf in meinem Job, glaub mir, da helfen mittlerweile auch keine Pestizide mehr. Manchmal beschleicht mich das Gefühl, die sind immun gegen so ziemlich alles. Ich werde mich schon mit denen arrangieren. Leben und leben lassen, das war schon immer meine Devise«, klärte ich Georg gelassen auf.

Am Abend hatte ich einige der Höfe abgeklappert, und der Kopf schwirrte mir von all den neuen Informationen, die ich gewonnen hatte. Fast alle beglückwünschten mich zu der Entscheidung, mich verstärkt mit regionalen Produkten auseinanderzusetzen. Auch sollte sich auf meinem Grundstück ein kleines Biotop entwickeln können, um heimischen Pflanzen und Tieren den nötigen Raum zu gewähren. Einige wenige glaubten allerdings nicht an ein Gelingen, da das Klima in Deutschland nicht immer sicheres Terrain für Selbstangebautes sei. Dann noch ökologisch, ganz ohne Chemikalien auskommen zu wollen, da würde doch vieles eingehen – so eine mir entgegengebrachte Meinung. Aber ich war guten Mutes und atmete erleichtert auf, als ich sah, dass der Großteil meiner normalen Ernährung beibehalten werden konnte. In einem Ernährungsradius von hundert Kilometern würde es nicht allzu viele Probleme geben, meine Ernährung hier auf dem Land umzustellen. Die Regionen Mecklenburg, Brandenburg, ja sogar bis nach Polen, gaben mir genug Möglichkeiten, mich regional zu ernähren. Und die Lebensmittel, die es einfach nicht gab, da hatte ich entschieden, auf die Bioprodukte in den Supermärkten zurückzugreifen, auch wenn diese nicht zum regionalen Kreis gehören sollten. Schließlich musste ich meine angehende Diplomernährungswissenschaftlerin auch satt bekommen. Dieses Projekt wollten wir gemeinsam angehen und bewerkstelligen. Da hieß es auch, den einen oder anderen Kompromiss zu schließen.

Am Abend rief ich Jacky an, teilte ihr mit, dass unser Vorhaben langsam Kontur gewann. Sie hatte schon zig bunte Karteikarten gekauft, um alle Schritte dokumentarisch festzuhalten, und gemeinsam wollten wir ein richtiges Buch erstellen. Neben der Schauspielerei und der Regiearbeit verfasste sie seit Jahren Literarisches und empfand die Idee, eine Art Tagebuch meines Versuches kreativ umzusetzen, als wunderbare Herausforderung. Zudem ahnte sie wohl bereits, dass das ganze Unterfangen nicht ohne eine gewisse Komik vor sich gehen würde. Und eine humorvolle Sicht auf die Dinge, meinte sie, das täte so einigen in diesem Lande gut. Ayleen würde den Weg mit mir gemeinsam beschreiten, sich, so gut es eben ging, hier auf dem Land von regionalen Produkten ernähren. So entstand ein Team an Menschen, die bereit waren, mich auf meinem neu eingeschlagenen Weg zu begleiten und mir zu helfen, wenn es irgendwie nicht vorwärtsgehen sollte. Uns war dabei allen bewusst, dass auf dem Land andere Bedingungen herrschten als in der Stadt, aber das fand ich persönlich abenteuerlich und dachte, dass ich mich zwischen local food, Bio und bei einigen Ausnahmen wohl auch Fair Trade bewegen würde. Das wurde mir nach der nächsten Diskussion klar.

»Und, was ist bitte mit Kaffee? Bei aller Liebe, aber einen Kaffeebaum kannste schlecht herzaubern. Du würdest nie im Leben eine Kaffeebohne sehen. Nicht in Vorpommern und schon gar nicht in Berlin auf deinem Balkon. Was machen wir da?«

Ayleen hatte wieder ihre Nase gekräuselt und blickte mich streng an. Kaffee, das war für uns beide ein Lebenselixier, bedeutete Genuss, Geselligkeit und verband Freundschaften, war immer Teil spannender Gespräche.

Nicht umsonst wird in vielen arabischen Ländern die Kaffeezeremonie ausgeübt, bei der sich Freunde und Verwandte mindestens einmal am Tag treffen und das heiß-süße Elixier genießen. Will man ein fremdes Volk und seine Menschen kennenlernen, so sollte man mit ihnen Kaffee oder Tee trinken. So kann ein kleiner Einblick in die Welt hinter dem Vordergründigen erhascht werden, und für mich war der Kaffee auch das Einzige, was ich während des Drehs als Aufputschmittel nutzen konnte. Andere Drogen kamen grundsätzlich nicht infrage.

»Tja, ich weiß nicht. Können wir da auf Bio umsteigen? Das müsste doch gehen«, fragte ich, zuckte mit den Schultern. Darüber hatte ich mir tatsächlich noch gar keine Gedanken gemacht. *»Latte macchiato«*. Stimmt, klang weder nach Vorpommern noch nach Berlin. Ayleen nickte mit dem Kopf, zeigte mir einige bunte Seiten, die sie aus einer ihrer Mappen herausgeholt hatte.

»Bio ja, aber ich bin sehr dafür, dass wir hier auf jeden Fall den Kaffee von Fair-Trade-Anbietern kaufen. Wusstest du, dass wir Menschen in den reichen Ländern auch in Bezug auf Kaffee gnadenlos von den Ressourcen der ärmsten Länder profitieren? Ich habe mich gerade damit beschäftigt. Kaffee ist das wohl am meisten importierte Produkt überhaupt, weil wir das tatsächlich nicht selber anbauen können. Die Kaffeebohne wächst in Südamerika, Äthiopien, Afrika und Indien, also in den Ländern, in denen es besonders heiß und trocken ist. Aber es muss auch ein Zusammenspiel von Hitze und Feuchtigkeit geben. Guter Kaffee benötigt zwar beides, Sonne wie Regen, aber nur im rechten Maß. Kaffeepflanzen brauchen also im Grunde genommen tropisches Wetter. Und das haben wir hier nicht. Trotz hohem Export wurden die Kaffeebohnenpflücker jahrelang mit einem Hungerlohn abgespeist. Und die Ernte per Hand ist weiß Gott mühsam. Das ist tropische Wertarbeit unter extremen Bedingungen, wenn man sich überlegt, dass jede einzelne Bohne gepflückt werden muss. Die muss aber auch noch sorgfältig ausgesucht werden, das heißt, da werden die roten und damit reifen Kaffeekirschen aus den grünen und damit unreifen aussortiert, denn eine einzige schlechte Bohne kann den Geschmack der ganzen Tasse ruinieren. Ein guter Pflücker schafft vielleicht 140 Kilo am Tag. Die muss er aber noch schleppen und dann zum Trocknen wieder ausleeren. Ich habe mal gelesen, dass ein Plantagenarbeiter am Tag 4,50 Euro verdient. Sie leben mit ihren Familien deswegen oft an der Armutsgrenze, obwohl sie den ganzen Tag schuften. Hier, schau mal, diese Zahlen sind doch horrend! 850 Millionen Menschen leiden weltweit an Hunger und Armut, arbeiten zudem unter unwürdigen Bedingungen, und das hauptsächlich für uns Wohlstandsstaaten. Kannst du dich noch daran erinnern, wie Deutschland vor zehn Jahren verzweifelt um ›Computer-Inder‹ warb? Ist doch seltsam, dass ein Land wie unseres nicht in der Lage war und ist, wirklich gute Spezialisten auszubilden. Mir wurde damals bewusst, dass das Schwellenland Indien uns Reichen im Westen in der Hightech-Branche noch einmal überholen wird oder es bereits schon getan hat! Aber vorher haben wir sie für einen kurzen Aufenthalt rübergeflogen, ihr Wissen ausgeschöpft und sie selbstverständlich nach erfolgreicher Arbeit wieder nach Hause zurückverfrachtet. Aber wie es den Menschen in so einem armen Land wirklich geht, das interessiert uns doch nicht die Bohne. Das wird jeden Abend im Fernsehen für 15 Minuten beobachtet, meistens recht teilnahmslos, und dann setzen wir uns an den reich gedeckten Tisch und wissen nicht, welche Wurst- oder Käsesorte wir auf unser Brot packen sollen. Andere besitzen abends weder Brot noch Käse noch Wurst. Hast du mal darüber nachgedacht, dass ein Kaffeebohnenpflücker so wenig verdient, dass er seine Familie kaum davon ernähren kann? Letztes Jahr hat die äthiopische Regierung deswegen veranlasst, die internationalen Handelsrechte an äthiopischem Kaffee schützen zu lassen. So sollten die Bauern einen größeren Anteil an den Verkaufspreisen in Europa und Amerika zugeteilt bekommen. Ob das dann allerdings an die Bauern wirklich ausgezahlt wird, ist hier noch die Frage. Oft stecken sich das ja irgendwelche Regierungsbonzen ein. Fair Trade bedeutet fairen Handel, soziale Verantwortung für alle Beteiligten und den Verkauf zu gerechten Preisen und garantiert eine gemeinsame Qualitätssicherung. Der Begriff wurde übrigens von der Dachorganisation GEPA geprägt, und zwar, Moment … im Jahr 1975. Und das Ganze heißt: Gesellschaft zur Förderung der Partnerschaft mit der Dritten Welt mbH. Mit dem Kauf von Fair-Trade-Produkten sicherst du den Produzenten einen auskömmlichen Mindestlohn. Damit wird ihnen ein Leben in Würde ermöglicht, zudem können langfristige Handelsbeziehungen aufgebaut und mit dem erwirtschafteten Geld wiederum soziale Projekte finanziert werden, und vor allen werden die Rechte von Kindern gesichert. Und, schau mal«, sie blätterte hastig in einer anderen Mappe, zog eine Seite hervor und sprach völlig aufgeregt weiter:

»Wusstest du, dass zum Beispiel die Pflanze Arnika hier in Deutschland fast ausgestorben ist? So viele Pflanzen besitzen Abwehrstoffe gegen Krankheiten, aber wenn wir diese weiterhin vernichten, kann das verheerende Folgen für unsere Zukunft mit sich bringen, da uns irgendwann vielleicht die Rohstoffe fehlen werden, um Medikamente herzustellen. Aber, was bei uns mittlerweile Mangelware ist, wird einfach von irgendwelchen Großkonzernen hier in Deutschland aus den Entwicklungsländern bezogen. Den Einheimischen fehlt es oftmals an finanziellen und wissenschaftlichen Mitteln oder an Know-how, ihre Ressourcen selbst zu nutzen oder in ein faires Handelssystem einzutreten. Oft werden diese biologischen Ressourcen ohne Information und Einverständnis der Ursprungsländer gesammelt, in den Industriestaaten verarbeitet und dann teuer weiterverkauft. Deswegen kommt Fair Trade auf jeden Fall auf unsere Liste für die Produkte, die wir wirklich regional nicht ergattern können. Was meinst du?«

»Unbedingt. In Berlin gibt es übrigens ein Lager in einem Fabrikloft mit Fair-Trade-Produkten, da kannst du sogar Möbel, Vasen und Taschen bekommen. Ich finde das genial, wie viele Verbraucher mittlerweile auf diese Produkte umgestiegen sind«, sinnierte ich weiter.

Diese bunte Halle mit Produkten aus aller Welt hatte mich

gleich bei meinem ersten Besuch fasziniert, und ich war erstaunt gewesen, mit wie viel Phantasie und Liebe all jene Sachen hergestellt worden waren, die eindeutig das Leben in Berlin und anderswo viel bunter gestalteten. Heute bekommt man Fair-Trade-Produkte nicht nur in Bioläden, sondern in den meisten Supermärkten, die mittlerweile sogar eine ziemlich große Auswahl bieten.

Nach dieser Diskussion legten wir erst einmal grundlegend fest, welche Lebensmittel in der Umgebung gekauft und welche in unserem Garten angebaut werden konnten. Das war unsere grüne Liste. Dann folgte eine gelbe Liste mit den Bioprodukten, die wir auf jeden Fall in diversen Hofläden und auf den umliegenden Märkten sowie in vielen Supermärkten holen konnten. Auch auf die Gefahr hin, dass sie dann nicht zu den regionalen Produkten zählten. Diese Problematik sahen wir besonders in der Stadt und in den Wintermonaten auf uns zukommen. Denn ich teilte Ayleens Meinung, dass wir uns beide nicht leisten konnten, irgendwelche Mangelerscheinungen zu bekommen oder permanent mit Hungergefühlen durch die Gegend zu rennen. Dann gab es noch die rote Liste, das waren die Produkte, die wirklich zum Luxus zählten, den fiesen Mephisto in uns bedienen würden und die absolute Ausnahme bleiben mussten. Ich wusste, dass hier in der Region kein Wein angebaut werden konnte und dass wir auch Lakritz, das ich seit meiner Jungszeit einfach liebte, nicht selbst würden herstellen können. Bei Ayleen waren es Bananen und spezielle Beeren, die einen hohen Vitamingehalt besaßen, auf die sie nicht verzichten konnte, wenn sie viel lernen musste. Doch dies wollten wir auf jeden Fall alles über Fair Trade, möglichst mit Bioprodukten, abdecken. Dann folgte noch eine weiße Seite. Das war die Seite für meine Drehzeit oder andere berufliche Verpflichtungen. Da ging einfach nichts. Das fing meist schon am Flughafen an. Wenn ein Flieger Verspätung hatte, dann blieb mir häufig nichts anderes übrig, als in einem der Bistros zu essen. Denn oft fuhr man direkt vom Flughafen zur Kostümprobe, einer Besprechung oder wurde gleich im Hotel abgeliefert. Das war nun einmal nicht zu ändern. Diese weiße Seite legte ich symbolisch in meine Schauspielermappe, die ich immer bei mir trug, wenn ich unterwegs war. Darauf wollte ich immerhin vermerken, was ich während der Drehzeit zu mir genommen hatte, sodass der Überblick nicht verloren ging.

Am selben Nachmittag kamen noch Georg und seine Frau Magda sowie mein Nachbar Ludger vorbei, um mich wegen des Anbaus von Obst und Gemüse zu beraten. Der ganze Garten wurde unter die Lupe genommen, die Himmelsrichtungen geprüft, und dann wurden tatsächlich schon Beete abgesteckt, womit die einzelnen Gemüse- und Obstsorten formell ihren Platz zugewiesen bekamen. Es gab die absoluten Sonnenanbeter, dann die, die lieber im Halbschatten lebten, und solche, die überhaupt keine direkten Sonnenstrahlen vertrugen.

»Statt chemisch-synthetischer Düngemittel solltest du Stallmist und Kompost verwenden«, riet mir Magda, die gerade eine Ecke für den Komposthaufen aussuchte.

»Dieser Naturdünger fördert eine natürliche Bodenfruchtbarkeit. Damit schaffst du gute Lebensbedingungen für Mikroorganismen und Regenwürmer, die dann die Nährstoffe für die Saat aufschließen. Ganze Lebensräume gehen mittlerweile in Deutschland verloren, weil wir einfach den ökologischen Kreislauf unterbrechen und damit vernichten. Große Biotope gelten als gefährdet, wie zum Beispiel Blumenwiesen, Weiden, Moore und Klarwasserseen. All das können wir hier natürlich wunderbar instand halten. Das ist gut, dass du dein Grundstück dafür zur Verfügung stellst.«

Ludger nickte anerkennend, und ich musste zugeben, ich verspürte einen Anflug von Stolz in mir aufsteigen. Noch gab es zwar nichts außer Erde, die mit Schnee bedeckt war, aber allein die Vorstellung von einem üppig bewachsenen Garten gab mir Mut und Zuversicht. Die Obstbäume wurden lobend begutachtet, auch der Walnussbaum war gerade von der Firma »Baumklaus« professionell beschnitten worden, und ich war gespannt, ob die alten Zweige dieses Jahr Nüsse abwerfen würden.

Über die Prozedur des Baumschneidens würde ich gerne ein paar Worte verlieren, weil ich glaube, dass die meisten von Ihnen nicht erahnen können, wie viel Geschick, Mut und Können es erfordert, oben in den Zweigen zu hängen und mit verschiedenen Sägen die Zweige eines Baumes so zu stutzen, dass diese dabei keinen Schaden nehmen. Nur so können die Bäume gesund bleiben und jedes Jahr ihren Beitrag zu einer reichen Ernte leisten. Wie ein Bergsteiger rüstet sich Klaus mit Seilen, Karabinerhaken und einem Helm aus. So klettert er bis in die Wipfel der Bäume und beginnt je nach Aststärke entweder mit einer Minimotorsäge oder einer japanischen Säge zu arbeiten, die wieder ein anderes Sägeblatt besitzt. Die Kunst besteht darin, die richtigen Zweige und Äste jeweils in der Weise zu stutzen, dass die Baumkrone in den folgenden Wochen ebenmäßig rund wachsen kann und die Sonne so eine Chance hat, sich zwischen all den Ästen und Blättern ihren Weg zu bahnen. Viele Baumschneider bearbeiten die Äste ausschließlich mit Stangensägen von unten, dabei kann aber die Rinde eingerissen werden. Die Vernarbung verläuft dann nicht günstig wie bei dem anderen Schnitt, sondern sieht aus wie eine tumorartige Wucherung. Diese Wunden bieten eine größere Angriffsfläche für Insekten und Schädlinge, die ganz allmählich den Baum und damit auch das Obst angreifen können. Die Firma »Baumklaus« hatte jedoch sehr genau und gründlich gearbeitet, und meine Bäume bekamen nun ausreichend Luft und Raum, sich prächtig zu entfalten.

Georg nickte anerkennend, als er sich die Bäume genauer ansah, und wir alle begutachteten noch einmal jeden Winkel meiner Oika.

»Es wird alles ein bisschen strenger riechen, als du das vielleicht gewohnt bist, aber du wirst dich schon daran gewöhnen«, meinte Ludger. »Ihr Städter lebt einerseits in Autodreck und verschmutzter Luft, aber andererseits wirkt alles hochgradig klinisch, sozusagen der Natur entledigt. Wusstest du, dass Kuhstalldreck gegen Allergien schützt? Ich habe letztens einen Artikel darüber gelesen, wie Forscher zwei Keimsorten auf Bauernhöfen entdeckt haben, die das Entstehen von Allergien verhindern könnten. Du siehst, der ökologische Kreislauf kann Leben lebenswerter gestalten. Aufgrund der Übersterilisation und Hygienemaßnahmen in eurem städtischen Alltag kommt ihr doch kaum noch mit Bakterien, Pilzen und Keimen in Berührung. Wusstet ihr, dass chronische Darmentzündungen in bäuerlichen Gegenden so gut wie unbekannt sind? Die mangelnde Wertschätzung der biologischen Vielfalt ist eine globale Katastrophe, die meines Erachtens irreversible Schäden erzeugt. Und die daraus resultierenden Folgen sind noch gar nicht richtig abzuschätzen.«

Ayleen seufzte zustimmend auf.

»Das ist richtig, was du sagst. Wir nehmen alle viel zu viel synthetisch hergestellte Stoffe zu uns, oft in zu hohen Dosierungen. Sämtliche Zusatzstoffe in Lebensmitteln gehören wirklich auf den Index gesetzt. Dafür sollte der ökologische Kreislauf gestärkt werden. Das geht uns doch alle an! Ich lass heute grundsätzlich alle Produkte im Regal liegen, die ominöse Zutaten enthalten, die ich nicht aussprechen kann. Mehr als fünf Inhaltsstoffe sind schon eine derartige Belastung für den Körper, dass ich gleich die Finger davon lasse.«

Als wir den Garten fertig inspiziert hatten und die Nachbarn gegangen waren, fuhren Ayleen und ich zu einer Großgärtnerei und besorgten das notwendigste Zubehör, um dann auch wirklich bei Frühlingsanfang mit der Aussaat beginnen zu können. Nun wussten wir besonders auf »samenfestes« Saatgut zu achten. Diese Samen waren unter natürlichen

Wachstumsbedingungen vermehrt und ohne Einsatz von Dünge- und Pflanzenschutzmitteln erzeugt worden. Selbstverständlich auch nicht gentechnisch manipuliert. Naturkost fängt eben schon beim Saatgut an. Wir ließen uns weiter beraten und erfuhren, dass dieses ursprüngliche Bio-Saatgut auch für Allergiker besonders gut geeignet ist. Der aromatische Geschmack bleibt erhalten, dabei ist das Saatgut besonders robust und passt sich wunderbar an unsere Böden und klimatischen Bedingungen in Mitteleuropa an. Das alles unterschied samenfestes Saatgut von den herkömmlichen Hybridzüchtungen, die man sonst in allen Drogerie- und Supermärkten bekam. Auch bei Kräutern und Keimsprossen griffen wir zu. Es war besonders interessant zu erfahren, dass gerade das Bio-Saatgut krankheitsresistenter ist als die herkömmlichen Sorten. Bio-Saatgut wird kaum von Krankheiten und Schädlingen befallen, und damit ist der Einsatz von chemischen Pflanzenschutzmitteln nicht erforderlich. Später wurde uns noch geraten, verschiedene Pflanzenarten nebeneinander auf demselben Beet zu säen. Das sollte den Schädlingsbefall weiter verringern.

Ich verliebte mich sofort in ein Hochbeet, das ich mir auch gleich bestellte. Es war 1,20 Meter lang und einen Meter breit. Dieses ist dann sehr bequem zu bearbeiten, weil das lästige Bücken entfällt, was bei meiner Größe von 1,93 Meter eine wirkliche Erleichterung war. Was nützte mir regionale Ernährung, wenn ich mich anschließend in einer Reha irgendwo in Bayern von einem Bandscheibenvorfall auskurieren musste? Zugegeben, zum Oktoberfest könnte ich mir das noch reizvoll vorstellen, aber ansonsten zog ich doch eher den Norden vor.

Das Hochbeet wird direkt auf Gartenerde gestellt. Dadurch ist der für die spätere Verrottung wichtige Kontakt zu den Bodenbakterien gewährleistet. Dann wird es, dem Kompost ähnlich, in verschiedenen Schichten mit Kompostdünger, frischen Gartenabfällen, Heckenschnitt, Grassoden, einer dicken

Schicht Laub und zwischendurch immer wieder mit Erde befüllt. Um es vor sehr hungrigen Mäusen zu schützen, ist es ratsam, den kompletten Innenraum mit einem feinmaschigen Drahtgeflecht auszukleiden. Denn die kuschelige Wärme lockt diese Nager unweigerlich an. Das mit Kompostdünger befüllte Hochbeet ist generell um einige Grade wärmer als die flachen Beete, und die langsame Verrottung von Abfällen setzt Wärme und Nährstoffe frei, sodass die Pflanzen immer »warme Füße« behalten. Das ist für solche Obst- und Gemüsesorten wichtig, die es einfach gerne etwas molliger haben als andere.

Angesichts von Regalen mit Hunderten von Samentüten war ich dann doch ziemlich erstaunt, wie viel Obst und Gemüse tatsächlich im heimischen Garten selbst angebaut werden konnte. Als wir vor diversen Kürbissorten standen und Ayleen mich fragend anblickte, räumte ich schließlich ein Regalfach komplett ab.

»Riesenkürbis«, murmelte ich, legte alle Pakete in den Korb.

Wenn schon, denn schon. Wir wollten ja nicht verhungern. Schon gar nicht regional.

Am Abend saß ich mit einem Glas Rotwein vor dem Kamin – nur *rein* zufällig ein Produkt der roten Liste – grins – und ließ die letzten Tage Revue passieren. Der Weg vom Müllberg bis hin zu meinen abgesteckten Beeten war Abenteuer pur gewesen. Nun hatte ich die Weichen für das Landleben grob abgesteckt und wusste, dass ich in Berlin so ähnlich vorgehen musste. Jacky hatte sich schon im Kiez umgehört und gleich mehrere Termine und Gespräche organisiert, um dort mit Menschen in Kontakt zu treten, die sich mit dem Thema »regionales Essen« auskannten.

So ganz geheuer war mir das Unterfangen trotzdem nach wie vor nicht. Ich gehöre einfach nicht zu den Menschen, die von heute auf morgen ihr Leben völlig umkrempeln können. Aber ich gebe zu, am größten war die Angst, zu versagen.

Deswegen wollte ich mir auch so viel Zeit gönnen, wie ich für dieses Abenteuer benötigen würde.

Denn, wie heißt es doch so schön?

Fehler entstehen durch Eile.
Nie, wenn man etwas gemächlich macht.

Und det ist ooch jut so.

Endstation Gurke

Die Welt hat genug für jedermanns Bedürfnisse,
aber nicht für jedermanns Gier.
MAHATMA GANDHI

Ich starrte aus dem Fenster. Seit einigen Tagen war ich wieder in der Stadt und fühlte mich eingesperrt zwischen stummen Fassaden und totem Stein. Das Frühlingsgrau war alles andere als eine Aufmunterung für mein gewagtes Vorhaben, auch geisterten die Kommentare mancher Freunde, »*Aha, wirste jetzt auch sone grüne Ökogurke?*«, durch mein Hirn, und das Unterfangen, sowohl auf dem Lande wie auch hier, mitten in der Stadt, eine kleine regionale Ökooase zu gestalten, schien mir schon wieder völlig absurd. Besonders angesichts der Tatsache, dass ich durch meinen Job permanent auf Achse war und nicht immer aussuchen konnte, was ich nun gerade zu mir nahm. Damit rückte regionale Ernährung doch im Grunde genommen schon wieder in weite Ferne. Auf dem Tisch lagen noch die verpackten Samentüten. Tomaten und Basilikum sollten irgendwann den städtischen Selbstversuch ins Leben rufen, aber noch ließ das regionale schlechte Berlinwetter keine Balkonbepflanzung zu. Das roch nach einem grandiosen Scheitern. Gott sei Dank hatte mich meine Agentin angerufen, und ich witterte die Chance zur Flucht.

Ganz zaghaft schlug ich ihr vor, es vielleicht doch einmal mit einem vegetarischen Restaurant zu probieren. Wegen Ökologie und so. Daraufhin wurde es sehr still in der Leitung, und ich sah direkt vor mir, wie ihr Gehirn auf Hochtouren arbeitete. Wahrscheinlich malte sie sich gerade aus, was ein Rollenfachwechsel uns bringen würde. Vielleicht ein Remake von »Dick und Doof«? Und da wegen Wirtschaftskrise und so auch in meiner Branche kräftig gespart werden musste, ja, da könnte sie mich doch gleich für beide Rollen vorschlagen! DickDoof! Kurz kicherte sie auf, dann meinte sie trocken:

»Ach, lass uns doch deinem Mario Kopper treu bleiben. Mir ist bei diesem Berliner Sauwetter wirklich etwas Südländisches lieber.« Ich gab irgendwie gerne nach, zugegeben etwas zu schnell, aber das mit der Komödie, das hätte mir schon sehr gefallen!

Das Treffen mit meiner Agentin hatte dann bei einem ausgezeichneten Italiener stattgefunden. So verzweifelt ich auch die Speisekarte studierte, das meiste roch nicht nach hundert Kilometern Radius, und so war ich gleich am ersten Tag in der Stadt auf der roten Liste gelandet. Dafür war der Wein aber auch zu hervorragend gewesen, und ich musste zugeben, das Himbeersorbet ein Gedicht und der knackige Salat mit allerlei bunten Gemüsestückchen, Lachs und Shrimps ziemlich Klasse. Auch die Oliven sahen nicht nach der Brandenburger Mark aus, und so schloss ich die Augen und begann einfach zu genießen.

»Zwei Seelen, ach in meiner Brust.«

Nun, am Morgen danach, hockte ich in meiner Berliner Bude, der positive Rausch ließ langsam nach, das köstliche Himbeersorbet war schon längst durch den Verdauungstrakt gewandert, und ich musste mich entscheiden, ob ich für den italienischen Autor Niccolò Ammaniti eine Lesereise antreten wollte. Das hieße jedoch, viel unterwegs zu sein, natürlich mit super Verpflegung in guten Hotels. Die rote Liste nahm bei diesem Gedanken eine gespenstische Länge von einigen hundert Kilometern an, die mich wie eine Schlange verfolgte und stetig verführen wollte. Ich spürte eine echt tragische Verzweiflung in mir aufsteigen.

Jacky fand das alles nicht so dramatisch. Im Gegenteil, es wäre doch spannend, meinte sie, auch all die kleinen Hindernisse festzuhalten, und ab und an könnte sie meinen Balkon begutachten und akribisch verfolgen, wie sich mein Minigarten mit Tomaten und Petersilie entwickeln würde. Auf dem Tisch lagen diverse pastellfarbene Karteikarten. Sie dozierte in fachmännischer Weise, auf welcher Karte ich was zu registrieren hätte, fummelte dabei aufgeregt mit ihrer Brille herum, hatte selbstverständlich den Terminkalender gezückt, und schon standen die ersten Dates für Interviews fest. Sie hatte gar keine, aber auch überhaupt gar keine Gnade mit all meinen ganz echten Selbstzweifeln und Ängsten! Dann überprüfte sie noch einmal den kahlen Balkon, nickte mir kurz zu und verschwand, ließ mich mit dem Wirrwarr im Kopf ganz allein zurück.

Auf dem Tisch gähnten mich Jackys Karteikarten an, und plötzlich sah ich nur noch, wie ich qualvoll an der roten Liste erstickte, da sich die Schlange der Verführung genüsslich um meinen Leib geschmiegt hatte. Nichts, aber auch gar nichts war mir von meinem ambitionierten Vorhaben geglückt!

Im Geiste sah ich schon vertrocknete Beete auf meinem Landdomizil, mit einer fetten Schicht Schimmel obendrauf, übersät mit Tieren und seltsamen Lebewesen, die sich erst hier bei mir neu gebildet hatten. Forscher aus aller Welt trampelten aufgeregt über meine Beete hinweg, um diese neuartigen Wesen zu studieren; die angebauten Tomaten auf dem Balkon waren verschrumpelt und ausgedörrt und erinnerten eher an Schrumpfköpfe von Voodooclans; Salatköpfe, die mittlerweile mehr fleischliche Proteine enthielten als vegetarische Chromosomen, mutierten munter vor sich hin, und der Kühlschrank stieß ein hämisches Lachen aus, sobald sich die Tür quietschend öffnete. Die vergessene Biomilch hatte den

Teint von altem Käse angenommen, und bis auf das Lämpchen leuchtete gar nichts mehr in meinem Leben. Und mitten im Kühlschrank hockte Jacky, ein Haufen bunter Karteikarten in den Händen, ihre Brillengläser waren zerplatzt, und sie hatte alles ganz genau aufgeschrieben.

Unterdessen kam ich wohlgenährt und mit vollen Backen von meiner Lesereise zurück. Ich hatte versagt.

Mein Selbstmitleid erreichte gigantische Ausmaße, und in melodramatischer Weise gab ich mich meiner ökologischen und lokalen Einsamkeit hin. Nach Wochen regionaler Ernährung von drei dünnen Möhrchen wäre ich höchstwahrscheinlich derart abgemagert, dass meine Agentin mich nur noch für Nosferatu III vorschlagen konnte. Gott sei Dank, wenigstens nur Nachtdrehs! Tagsüber könnte ich auch keinem mein eingefallenes Gesicht zumuten, diese tiefen Augenringe, diese entsetzlich blassen, blutleeren Lippen, die ausgefallenen Zähne und das schlohweiße Haar, bei jedem Schritt klapperten die Gelenke, und das rhythmische »Klack Klack – Klack Klack«, der monotone Takt war das Einzige, das meine Erscheinung noch begleitete. Dazu der leere und stumpfe Blick. Und sobald ich den Fehler beging und das Tageslicht erblickte, tja, da würde ich kurzerhand zu Staub zerfallen, als hätte es mich nie gegeben.

»Sein ökologischer und lokaler Weg führte ins Nirwana.«

Ich begann tatsächlich zu weinen. Ach, ich hatte Hunger auf Einsamkeit, Leiden, und dafür brauchte ich jetzt ein kleines Trostpflästerchen. Gut, dass ich mir noch ein Glas Gewürzgurken besorgt hatte. Das war noch gewesen, bevor mich diese absurde Erleuchtung befallen hatte, mein Leben umzukrempeln. Ich setzte mich auf den Boden, das herrliche »Plopp« des Deckels stimmte mich ein bisschen milder, und ich umarmte das Glas, sah sie mir alle an, diese netten kleinen Gurken, so herzhaft, so würzig und so schmackhaft. *»Ach, allein unter Gurken.«* So weit war es mit mir gekommen. Eine nach der anderen wanderten sie in meinen Schlund, bis ich alle intus hatte. Schwanger konnte ich ja nun nicht sein, von daher genoss ich jede einzelne, als wäre es meine Henkersmahlzeit.

Vielleicht könnte ich doch ab und an, ich mein, nur so im Notfall, also wenn's keiner bemerkt, doch mal so 'ne »geile Currywurst mit Pommes und Mayo« verdrücken, danach eine schicke gelbe Banane aus Chicitaland – draußen begann es schlagartig zu donnern. Es war stockduster, und ein Platzregen trommelte wütend gegen meine Scheibe. Okay, okay, war ja nicht so gemeint, war nur so'n blöder Gedanke, stimmt, gebe ich zu. Gott, kann der penetrant sein.

»… ja, ja, wenn sich der Mensch, die kleine Narrenwelt,
Gewöhnlich für ein Ganzes hält …«

Also gut. Gewonnen. Ab morgen würde es richtig losgehen.

»Du kannst im Großen nichts ›verrichten‹ und fängst es nun im Kleinen an.«

Ein Jahr lang der Versuch, mich mit lokal angebauten Produkten zu ernähren, ökologisch, biologisch, natürlich gesund und politisch korrekt – logisch, das hatte ich mir vorgenommen. Mit einem großen Seufzer drehte ich den Deckel des Gurkenglases wieder zu, und siehe da, mit einem Mal rissen die Wolken auf, ein frisch gewaschener blauer Himmel öffnete seine Tore, und die Sonne strahlte mich an. Nun war er da, der Frühling, und die Zeit des Anbauens und des Säens war gekommen. Mission Possible.

Yes, I can!

Aufbruch in eine neue Dimension

Lasst mich ein freier Mann sein –
frei zu reisen, frei zu arbeiten, frei, Handel zu treiben,
wo ich will, frei, mir meine eigenen Lehrer zu wählen, frei,
der Religion meiner Väter zu folgen, frei, für mich selbst
zu denken und zu reden und zu handeln – dann werde ich
jedes Gesetz achten oder die Strafe auf mich nehmen.
DIE REDE DES HÄUPTLINGS JOSEPH

Ich hatte mich mit allem ausgestattet. Noch sah die moosgrüne Cordhose schick und edel aus, das rot-blau karierte Hemd erstrahlte in leuchtenden Farben, und die schweren Gummistiefel glänzten nassem Teer gleich im Morgenlicht. Kurz hatte ich bei dem Strohhut gezögert, dann aber gedacht, *»wenn schon, denn schon«*, und so betrat ich an diesem neuen Morgen auf meinem Landdomizil mit voller Gartenmontur die Küche. Das regionale Genie stieg herab von seinem Olymp, bereit, sich von der Muse der regionalen Ökologie küssen zu lassen.

Diese stob aber gerade ziemlich hektisch zwischen Herd und Kühlschrank hin und her, nahm das eine oder andere heraus, sprach mit sich selber, legte es schulterzuckend wieder in den Kühlschrank zurück, zischte wie ein Pfeil zur Pfanne, in der Eier vor sich hin brutzelten, rannte in den Vorratsraum und kam mit düster umwölkten Augen zurück. Dabei rieb sie sich gedankenverloren die leeren Hände. Auf dem Tisch stand ein Korb mit frischen Brötchen, Butter und einem Glas Honig.

Kaffee dampfte in den Bechern, ansonsten sah der Tisch etwas magerer aus als an anderen Tagen. Der prüfende Musenblick erkannte mich, wanderte an mir rauf und runter. Und wieder rauf. Beim Strohhut blieb er fassungslos haften.

»Schon wieder Karneval? Ich dachte, der ist gerade vorbei.«

Irgendwie war wohl heute nichts mit Genie und Muse und Küssen und so. Ich spürte eine kreatürliche Dumpfheit in mir aufsteigen und glotzte meiner Muse nach, die mich nicht weiter beachtete.

Sie nahm die Eier aus der Pfanne und teilte diese in zwei fast gleich große Portionen. Etwas bedröbbelt setzte ich mich artig an meinen Platz, begann stumm die Eier zu vertilgen, die hervorragend schmeckten, aber – lag da nicht noch dieser zarte Serrano-Schinken im Kühlschrank oder der herrliche Lachs aus irischen Gewässern und, ach ja, die Pampelmusen und Orangen – waren Vitamine nicht supergesund? Und was war bitte schön mit dem leckeren Erdbeerjoghurt, hm? Ach, diese verteufelte Sehnsucht nach Altbewährtem. Ich schielte sehnsüchtig zum Kühlschrank.

»Nichts da!«, donnerte es energisch von der Muse, die heute scheinbar ihre kreativen und zärtlichen Ansätze nicht spürte.

»Nichts davon ist regional, und du willst ja wohl nicht gleich am ersten Tag auf dem Land schwach werden, oder?«

»Nein«, hauchte ich ergeben.

»Allein am Beispiel deines Erdbeerjoghurts kann ich dir ein schönes Rechenexempel aufstellen«, begann die Muse von Neuem anzuheben.

»Vor einigen Jahren hat eine Frau so spaßeshalber ausgerechnet, wie viele Kilometer ein Erdbeerjoghurt hinter sich hat, bis dieser dann bei dem Kunden auf dem Tisch steht. Und wir sprechen jetzt nicht von einem Joghurt aus Venezuela, sondern einem aus Deutschland. Also, mit allem Drum und Dran hat dieser Erdbeerjoghurt inklusive sämtlicher Zutaten sowie den Materialien für Glas und Deckel eine Reise von rund 3500 Kilometer hingelegt! Da ist alles mitgerechnet – von der Erdbeere über den Joghurt bis hin zur ganzen Verpackung und den benötigten Transportwegen mit den LKWs. Hinzu kommt noch, die Zulieferer sämtlicher anfallender Materialien benötigen ja auch wiederum ihre Zulieferer, von denen sie die Grundstoffe beziehen. Und was denkst du, was das noch an Kilometern frisst? Du errätst das eh nicht. Ganze 4500!! Das war der große Aufschrei in den 90ern, und daraufhin begann man überhaupt erst einmal nachzudenken über lokal bezogenen Zutaten, wie Erdbeeren, Milch und Joghurt. Transportverminderung als eine Möglichkeit, diesem Irrsinn entgegenzutreten. Und das wollen wir ja ab heute unterstützen. Sag mal, kannst du eigentlich diesen dämlichen Strohhut absetzen?«

»Ich werde verhungern«, fuhr ich in stillem Elend fort, hatte dabei arg mit Tränen und Strohhut zu kämpfen.

»Quatsch. Eier, Brot, Butter, Milch und Honig eignen sich wunderbar als Einstieg in den Tag. Du wirst nicht verhungern. Ich gehe nachher noch los und schau, was wir zu Mittag kredenzen. Das wird schon.«

Ich nickte apathisch, nahm einen Schluck Kaffee und – erstarrte.

Jetzt war er da. Gevatter Tod. Mir wurde übel, mein Magen revoltierte, und ich sah Ayleen entgeistert an. Für einen Moment hatte sie tatsächlich Angst um mich. Das Genie griff sich ans Herz und spuckte den Kaffee wieder aus.

»Was ist das??«

»Getreidekaffee, regional«, kam es kleinlaut von der Muse.

»Aber wir hatten doch abgemacht, Fair-Trade-Kaffee ist erlaubt!«

»Schon, ich dachte nur, nicht gleich am ersten Tag vom Kurs abweichen …« Sie setzte ebenfalls ihren Becher an, verharrte kurz mit dem Gebräu im Mund, sprang dann zum Waschbecken und spuckte alles aus.

»O.k. Fair Trade. Außerdem tötet Koffein auch Krebszellen und ist gut fürs Herz.«

Die Muse hatte ein Einsehen. Und ich den ersten Eintrag auf der roten Liste, und das am ersten Tag.

Nach dem mageren Frühstück, bestehend aus acht Rühreiern, drei Brötchen, Butter, Honig, Wasser – aus der Leitung, regional – Kaffee – Fair Trade –, ging ich in den Garten. Allerdings, ich hätte schwören können, dass sich die Hose gestern noch deutlich strammer am Bauch angefühlt hatte, und jetzt musste ich schon fast achtgeben, dass sie nicht bis auf die Knie herunterrutschte! Aber guten Mutes schritt ich durch den Garten, wurde von dem fröhlichen Geschrei der Kraniche begrüßt und ließ mich von der Morgensonne kitzeln; wenigstens die hatte ein Erbarmen mit mir, und meine positive Affirmation für den heutigen Tag lautete: »*Ich erreiche mein Ziel mit Leichtigkeit.*«

Bei dem Frühstück – kein Problem.

Neben dem Hochbeet hatte ich sechs weitere Parzellen in der Erde abgesteckt, in denen heute gesät werden sollte. Glücklich stapfte ich mit meinen neuen Gummistiefeln herum und überlegte mir noch eine bunte Reihenfolge von Obst und Gemüse. Vorher hatte ich die verschiedenen Samen in kleinen Beuteln verstaut. Neue Gartengeräte wie Handschaufel, Rechen, Hacke, Grabegabel, Spaten und das Pflanzholz funkelten in der Morgensonne und warteten begierig auf ihren großen Einsatz.

Das Säen zählt ja bekanntlich zu den Arbeiten mit den Händen und sollte unbedingt mit Gefühl und Liebe betrieben werden. Das wollte ich sehr genau nehmen. Das mit dem Gefühl und der Liebe. Zudem war laut Mondkalender heute der ideale Tag zum Setzen und Säen. Denn seit Urzeiten nutzen Bauern und Landwirte die verschiedenen Phasen von zu- und abnehmendem Mond, um das Wachsen von Wurzeln, Blättern, Früchten und Blüten positiv zu beeinflussen. Mit den wechselnden Zyklen kann jeder von den besonderen Kräften der Natur profitieren. Heute wurde auch ich Teil dieser Philosophie. Mit einer weit ausholenden Handbewegung streute ich die Mohrrübensamen aus, strahlte zufrieden über beide Backen.

Ach, war das Landleben herrlich. Diese göttliche Ruhe, das Einswerden von Mensch und Natur, Geben und Nehmen …

»Sag mal, Andi, was machst du da?« Georg stand wie versteinert hinter mir und stierte mich an. »Du bepflanzt gerade deinen Komposthaufen.«

Ich sah zögernd auf den Bretterverschlag, den wir vor Kurzem zusammengebaut hatten, damit Ayleen und ich gleich mit dem Kompostieren loslegen konnten. Ratlos kratzte Georg sich am Hinterkopf.

»Du befindest dich nicht auf einem hektargroßen Acker«, bemerkte er trocken. »Im Garten musst du entweder kleine Löcher in die Erde buddeln, hier, mit dem Pflanzholz geht das wunderbar, gerade für jemanden mit wenig Erfahrung ist dieses Gerät mit aufgedruckten Zentimeterangaben auf jeden Fall sinnvoll. Oder, wie in diesem Fall, kleine Rillen ziehen, in die dann die Mohrrübensamen hineinkommen.«

Innerhalb von kürzester Zeit zog er fachmännisch kleine Rillen in die Erde, nahm mir meinen Mohrrübensamenbeutel ab, und ich stand mit neuer Bux' mitten im Beet und ließ mich vom Fachmann belehren.

»Und immer einige Körner reinlegen, so, siehst du! Ist etwas mühseliger, gebe ich zu, aber mit deiner ausholenden Dirigentenbewegung hast du später nicht viel von deinem Obst- und Gemüsebeet. Sieht zwar gut aus, bringt aber nüscht. Außer einer Menge Unkraut, und im Komposthaufen erblüht dann auf Abfällen dein Obst und Gemüse. Weißt du, auch im Garten ist eine gut bemessene, gleichmäßige Aussaat entscheidend für den Erfolg oder Misserfolg einer Ernte. Aber, mach dir nichts draus, es gibt eine wunderbare Redensart: *Verlass dich nicht auf andere. Mach deine eigenen Fehler. Nur so kannst du auch aus ihnen lernen.*«

Hatte ich's doch gewusst! Ohne den Kuss der Muse war das Genie völlig hilflos und nicht fähig, sein Kunstwerk ordentlich zu vollbringen. Trotz günstiger Mondphase und so. Gut, dass es noch Freunde gab. Männliche.

Stunden später hatten wir Möhren, Erbsen, Kartoffeln, Rhabarber, Buschbohne, Zwiebeln, Petersilie, Erdbeeren, Zucchini, Salat, Schälgurke und Einlegegurke sowie Tomaten ausgesät. Georg riet mir, eine Mischkultur anzulegen, die eine bessere Ernte versprach, und ich lernte dadurch das Mantra der Gartenkultur kennen.

Hierfür werden auf den Beeten mehrere Pflanzenarten in Reihen nebeneinander angebaut. Es gibt nämlich Sorten, die sich partout nicht miteinander vertragen. Dann bricht hier noch ein Kleinkrieg aus, und ich darf auf dem Tatort »Gemüsebeet« alles wieder richten. Ein anderer wichtiger Gesichtspunkt ist aber der, dass auch Schädlinge ihren eigenen Kopp haben. Sie mögen nämlich nicht jeden, das ist tatsächlich wie bei uns Menschen. So setzt man zum Beispiel Zwiebeln neben Möhren, denn die Möhrenfliege lässt sich nicht da nieder, wo sich eine Zwiebel breitgemacht hat. Gurken dagegen haben eindeutig etwas gegen Nachtschattengewächse wie zum Beispiel Kartoffeln. Dafür versteht sich der Kopfsalat mit jedem, ist also der Friedensstifter unter den Gemüsesorten. Georg riet mir außerdem noch, Dill und Majoran zu säen, da diese erfolgreich Schadinsekten abwehren und sich zudem mit den meisten Gemüsesorten supi einigen können. Das wären dann also die Baghwans im Beet. Die Gurus. Mann, was doch so ein bisschen Psychologie ausmacht! Und im Gegenzug behalte ich einen entspannten Garten. Wahrscheinlich begrüßen die mich bald alle morgens mit einem tiefen »*Ommm*« in supergelenkiger Yogastellung …

Ich hatte verdammtes Glück, da wir hier in der Region einen lockeren, nährstoffreichen und leichten Humusboden besitzen, der sich wunderbar fürs Anbauen von Obst und Gemüse eignet. Selbstverständlich war die Erde nicht chemisch gedüngt, sondern konnte sich aus ihren eigenen Nährstoffkräften entwickeln. Georg hatte mich noch aufgeklärt, dass der Boden ein ausgewogenes Gemisch von verschiedenen Kleinlebewesen enthält, das wiederum für einen ausgeglichenen Wasser-, Nährstoff- und Temperaturhaushalt sorgt. So gelingt es allen Pflanzen, sich über ihre Wurzeln mit den nötigen Nährstoffen zu versorgen, und Schädlinge haben nicht so viele Chancen, sich hier durchzufressen.

Wussten Sie, dass in einer Handvoll Gartenerde mehr Organismen leben können als Menschen auf diesem Globus? Sobald jedoch chemischer Dünger in die kostbare Erde gelangt, werden so ziemlich alle Lebewesen abgetötet, die dort existieren. Der Boden wird damit auf Dauer seiner Mikroorganismen beraubt, mit denen er sich selbst regeneriert. Das ist doch fatal, und ich wäre sehr dafür, wenn sich noch mehr Landwirte von dem chemischen Kram abwenden könnten.

Aber natürlich weiß ich auch, dass das nicht alles so einfach von heute auf morgen geht. Kein konventioneller Bauer kann mal so eben seinen Betrieb auf Ökolandwirtschaft umstellen. Um die Richtlinien einhalten zu können, müsste er seinen alten Boden erst einmal einige Jahre ruhen lassen, bis sämtliche Dünger und andere Chemikalien abgebaut sind. Nur, wo soll er denn in dieser Zeit hin mit Vieh und Obst und Gemüse? Wer gibt ihm für die Übergangszeit neues und fruchtbares Land? Wo, bitte schön, ist die nächste Ökomolkerei? Und wer finanziert so ein Unterfangen? Besitzt er überhaupt die Maschinen für die neue Wirtschaft, die alle aufeinander abgestimmt sein müssen, und was ist mit den alten Krediten, die noch Jahre abbezahlt werden müssen? Dann kommen auch noch neue hinzu …

Das sind alles Tatsachen, die die meisten von uns gar nicht weiter bedenken. Es ist sehr leicht, in der Stadt zu sitzen und dabei zu behaupten, alles dürfe nur noch Bio sein. Die Realität auf dem Land ist eine ganz andere als die in der Stadt. Und das Fatalste ist doch eigentlich, dass beide Seiten überhaupt nicht mehr miteinander kommunizieren oder sich in irgendeiner Form austauschen. Nicht alles ist von heute auf morgen zu ändern. Für jede Veränderung bedarf es Zeit und natürlich auch Geld. Ayleen erzählte mir, wie sie lange mit Professor Piorr von der Eberswalder Fachhochschule für Landschaftsbau diskutiert hatte, wie eine Veränderung zugunsten aller überhaupt vonstattengehen könnte. In ihrem Gespräch kamen sie darauf, dass ja bekanntermaßen der einflussreichste Teil der Politik in der Stadt sitzt. Damit herrscht auch dort das Geld. Und die Frage, inwiefern sich das Land überhaupt noch in der Stadt abbildet, muss mit erschreckender Nüchternheit mit »negativ« bis »gar nicht« beantwortet werden.

Die Agrarpolitik müsste viel stärker die Rahmenbedingungen diktieren, um die gesamte Landwirtschaft auf ein hohes kulturelles Niveau zu heben, und zwar europaweit. Es sollte generell mehr Transparenz geschaffen werden, nur so können die weltweiten Überschüsse, Dumpingpreise und damit letztendlich auch die Hungerkatastrophen in der Dritten Welt eingedämmt werden. Professor Piorr ist der Überzeugung, dass eine regionale Ernährung, die im Kleinen ausprobiert wird, sich auf ganz Europa übertragen lässt. Denn, regional schadet keinem. Wenn alle von ihren Erfahrungen berichten würden, ein gegenseitiger Austausch stattfände, könnte gesunde und abwechslungsreiche Ernährung eine Selbstverständlichkeit werden, von der alle profitieren. Warum tauschen die verschiedenen Länder sich nicht stärker aus? Alles dümpelt hinter seine eigenen Mauern. Aber Essen hat doch auch was mit kulinarischem Genuss zu tun. Mit mehr Transparenz und gegenseitigem Respekt würden Essen und Kultur auf Augenhöhe sein und sich positiv auf den Menschen auswirken. Erst einmal müssten aber vor allem die unsichtbaren Mauern zwischen Stadt und Land fallen, dann wäre jeder an diesem Umwandlungsprozess beteiligt und könnte so seinen Beitrag zu einer besseren Welt leisten. Wegen Ökologie und so.

Darüber diskutierte ich mit Georg, während wir die Riesenkürbissamen in einem ersten Schritt in Töpfen säten, was als eine Art Vorkultur bezeichnet werden kann. Sobald sich das Keimgut zeigt, wird darüber eine Folie gelegt, erst ab Juni kann es dann in die Beete eingepflanzt werden. Auch die Radieschen wurden vorerst unter Glas ausgesät, diese können aber schon ab April ins Freiland, sie sollten dann einen Platz auf dem praktischen Hochbeet erhalten. Irgendwie bekam die Aktion einen kreativen Touch, und das Genie wuchs über sich hinaus. Auch ohne Muse und so.

Nachdem ich fast alleine das Tomatenhäuschen aufgebaut hatte, da ging es mir so langsam richtig gut. Das eigens dafür angelegte Gestell wurde mit einer großen Plastikplane bespannt, die die Tomaten vor Regen schützen und ihnen beim Wachsen helfen sollte, da diese es ja bekanntlich sehr warm mögen. Zudem stehen sie auf ein eigenes exklusives »Appartement«, das heißt, sie fühlen sich erst in einem geschlossenen Umfeld so richtig wohl.

Als dann endlich alle Samen ihren Platz eingenommen hatten, überprüften wir den Holzverschlag vom Komposthaufen. Die Konstruktion ähnelte einer großen Kartoffelkiste, die in einer halb schattigen Ecke des Gartens aufgebaut worden war. Diese muss unbedingt Bodenkontakt haben, damit Würmer in die Laubrotte hineinkriechen und sich langsam durch den Kompost fressen können. Die Bretter des Verschlags waren stabil, und in den Leerräumen dazwischen würden wir das emsige Treiben in den einzelnen Schichten beobachten können. Die Schichtung ging bis zu einer Höhe von 1,50 Meter. Die erste Schicht bestand aus Laub und Gartenabfällen, Kartoffelschalen, Resten von Obst und Gemüse, Kaffeesatz samt Filter, Teebeuteln und den frischen Eierschalen von heute Morgen, die bereits erste Anzeichen einer natürlichen Zersetzung zeigten. Der Verrottungsprozess an sich benötigt viel Sauerstoff. Dafür lag das ganze Zeug auf einer Schicht aus Pferdemist und Laub, um einen guten Nährboden zu liefern. Käfer und Würmer krochen und wimmelten bereits hektisch durch die verschiedenen Schichten und hatten alle Mäuler voll zu tun, sich durchzufressen. Das Menü war ja auch super abwechslungsreich und üppig vorhanden.

All diese Bodentiere zerkleinern im Laufe der Zeit diese Reste sowie das abgestorbene Pflanzenmaterial und durchmischen es mit dem Mineralboden. Die organischen Stoffe werden durch diese aktive Tätigkeit der Bodenlebewesen zu hochwertigem Humus umgewandelt und können so wieder der Pflanzenwelt bereitgestellt werden. Der Boden besteht eben nicht nur aus Steinen, Sand und Erde, sondern aus einer Menge Bakterien, Pilzen, Einzellern, Regenwürmern, Asseln, Milben und Insektenlarven. Und das bei freier Kost und Logis! Dafür erhielt ich im Gegenzug frischen und natürlichen Humusboden, denn all die Mikroorganismen wandeln das organische Material in natürlichen Dünger um. Diesen benötige ich wiederum für meine Beete, um die Bodenfruchtbarkeit zu verbessern. Nach acht Wochen muss der Kompost jeweils umgeschichtet werden, wobei das äußere Material nach unten kommt. Der Verrottungsprozess verläuft zu jeder Jahreszeit anders. Im Frühjahr und Sommer geht es natürlich wegen der wärmeren Temperaturen viel schneller vonstatten. Diese Kompostwirtschaft nutzt den natürlichen Kreislauf, und ich produziere dadurch weniger Abfall, der ansonsten teuer vernichtet werden müsste.

Für alle, die nicht selber kompostieren können, gibt es die braune Biotonne. Das ist besonders für die Städter eine gute Alternative, ihren Beitrag für die Umwelt zu leisten. Das gesammelte Berliner Biogut landet dann zum Beispiel in der Region Brandenburg, wo es in Kompostieranlagen verarbeitet wird. Also, regionale und ökologische Kompostierung! Auch hier auf dem Land muss ich eine braune Biotonne aufstellen, da sie eine Ergänzung zum Komposthaufen bietet, denn selbstverständlich gehören Fleisch-, Wurst- und Knochenreste nicht auf den Komposthaufen, sondern in die braune Tonne.

Während Georg und ich noch sinnierend meine Landwirtschaft *en miniature* betrachteten, sich eine Maus herrschaftlich zwischen die Eierschalen hockte und genüsslich von der reichen Tafel knabberte, rief Ayleen uns zum Mittagessen. Ich staunte nicht schlecht, denn die Stunden waren wie im Nu vergangen. Zeit nimmt auf dem Land eine andere Dimension an. Man wird ein Teil vom natürlichen Tagesrhythmus, spürt das gleichmäßige Wandern der Sonnenstrahlen auf der Haut. Selbst der Geruch auf dem Land weist zu den verschiedenen Tageszeiten ganz bestimmte Eigenarten auf. Ich bemerkte mit einem Mal, wie mein Magen Kapriolen schlug. Der Arme, von dem kläglichen Frühstück hatte er sich auch einfach noch nicht ganz erholt, und so rannte ich glücklich ins Haus, stürmte auf meinen Platz und strahlte meine Muse erwartungsvoll an. Den seltsamen Geruch, der aus dem Topf quoll und sich quälend in meine Nasenlöcher bohrte, versuchte ich tapfer zu ignorieren. Der war neu und hatte für mein Empfinden wenig mit dem lieblichen Duft der Natur zu tun.

Der Musenblick wanderte von dem zerdellten Strohhut über das nicht mehr ganz so strahlend schöne rot-blau karierte Hemd, streifte die mit Erde übersäte moosgrüne Hose, bis er entsetzt an den verdreckten und verstaubten Stiefeln hängen blieb. Ja, ein richtiger ökologischer Bauer sieht auch eben aus wie ein richtiger ökologischer Bauer.

Dieser seltsame beißende Geruch im Raum wurde strenger. Ayleen begann sich auf den Topf zu konzentrieren, füllte zwei Teller mit moosbrauner Flüssigkeit. Georg stand in der Tür, schielte zum Herd, seine Nase kräuselte sich wie bei einem Meerschweinchen, seine Augen entwickelten schlagartig einen trüben Glanz.

Als Ayleen mir den Teller hinstellte, starrte ich fassungslos auf dessen Inhalt. Ich konnte ihn beim besten Willen nicht definieren. Trotz Ökologie und so.

»Und Georg, magste mitessen?«, kam Ayleens freundlich gemeinte Geste.

Irgendwas musste mit Georgs Sprache passiert sein. Vielleicht zu viel Sonne, vielleicht zu viel regionale Samen, was weiß ich, aber er nuschelte etwas Unverständliches, wirkte leicht wirr und hektisch, nickte mir hastig zu und war verschwunden. Urplötzlich, als hätte es ihn nie gegeben.

Der Geruch blieb. Standhaft. Ich sah auf meinen Teller zurück.

Mich würde es auch bald nicht mehr geben, dachte ich, denn in diesem Moment keimte der Verdacht auf, dass ich mein Vorhaben, mich regional zu ernähren, definitiv nicht überleben würde.

»Was ist das?«, fragte ich gehalten.

»Grünkohl, Feldsalat und Champignons mit einer kleinen Sünde, einem Brühwürfel. Bei dem konnte ich wirklich nicht rauskriegen, wo der produziert wurde. Die anderen Sachen sind tatsächlich regional, mehr habe ich aber auf die Schnelle nicht gefunden. Dafür können wir Brot essen, so viel wir wollen, auch gerne wieder Eier. Aber die wollte ich erst heute Abend zubereiten. Ich dachte da an Spiegelei, damit so ein bisschen Abwechslung ins Spiel kommt, was meinst du?«

Was hätte ich in diesem Moment für das Cateringessen beim SWR gegeben! Verkochte Maultaschen, ersoffene Spätzle, alles in einer undefinierbaren Soße, gerne auch abgepackten Plastikkäse. Käse schließt ja bekanntlich den Magen, hoffentlich für eine sehr, sehr lange Zeit. Obstsalat aus der Dose – herrlich – und klaren, billigen Apfelsaft, selbstverständlich auch ohne Vitamine.

Der Blick auf den Tisch beendete ziemlich schnell irgendwelche abstrusen Gedankengänge, und so löffelte ich ergeben die moosbraune Pampe in mich hinein.

Den Lunch nahmen wir in gemeinschaftlichem Schweigen ein, unser erstes stummes Mahl, bei dem wir wohl beide sehr ernsthaft über die Auswirkungen des gestarteten Experimentes auf unsere gemeinsame Zukunft nachdachten. Dabei saß der Hunger wie ein stummer Gast an unserem Tisch und dominierte alles andere. Und wenn sie nicht gestorben sind, dann löffeln sie noch heute.

Ich muss zugeben, der Anfang war schwer, um nicht zu sagen, fast nicht durchführbar. Der März ist bekanntlich der schwerste Monat, da die Vorräte vom Winter meistens aufgebraucht sind, und in Deutschland noch keine Ernte eingefahren werden kann. Aber ich ließ nicht locker, und schon nach wenigen Tagen hatten wir über Freunde, Hofläden, die Bioabteilungen der Supermärkte und Bauern aus der Umgebung eine gute Basis gefunden, um uns im Großen und Ganzen regional zu ernähren. Wie geplant, entschieden wir uns in Ausnahmefällen auch für Bioprodukte, selbst wenn diese nicht regional erzeugt waren. Das galt hauptsächlich für ein paar Gemüse- und Obstsorten, die wir benötigten, um unseren Vitaminhaushalt einigermaßen aufrechtzuerhalten. Selbstverständlich achteten wir darauf, dass diese wenigstens nicht aus anderen Kontinenten per Flugzeug zu uns verfrachtet worden waren. So schafften wir es tatsächlich, uns mit dem zu bescheiden, was die Natur uns freiwillig gab.

Durch die Gartenarbeit und eine bewusstere und verschlankte Ernährung begann die moosgrüne Hose bald zu schlabbern, und Herr Hoppe bekam allmählich seine gute Figur zurück. Der Rest vom März entpuppte sich in diesem Jahr als Frühsommer, und bei den traumhaften Temperaturen stieg unter den regionalen Bürgerinnen und Bürgern dieses Landes die Laune um ein Vielfaches. Meine Obstbüsche, der Walnussbaum und die Apfelbäume standen nach ihrer Beschneidung in vollem Saft, und kurz darauf gingen auch hier die ersten Knospen auf. Glücklich summten bereits einige Bienen und Hummeln. Ein betörender Duft legte sich schmeichelnd über meinen Garten, kitzelte die Sinne, und während es um mich herum blühte und gedieh, hockte ich mich eines Abends mit einem Glas Wein auf meine Terrasse. Ein Produkt der roten Liste, gebe ich zu, aber man muss ja auch noch leben dürfen! Ich betrachtete nicht ohne Stolz mein kleines Imperium. Es wisperte und raschelte um mich herum, im Komposthaufen gab es eine Wurmparty nach der anderen, und als sich Ayleen zu mir setzte, spürte ich, wie stark unser Leben jetzt schon geprägt war von der Kraft der Natur und all den Menschen, die diesen Schatz mit uns teilten. Das Landleben gab uns die nötige Ruhe und den Abstand, um gelassen in den nächsten Tag zu gehen.

Sobald die Sonne hinter den Bäumen abtauchte, begrüßte uns Lady Nightingale. Von Anfang an gehörte sie zu diesem Fleckchen Erde dazu, und regelmäßig gab uns die Nachtsängerin ihr Kammerkonzert zum Besten. In meinem Garten fühlte sie sich besonders wohl, da sie zur Gattung der Bodenbrüterinnen gehört, und in meinen Hecken konnte sie in Frieden leben. Nach ihrer erfolgreichen Reise durch Afrika war sie auch dieses Jahr wieder an ihren angestammten Platz zurückgekehrt.

Spät in der Nacht, wir hatten beide ehrfürchtig dem Konzert gelauscht und dabei zufrieden auf das blühende Paradies vor uns geschaut, erhob sich Ayleen, gähnte und wollte sich ins Haus zurückziehen.

»Willst du schon gehen?«

Ich warf mich auf die Knie. Shakespeare hätte seine wahre Freude an mir gehabt.

»Der Tag ist ja noch fern. Es war die Nachtigall und nicht die Lerche, die eben jetzt dein banges Ohr durchdrang. Sie singt des Nachts auf dem Granatbaum dort. Glaub, Lieber, mir: es war die Nachtigall.«

Ayleen betrachtete nachdenklich die moosgrüne Hose, die schlammbespritzten Gummistiefel und den leicht verrutschten Strohhut. Sie lächelte und flüsterte mir ins Ohr:

»Ich glaube, das ist Julias Text.«

Ich hätte schwören können, dass Lady Nightingale kurz kicherte, dann aber ihr wunderbares Nachtkonzert fortsetzte.

Als wir tags darauf vor dem Küchenfester den Dunst aus den Wiesen und Feldern aufsteigen sahen und beobachteten, wie langsam alles im Sonnenlicht zum Leben erwachte, schien uns dieses Naturschauspiel gewaltiger zu sein als jeder moderne Trubel in der Stadt.

Mir wurde bewusst, dass ich mir ein Leben wie das meiner Großeltern schaffen wollte. Mit einem Mal musste ich wieder an sie denken. Bei mir waren es der alltägliche Verdruss und die damit verbundene Unausgewogenheit zwischen Natur und tatsächlichem Leben, die mich anspornten, mir mit meinen eigenen Händen etwas aufzubauen. Bei meinen Großeltern waren es der Krieg und die damit verbundene Not gewesen, die sie zwangen, sich die Erde nutzbar zu machen und sich so etwas Essbares zu besorgen.

Und schon öffnete sich, wie von Zauberhand, ein zweites Mal der Koffer mit alten Fotos und Erinnerungen sowie Geschichten und Erzählungen, die meine Großeltern mir ab und an in ihrem Garten zum Besten gegeben hatten. All das tauchte vor meinem inneren Auge auf.

Da saß dann der kleene Piefke mit einer Mohrrübe in der Hand und lauschte staunend den Erzählungen der alten Leute, die manchmal eher wie schaurige Gruselmärchen klangen. Mit seinen eigenen Händen hatte der Piefke die Mohrrübe am Morgen aus der Erde gebuddelt, wobei der Oppa in seiner geduldigen Manier demonstriert hatte, wie man das Gemüse oben am grünen Strang festhält, dieses dann mit einer kleinen Drehung aus der Erde zieht, ohne es dabei zu zerbrechen. Nachdem Omma es unters Wasser gehalten und von der Erde befreit hatte, war eine knackige Mohrrübe zum Vorschein gekommen, die der Piefke nun zufrieden kaute, bis die Märchen der Erwachsenen so spannend wurden, dass er mit vollen Backen dasaß und einfach vergaß runterzuschlucken.

Dabei bemerkte dieser Piefke gar nicht, wie das Kaninchen genüsslich den Rest aus seiner Hand wegmümmelte.

Der alte Mann und sein Garten Teil II

Eines Tages blieb ein Sioux-Medizinmann
auf einem Grasfeld stehen,
um mit einem Stein zu sprechen. Er begrüßte ihn ehrfürchtig
und nannte ihn »Tunkashila«, was Großvater bedeutet.
O Großvater, erzähl mir, wie die Welt begann.
Und der Stein sprach.
MYTHOS DER NORD-AMERIKANISCHEN INDIANER

Was für mich in meiner Kinderzeit ein Paradies gewesen war, hatte nach 1945 das Überleben meiner gesamten Familie gesichert.

Als die vier Supermächte im Juni 1945 die oberste Regierungsgewalt in Deutschland übernommen hatten, war es in Berlin ein sommerlich heißer Tag gewesen.

»*Unsere Joldelse ragte dabei unjerührt aus Schutt und een paar übrich jebliebenen Ruinen in den blauen Himmel, mit einzelnen versprengten Bäumen drum herum, die wie abjenagte Hühnerknochen aussahen!*«, rief Omma aus, die gerade im Garten saß, während meine Mutter ihr die Haare frisierte.

»*Der Tierjarten war zu em Tummel- und Sammelplatz von eener hungrijen und demoralisierten Bevölkerung jeworden, inne Hoffnung, etwas zum Überleben zu finden, und det mit bloße Hände*«, erzählte meine Mutter, wobei sie versuchte, eine ganz besonders schöne Locke zu zaubern. »*Weeste noch, Mutta, wie ick als kleenet*

Ding Berje von Helme einjesammelt hatte, die zuhauf rumlajen, um meene Murmeln rinzutun? Nur, ick hatte ja keene Murmeln mehr! Det fand ick echt nicht jut von diesem Hitler. Hat der mir echt eenfach meene Murmeln gemoppst. Gut, dat ick meenen Jroßvater hatte.«

Hier hielt meine Mutter inne, sah in den endlosen Himmel. Omma betrachtete nachdenklich ihre alten Hände. Die Furchen und Rillen erzählten stumm von einem harten und entbehrungsreichen Leben, Spuren der Zeit hatten sich unauslöschlich eingezeichnet. Meine Mutter fuhr mit ihren Gedanken fort.

»Ick weeß bis heute nich, wie er dette jemacht hat, aber nachem Krieg brachte er mir jeden Monat eene neue Murmel mit, sodass ick nach eenem Jahr mehr besaß als jemals zuvor! Wat habe ick ihn jeliebt, diesen alten Mann, der so viel Fröhlichkeit versprühte, ejal wie hungrig oder müde man war. So konnten allmählich die Erinnerungen an den Krieg verblassen und die Fröhlichkeit eenes Kindes kehrte irjendwann in den Alltag zurück.«

Der Piefke hatte gerade den Inhalt seines Schulranzens über den ganzen Rasen verteilt, dabei alte Pausenstullen gefunden, Steine, vertrocknete Blätter, irgendeinen Brief vom Lehrer, der schnell wieder zwischen einem Haufen unwichtiger Hefte landete, zerknülltes Bonbonpapier, ein Radiergummi und das neueste Micky-Maus-Heft. Nun lag ich da, starrte in den Himmel, an dem sich zwei Wolken träge fortbewegten, während meine Omma und Mutter in einem leiseren Ton über uralte Zeiten sprachen, die für mich wie ein schauriges Märchen klangen, das man eigentlich nicht hören mochte, dem man aber dennoch wie gebannt lauschte.

Hunderte Menschen und Familien waren in diesem schaurigen Märchen mit Bollerwagen und Rucksäcken durch die Stadt marschiert, sammelten verzweifelt aus dem Schutt irgendwelche Reste, die zum alltäglichen Leben noch brauchbar schienen. Eine besondere Kategorie von Lebensmittelkarten wurde auch als »Friedhofskarten« bezeichnet, da man dafür so gut wie nichts zu essen bekam und man deshalb noch zusätzlich in Dreck und Schutt rumwühlte. Etwas verschämt sah ich auf das vertrocknete Schulbrot. Nichts zum Essen zu haben, das war für mich unvorstellbar. Selbstverständlich gab es sowohl in unserer Wohnung als auch in der Küche meiner Großeltern einen Kühlschrank, der immer gut gefüllt war. Und in diesem schaurigen Märchen »aßen« die Menschen Friedhofskarten. Und fand sich nichts Essbares, wurden eben Gras und Rinde gegessen, die von den Bäumen abgeschabt wurde. Selbst Hunde mussten dran glauben. Viele Säuglinge, die in dem Jahr der Kapitulation geboren wurden, erlebten nicht einmal ihren ersten Geburtstag. Da schwiegen die beiden Frauen, und wir alle hörten dem ausgiebigen Gezwitscher zweier Rotkehlchen zu. Mein Oppa hatte bis dahin nichts gesagt, stellte bloß einen Korb mit selbst gepflückten Brombeeren hin, ging wieder zu seinen Büschen zurück. Er schwieg immer, wenn Omma und meine Mutter sich gegenseitig diese seltsamen »Märchen« erzählten.

Mittlerweile stand die dicke Waltraud am Zaun, reichte eingelegte Tomaten herüber, die sie letzte Woche geerntet hatte. Dafür schenkte mein Oppa ihr einen Topf Zwiebeln. Der Austausch von Waren funktionierte hier auch 25 Jahre nach Kriegsende reibungslos. Die dicke Waltraud zuckte kurz mit den Schultern, seufzte tief auf und gab dann ihre Meinung zu dem schaurigen Märchen zum Besten.

»Einerseits jab es doch überall die Erleichterung, überhaupt überlebt zu haben. Ick war froh, det die Bomben nich mehr uff uns runterregneten. Sicher existierten unmenschliche Lebensbedingungen, und der politische Neuanfang musste notjedrungen auf den Trümmern des braunen Sumpfes aufjebaut werden, aber im Grunde jenommen waren wir doch froh, det die Amis uns so jut jeholfen hatten, oder nicht? Icke hab mir nun een ordentliches Polster anjefuttert, und det is auch jut so.«

Dabei meckerte sie ihr Ziegengelächter und steckte die anderen sofort an. Damit schien das Schauermärchen beendet. Vorerst.

Ein paar Tage später hockte sich mein Oppa hin, pulte Erbsen aus ihren Schoten und sprach mit mir wie mit einem Erwachsenen: Er erzählte, wie dieser Zaubergarten einmal öd und leer vor ihm gelegen und wie sich der Garten dann nach und nach in ein blühendes Paradies verwandelt hatte. Ich lauschte wie gebannt.

Auch meine Großeltern liefen nach Kriegsende mit geschwollenen Händen und müden Augen zwischen Ruinen und Bergen von Schutt umher. Ihre Wohnung war, wie zigtausend andere auch, zerstört, so gut wie nicht mehr bewohnbar. Das Ausmaß von dreihundert Bombenangriffen war auf verheerende Weise jeden Tag sichtbar und war das Fundament gewesen, die braune Vergangenheit zu entsorgen.

»Berlin glich eener Mondlandschaft mit dürren Kratern, die aus jeder Ecke herausrachten. Kiek mal heute Nacht in den Himmel und schau dir mal den Freund jenau an. So grau und runzelig wie er auf dich runterscheint, so sah det hier ooch überall aus«, raunte Oppa mir zu, wobei die Erbsen aus ihrer Hülle sprangen.

Es schien damals kaum noch etwas Bewohnbares gegeben zu haben. Kinder spielten zwischen Flugzeugwracks, kilometerlange Flüchtlingstrecks zogen gen Westen, und es zählte nur noch die Gegenwart; ein Morgen schien in weite Ferne gerückt. Übrig geblieben war nur diese kleine Laube, die sich meine Großeltern schon vor dem Krieg zugelegt hatten. 48 000 Häuser waren hier in Berlin komplett zerstört worden, 170 000 waren ohne Dach und Wände. Wie Vögel hockten die Menschen in ihren Nestern und »kiekten« über den Tisch oder das Bett auf die offene Straße hinaus, die aber selber nur aus meterhohen Steinhaufen bestand und vor sich hin bröckelte.

Das Laubenhäuschen war bis zur Hälfte zusammengebrochen gewesen, und mein Oppa hatte Tag und Nacht daran gearbeitet, es wieder herzurichten, um den kommenden Winter einigermaßen zu überstehen. Es wurde notdürftig mit Holzplatten zusammengezimmert, was allerdings eine erhöhte Brandgefahr mit sich brachte. Kerzen, die die nächtlichen Stromausfälle kompensierten, und die vielen offenen Feuerstellen verstärkten diese Gefahr noch. Nicht selten brannte eines der mühsam errichteten Häuschen wieder ab; dann fing alles von vorne an. Erst in den späten 50ern rissen meine Großeltern das Holzhaus ab und bauten es aus Stein wieder auf. Ein weißer Anstrich ließ die alte Hütte in neuem Glanz erstrahlen, die Tür und die Fensterläden wurden rot lackiert und vermittelten immer den Look eines südländischen Hauses am Meer. Selbst als meine Großeltern längst wieder in einer richtigen Wohnung lebten, stellte sich dieses Häuschen weiter als ein kleiner Fluchtpunkt inmitten der in Sektoren eingeteilten Ruinenstadt dar. Diese Oase auf dem Land blieb zeit ihres Lebens der gesamten Familie erhalten. Und war für mich Zuflucht und Ruhepol bis in die ersten Berufsjahre hinein.

Der Jahrhundertwinter von 1947 interessierte sich nicht sonderlich für irgendwelche Sonderwünsche, orientierte sich nicht an Grenzen, sondern traf alle Berliner gleich hart. Denen, die wieder ein solides Dach über dem Kopf hatten, ging es zwar besser als den Tausenden von Menschen, die noch in Notunterkünften hausen mussten, aber Heizmaterial war absolute Mangelware und der Strom nicht immer auf Knopfdruck zu haben. Die Laube lag direkt an der Grenze zwischen dem amerikanischen und britischen Sektor, und Oppa meinte, dass sie froh sein konnten, nicht weiter östlich gelegen zu haben, das hätte vieles in ihrem Leben geändert. Denn ab '48 war Berlin im Grunde genommen rechtlich und moralisch in Ost und West geteilt. Mithilfe deutscher Genossen, die in der UdSSR ausgebildet wurden, etablierte sich die SED-Regierung, und ganz allmählich entwickelte sich ein politisches Zweiklassensystem, das dann 1961 im Mauerbau seinen Höhepunkt erlangte.

Meine Omma suchte wie viele andere Frauen in den Häuserruinen nach dem ein oder anderen noch Brauchbaren, zog es aus Staub und Dreck heraus und wies ihm seinen neuen Platz hier im Schrebergarten zu. Kein Baum, kein Strauch war ihnen mehr von früher geblieben, alles war den Plünderungen zum Opfer gefallen, da die Alliierten zuerst kein Heizmaterial verteilten, und so musste jeder zusehen, woher er sein Holz für den Winter bekam. Der Tiergarten wurde regelrecht gerodet, zumindest das, was noch von ihm übrig geblieben war.

Sobald die US-Militärs Milchpulver und Mehl verteilten, begann Omma mit dem Brotbacken, feuerte einen kleinen Ofen an, holte mit einem alten Fahrrad Suppe aus der Feldküche ab. So versuchten meine Großeltern mit dem Notdürftigsten sich und die Kinder durch die Anfangszeit der Stunde Null zu bringen. *»Wir sind noch einmal davongekommen.«* Es war nur lange nicht klar, was vor ihnen lag und ob sich der tägliche Überlebenskampf lohnen würde.

Ernährung konnte nicht philosophisch analysiert werden, und gesund oder ungesund interessierte damals keinen. Selbst 1948 waren noch Kartoffeln und Zucker rationiert, und es gehörte viel Phantasie dazu, sich und seine Familie durchzubringen. Das nackte Überleben stand im Vordergrund, und das, was auf den Tisch kam, wurde gegessen. Selbst als in der Potsdamer Konferenz die Zukunft Deutschlands vertraglich festgelegt wurde, stand für die meisten Menschen die Politik nicht an erster Stelle. Jeder war jeden Tag unterwegs, versuchte sich neu in dieser Stadt zu orientieren. Und obwohl das Grundgesetz in der Nacht zum 24. Mai 1949 in Kraft trat und es nach außen hin Normalität suggerierte, blieb Hunger der erste Feind, den es tagtäglich zu bekämpfen galt. Busse und Straßenbahnen fuhren nur über vereinzelte Hauptwege, und um in die einzelnen Bezirke zu gelangen, musste man über aufgeplatzte Rohre und Steine sowie niedergetretene Zäune klettern.

»Welch een Glück heute, meen Jung, sich zwischen zig Sorten von Obst und Jemüse jeden Tag entscheiden zu können und den ollen Hunger nur noch als zufällige Begegnung eines natürlichen Bedürfnisses zu rejistrieren«, rief Oppa aus. Vor ihm lagen zwei randvolle Körbe mit Erbsen und Bohnen.

Zufrieden sah er auf seine Ernte, schüttelte nachdenklich den Kopf und blickte in den Himmel. Ich beobachtete ihn stumm, sah, wie ein vorsichtiges Lächeln über seine Lippen huschte. Ich hätte schwören können, dass er irgendetwas im Himmel sah. Es erschien mir wie eine Ewigkeit, sein stummes Zwiegespräch. Als er mich wieder anblickte, strubbelte er mir durch die Haare und sah mich mit seiner unendlichen Liebe dankbar an.

Am Abend blickte der kleene Piefke aus dem Fenster, beobachtete, wie der Mond immer klarer und deutlicher sein Gesicht offenbarte. Die grauen Mulden und Stufen wirkten tatsächlich öd und verlassen. Traurig blickte der Mond mit seinem zerfurchten Gesicht auf mich nieder, und kurz bevor mir die Augen zufielen, sah ich hinter einem kleinen Hügel meinen Oppa auftauchen und konnte beobachten, wie er eifrig an einem kleinen Häuschen rumwerkelte. Plötzlich radelte meine Omma über die Kraterlandschaft hinweg, ausgestattet mit einem riesigen Kessel heißer Suppe.

Und dann, dann kniff Oppa ihr wieder ordentlich in den Popo, und sie quietschte vergnügt auf.

Regional oder Nichtregional – das ist hier die Frage

Ein Samenkorn, das der Wind verweht,
kann die Mutter eines ganzen Waldes sein.
CLEMENS BRENTANO

Schon bei Jackys und meinem ersten Interviewtermin in der Stadt musste ich meine Meinung, oder besser gesagt mein Halbwissen, über biologisch Angebautes gründlich revidieren. Jahrelang schwebte mir ein trostloses Bild vor Augen: Mickrige Bäume mit winzigen Früchten, die per se unappetitlich wirkten, drum herum tanzten fahl aussehende Menschen ihren morgendlichen Reigen, sie hatten ausgemergelte Gesichter und verkniffene Mundwinkel, noch dazu strömte ein übler Geruch aus ihren triefenden Wollsocken.

Zudem, ich war früher Vollpunk, überhaupt nicht Öko angehaucht, nee, wild, laut und ehrlich ging es bei mir zur Sache. Aber, det muss ick nu zujeben, ick stand auf Frauen mit superlangen Haaren und det war nun nicht das Ding von Punkmädels. Also kiekte ich doch ab und an verstohlen nach den Damen aus der Fraktion »Alternativ«, die einfach alles an sich wachsen ließen. Da blickte Mann bei so viel Dschungelhaar manchmal gar nicht mehr richtig durch.

Sah ich aber diese schlabberigen Umhängetaschen mit ebenso schlabberigen Klamotten an schlabberigen Menschen, bekam ich jedes Mal die Schlabberkrise. Dann reichte Frau zu unermüdlich schlabbernden Diskussionen über Love und Peace auch noch Schlabberyogitee, und beim Gefasel von Frau und Mann, Mann und Frau, alle schlabbergleich und schlabbergleichberechtigt, wurde einem ganz schlabberig in der Birne und auch noch an anderen Körperteilen, da man alles platt- und müdegelabert hatte.

Nun, 25 Jahre später, standen Jacky und ich im legendären Brotgarten, der ältesten Biobackstube in Berlin. Ein quietschrotes Haus mit ebenso bunten und fröhlichen Menschen zwischen 16 und 60 Jahren, mit kurzen, langen, grauen, roten, schwarzen, blonden, wilden, gescheitelten oder gar keinen Haaren aufm Kopp. Alle liefen geschäftig und vergnügt im Laden herum, füllten Brote in die Regale, brachten Pizza und Kuchen auf riesigen Tabletts in den Verkaufsraum, runde, eckige, längliche, helle und dunkle Brötchen wanderten über die Theke, dabei wurde kurz die Musik lauter aufgedreht, und zum Flamencorhythmus wurden hüfteschwingend die Kunden bedient. Karin flitzte schnell zur Kaffeeecke, Cappuccino mit Sojamilch wurde ausgeschenkt, Yann, der Bretone, die heilige Ruhe selbst, fachsimpelte über die gute französische Küche, an der Türwand hingen bunte Annoncen, Kontakt- und Wohnungsanzeigen, und überall, wo Platz war, hockten Menschen aller Gruppenzugehörigkeiten und ratschten lautstark über Gott und die Welt. Über den Regalen war eine Fotogalerie mit Porträts angebracht, auf der sich alle Mitarbeiter fröhlich vor einem grünen Busch verewigt hatten. Anonymität war somit völlig ausschlossen. Zudem wurde hier generationsübergreifend gearbeitet. »Vati« hatte seine beiden Jungs gleich hinten im Backraum großgezogen, sie sahen auch gesund und wohlgenährt aus, und wie selbstverständlich arbeiteten die drei nebeneinander. Die Philosophie vom »Anders Arbeiten«, »Anders Leben« und »Anders Backen« konnte damit ein phantastisches Beispiel dafür sein, wie ein Unternehmen menschenwürdig funktionieren kann.

Jacky, die mittlerweile seit sieben Jahren im Kiez lebte, erzählte mir, dass alle hier nach kurzer Zeit jeden neuen Kunden beim Namen kennen, und die Atmosphäre erinnerte auch eher an eine große Dorfgemeinschaft, in der jeder willkommen war. Internationalität war hier angesagt, und das Team vom Brotgarten konnte mit Franzosen, Mauren, Spaniern und Kroaten aufwarten. Eine war sich sogar ziemlich sicher, Nachkommin der Römer zu sein ....

Was mir sofort auffiel: Die Arbeit dirigierte hier tatsächlich nicht das Leben, sondern Leben und Arbeit gingen harmonisch Hand in Hand. Über die Philosophie dahinter klärte uns Anette auf, die seit 25 Jahren zum Team des Brotgartens gehört.

Der Laden wurde 1978 im Kiez eröffnet, nachdem die Räume einige Jahre leer gestanden hatten. Schon als dieses Haus 1892 gebaut wurde, existierte eine Backstube – noch heute hängen hier die Originalregale aus der Weimarer Zeit! Neben der Arbeit stand immer der respektvolle Umgang miteinander in Vordergrund, und die Freude am kreativen Schaffen sollte nie verloren gehen. Eine der Grundbedingungen war, dass keine hierarchischen Strukturen entstanden und das Kollektiv immer gemeinsam am Konzept arbeitete und dieses weiterentwickelte.

Sofort musste ich an meine Indianerfreunde in Kanada denken, für die der gegenseitige Respekt ebenfalls wichtiger Bestandteil ihrer Tradition ist, die in der heutigen Zeit neu belebt wird. Schon wieder schien sich ein unsichtbarer Kreis zu schließen, und ich fühlte mich in meinem Vorhaben noch bestärkt, dem neu eingeschlagenen Weg weiter zu folgen.

Hier im Brotgarten bedeutete diese Philosophie des Miteinanders, dass jeder auch mal eine Nachtschicht zum Backen einlegen muss. Die drei großen Marktbetriebe werden jede Woche bedient, und der Verkauf und der nette Umgang mit den Kunden ist ebenso Teil des Arbeitspensums wie auch die Organisation, das Putzen und Aufräumen.

In den Siebzigern hatte das kleine Unternehmen mit fünf Brot- und vier Brötchensorten angefangen. Jetzt, drei Jahrzehnte später, hatte sich das Sortiment verzehnfacht. Mittlerweile steht der Kunde vor dreißig Brot- sowie fünfzehn Brötchensorten und hat die Qual der Wahl. Neben dem Dinkelcroissant liegen die Kalorienbomben Marzipantasche und Nougatcroissant, und die Kümmelseele geht zu Hunderten über die Theke. Frucht-, Gewürz- und Nussbrote runden das Sortiment ab, zudem zieren zig Kuchen- und Tortenteile, Kekse, Nuss- und Dinkelstänglis, Energiebällchen, Cookies und Früchteschnitten die Auslage, daneben gibt es deftige Pizza und Pita für den Hunger zwischendurch.

Zufrieden sah ich auf das üppige Sortiment, und langsam wich die Angst vor einer lokalen Auszehrung. Hier konnte ich morgens mit gutem Gewissen bei Vollkornbrötchen anfangen, locker den Mittag mit Pizza überstehen und abends nach einer deftigen Fetapita wohlgenährt ins Bett fallen. Im anliegenden Verkaufsraum stapelten sich zig Müslisorten, Milch, Käse, Butter, Eier und Joghurt sowie einige Körbe mit frischem Obst und Gemüse. Natürlich alles Bio und ökologisch und politisch korrekt. Ich begann zu strahlen. Fieberhaft zückte Jacky ihre bunten Kärtchen, ein glückseliges Lächeln umspielte auch ihre Lippen. Zwar kannte sie all dies seit Jahren, aber heute würde auch sie zum ersten Mal erfahren, wie hier überhaupt gearbeitet wurde und woher die Produkte eigentlich stammten. Wir waren im Ökoparadies angekommen. Und das mitten in der Stadt.

Nun musste aber die heikle Frage beantwortet werden, was davon überhaupt zur regionalen Ernährung gezählt werden durfte. Kurz rutschte mir das Herz in die Hose, und für den Bruchteil einer Sekunde sah ich Nosferatu aus seinem Grab auferstehen und mich böse angrinsen, mit seinen verfaulten Zähnen und seinem schlechten Atem.

»Ach«, meinte Anette, »kein Problem, ich denke, dass du

hier sehr gut aufgehoben bist. Kommt, ich führe euch durch unsere Räume und erklär dabei, wie wir hier arbeiten und wer unsere Lieferanten sind. Das ist alles kein Geheimnis, und es ist doch auch schön, wenn publik wird, dass unsere Arbeit mit vielen Menschen zu tun hat, die sich mit Natur und regionaler Ökologie auseinandersetzen. Das bringt gegenseitiges Vertrauen, und alle können sich mit gutem Gewissen bei uns ernähren.«

Nosferatu sank wütend in sein Grab zurück, zischelte mir irgendwelche Gemeinheiten entgegen, die ich hier nicht weiter erläutern möchte. Er würde wohl die nächsten tausend Jahre nicht mehr aus seiner Grabkammer hervorkommen. Brotgarten sei Dank!

Anette führte uns über den Hof, und im Hinterhaus konnten wir staunend beobachten, wie gerade zwei große Mühlen in Betrieb waren. Die gigantischen Mühlsteine, die mit stoischer Ruhe Stunde um Stunde das Korn zermalmten, ließen sich hinter der Holzverkleidung nur erahnen.

Seit dreißig Jahren wird hier jeden Tag das Getreide frisch gemahlen. Dieses wird von einem Bioland-Bauernhof aus Brandenburg wöchentlich geliefert. Somit waren alle Brot-, Kuchen-, Pizza- und Pitasorten regional abgedeckt und bildeten doch die Grundnahrungsmittel überhaupt!

Ich seufzte auf, endlich konnte meine grüne Liste zum Einsatz kommen, das Leben in der Stadt bot doch weit mehr Möglichkeiten, sich regional zu ernähren, als ich je zu hoffen gewagt hatte.

Früher hatte der Brotgarten sein Getreide von westdeutschen Bauern bezogen, was aber weite Transportwege und aufwendige Organisation erfordert hatte und eigentlich nicht im Einklang mit ihrer Philosophie von Ökologie stand. Denn je kürzer der Transportweg, desto weniger Emissionen entstehen, und mit der Verwendung möglichst frischer Lebensmittel kann auch hier der Ausstoß von CO_2 erheblich reduziert werden. Zudem enthalten frische Lebensmittel oft mehr Vitamine und Mineralstoffe als lang gelagerte.

Anette erklärte, dass vor dreißig Jahren die Beschaffung von Rohstoffen aus kontrolliert biologischem Anbau noch echte Pionierarbeit bedeutet hatte. Dank der Politik der Grünen und dem bewussteren Leben vieler Menschen hatte sich das aber im Laufe der Jahre geändert. Viele konventionell wirtschaftende Bauern hatten mittlerweile ihre Betriebe nach ökologischen und regionalen Gesichtspunkten umgestellt. Für den Brotgarten steht das Beschaffen von Rohstoffen aus kontrolliert biologischem und regionalem Anbau an erster Stelle. Nahrungsmittelzusatzstoffe wie Backmittel, Glutamat, Aromen, Geschmacksverstärker, künstliche Farb- und Konservierungsstoffe, alles das, was nicht pur ist und dadurch Allergien auslösen kann, ist tabu und wird hier nicht unter den Teig gemischt.

Das ganze Korn wird über zwei Silos in die beiden Mühlen geleitet und frisch gemahlen, womit alle Nährstoffe erhalten bleiben. Das Aroma des vollen Korns bringt den authentischen Geschmack, und auch die wichtigsten Mineralien, Vitamine und kostbaren Keimöle bleiben durch dieses traditionelle Verfahren erhalten. Roggen, Dinkel, Weizen, Gerste und Hafer wandern in diese Mühlen und liefern dann das Mehl für die anliegende Backstube. Bis zu tausend Brote werden im Brotgarten täglich gebacken, die Mühlen sind somit ständig in Betrieb.

Über zwei Rohre wird das frisch gemahlene Korn direkt in die Backstube geliefert. Kiloweise wird das Mehl abgewogen und plumpst in die Rührkessel. Nun folgt der kreative Prozess der Beimischung von Gewürzen und anderen Zutaten, wie Koriander, Rosmarin, Anis, Fenchel, Kümmel, Kardamom, Sonnenblumenkernen, Nüssen, Mandeln und Möhren, die die vielen Brot- und Brötchensorten veredeln.

Trotz der Maschinen, die in der Backstube stehen, wie Kneter, Brötchenpresse und Ofen, wird noch sehr viel Handarbeit betrieben. Zahlreiche emsige Hände zaubern über hundert selbst angefertigte Produkte. Nachts arbeiten im Backraum bis zu sieben Menschen, damit die tausend Brote am nächsten Morgen frisch in den Regalen liegen können. Der gut durchgeknetete Teig wird zum Ausruhen in kleine Garkörbchen gelegt, bis er dann in dem riesigen Elektroofen landet, der aus sechs einzelnen Herden besteht. Jeder Herd ist individuell einzustellen und ermöglicht so das gleichzeitige Backen von zig Brot- und Brötchensorten. So ist für jeden Geschmack etwas dabei: kräftiges Roggenbrot, feines Dinkelbrot, saatenreich oder glatt, knusprig oder weich. Die Nachfrage reguliert das Angebot. Auch wegen Ökologie und so!

In einem separaten Raum arbeiteten gerade die Konditoren, formten Schokoladencookies, dazu wurden Mandeln gemahlen, Torten- und Kuchenteig angerührt. Es duftete nach Gewürzen, Honig und Schokolade, Kokosraspeln wirkten wie feiner Schnee auf den glasierten Oberflächen und verzauberten den Raum in eine süße Verführung. Industriell verarbeiteter Raffinadezucker bekam hier keinen Einlass, so konnte selbst die süße Sünde ohne schlechtes Gewissen zum Speiseplan dazugehören. Mir wurde klar, dass ich verdammtes Glück hatte, genau hier zu wohnen. Ich fiel förmlich aus meiner Haustür direkt in den Brotgarten.

Vor einer der riesigen Rührschüsseln war Jacky plötzlich stehen geblieben und blickte verstohlen hinein. Sie setzte ihre Brille ab, putzte diese etwas umständlich und sah dann noch einmal genauer in die Schüssel. Fast wäre sie hineingefallen.

»Das ist unser Sauerteig!«, rief Anette aus. »Jeden Tag wird der frisch angesetzt und erhält eine Reifezeit von sechzehn Stunden. Es ist ein sehr aufwendiger Prozess, liefert aber definitiv das gesündeste Brot, das man zu sich nehmen kann.«

»Aha«, kam es von Jacky, die weiter den weichen grauen Klumpen anstarrte, der in der Schüssel lag. Als Anette strahlend von Milch- und Essigsäurebakterien berichtete, die sowohl für die Magen- als auch für die Darmflora ideal wären, um den Kampf gegen üble Pilze anzutreten und diesen den Garaus zu machen, da blickte Jacky sie durch ihre leicht mit Mehl bestäubte Brille fassungslos an.

Ich selber liebte Sauerteigbrot und fand es höchst interessant, dass Geduld und Zeit hier das Zauberwort waren und nicht Hektik, Eile und Stress. Leider werden heute die meisten von uns panisch vorwärtsgetrieben, finden kaum Zeit, mal innezuhalten. Als Anette weiter berichtete, dass sie diese alte Backmethode bei ihrem Großvater kennengelernt hatte, da wurde mir der Brotgarten noch viel sympathischer.

Wieder war eine Brücke in die Vergangenheit geschlagen – dieses Mal zu meinem Oppa – und beeinflusste positiv meine Gegenwart.

Anette war nicht einfach irgendeinem Trend in den 70ern gefolgt, sondern stammte aus einer Großfamilie, die sich regional auf dem Land ernährt hatte. So kamen wir gleich ins Gespräch und konnten wunderbar übers Landleben fachsimpeln. Gerade wurden Bleche voll mit Apfelkuchen und Brötchen an uns vorbeigetragen, der Duft von frischem Obst weckte alte Erinnerungen.

Genau wie ihr Großvater hatte mein Oppa eine ganz besondere Liebe zu Obstbäumen und Sträuchern entwickelt. Während Anette als Kind beobachten konnte, wie ihr Großvater ganz eigene Apfelsorten züchtete, die dann wundersame Namen bekamen, stand mein Oppa nicht selten mitten unter Birnen-, Apfel- oder Pflaumenbäumen und beobachtete stundenlang das Wachsen des Obstes. Er rupfte hier und da ein Blatt ab, konnte an der Färbung und Struktur den Zustand des Baumes erkennen. Dann nickte er dem Baum zu, ging zum Komposthaufen, nahm von der untersten Schicht einen Eimer voll und bettete den Inhalt liebevoll um den Stamm. Anderes Düngemittel kam für ihn nicht infrage. Da war er eigentlich seiner Zeit weit voraus. Denn wer scherte sich damals schon um chemischen Dünger, der hektarweise über Felder und Beete versprüht wurde!

Bei den Brombeeren und Johannisbeeren verschwand er meistens gleich im Gestrüpp, schnitt hier und da Zweige raus, um der Sonne freie Bahn zu gewähren. Auch hier wurde der Boden noch extra gedüngt, und bei der Ernte konnte ich genau beobachten, wie er jede einzelne Frucht vorsichtig vom Zweig löste, diese dann behutsam in den Korb legte, einem kostbaren Schatz gleich.

Wehmütig sahen Anette und ich uns an. Es war eine unwiederbringbare Zeit, die aber bei uns beiden eine beruhigende Erinnerung auslöste, die dem Alltag ab und an etwas Glanz verlieh.

Jacky stand immer noch vor dem Klumpen in der Rührschüssel.

»Riecht ein bisschen streng«, murmelte sie vor sich hin, kritzelte eine ihrer bunten Karteikarten voll. »Der blubbert da vor sich hin, und hier, da zerplatzen die Blasen auf der Oberfläche, sehr interessant. Ein Teig, der zu mir spricht. Das hat man nicht alle Tage«, meinte sie, schien höchst zufrieden mit all den neuen Informationen zu sein. Vielleicht stand ab morgen Sauerteigbrot auch auf ihrem Speiseplan.

Im Verkaufsraum türmte sich ein breites Spektrum an weiteren Bio-Produkten. Die selbst zubereiteten Müsli- und Crunchymischungen, die aus warmen Flocken gequetscht und geröstet werden und die es in verschiedenen Zusammensetzungen zu kaufen gibt, sind ein besonderes Markenzeichen des Brotgartens. Nach einer genauen Recherche mussten aber leider alle Pasta-, Reis-, Zucker- und Salzsorten und einige der Brotaufstriche auf die gelbe Liste gesetzt werden, da sie zwar Bio waren, aber nicht dem von mir gesteckten Radius von hundert Kilometern entstammten. Das war bedauerlich, konnte ich aber noch verkraften. Nun kam die große Frage nach den Frischeprodukten wie Milch, Eiern, Joghurt und Butter. Hier hatte ich mehr Glück: All diese Frischwaren stammten aus der Region Brandenburg, was mein Vorhaben natürlich ungemein erleichterte. Besonders bei den Eiern guckten wir etwas genauer hin, denn gerade Brandenburg ist für seine riesigen Areale mit Käfighaltung von Legehennen berüchtigt – diese abartige und verachtende Form der Tierhaltung wollte ich um keinen Preis der Welt unterstützen. Aber auch hier hatten wir Glück, denn alle Handelspartner des Brotgartens hielten sich an die ökologischen Richtlinien, und mein Vertrauen in diesen wunderbaren Laden war von nun an unumstößlich.

Als wir, im Anschluss an unseren Rundgang, einen wunderbaren Cappuccino tranken, seufzten Jacky und ich auf. Rote Liste zwar, aber selbstverständlich Fair Trade vom Dachverband GEPA und dazu noch Bio. Anette klärte uns auf, dass erst der Kaffeeausschank dazu geführt hatte, dass sich aus der normalen Verkaufsatmosphäre diese dorfähnliche Gemeinschaft entwickeln konnte. Aber auch Teeliebhaber kamen hier nicht zu kurz, konnten sich zwischen unzähligen Sorten entscheiden und sich dabei ganz nach ihrem Seelenzustand richten mit: Gute-Laune-Tee, Entspannungstee, Yogatee, Beruhigungstee, Frauentee, Männertee, Sich-Nicht-Genau-Kennen-Tee und Sich-Noch-Suchen-Tee bis hin zum Gute-Nacht-Tee.

Da waren sie also wieder, die schlabberigen Dschungeltees, aber heute wusste ich sehr genau um ihre positive Wirkung, die ich vor 25 Jahren partout nicht hatte erkennen wollen. Verstohlen linste ich noch einmal zu den fröhlichen und bunt gekleideten Damen, die mich alle anstrahlten.

Na, wenn das mal kein Anfang war!

Back to the Roots

Nichts gleicht dem anderen,
Jedes hat den Sinn in sich.
Natur will Vielfalt, schwelgt in Farben, hasst Eintönigkeit;
Sie schafft im Überfluss,
ist überreich im Schaffen
und bildet alles aus sich heraus.
MEINOLD KRAUSS

Nun musste ich in meinem Berliner Kiez noch eine Möglichkeit finden, Obst, Gemüse, Kartoffeln, Wein und Käse aus der umliegenden Region zu kaufen, und mein Stadtaufenthalt könnte sich wirklich mit lokaler Ernährung durchführen lassen. Langsam verblasste die rote Liste aus meinen Albträumen, und ich spürte tatsächlich einen klitzekleinen Anflug von Stolz. Eifrig stürmte Jacky am nächsten Morgen die Treppe hinunter, und wir waren bereit für unsere nächste regionale Herausforderung.

Genau um die Ecke vom Brotgarten war ein traditioneller Bioladen, der von außen mit seinen bunt beklebten Scheiben und aufgemalten Bildern die Kunden anlockte und den Jacky für unsere nächste Erkundungstour ausgesucht hatte. Bei Verena im »Lylla-Biomarkt« fühlte ich mich gleich in die Zeit der Besetzerszene zurückversetzt, die in Berlin vor 25 Jahren politisch brisante Themen vertrat. Gerade hier im Kiez waren damals viele Häuser besetzt worden, um die teuren Sanierungspläne der Stadt zu sabotieren und damit die leer stehenden und zum Abriss freigegebenen Altbauwohnungen vor der Vernichtung zu retten. Die Achtziger waren sowieso ein spannungsgeladenes Jahrzehnt. Ich besuchte während dieser Zeit eine Schauspielschule, sah mich selbstverständlich als den neuen deutschen Robert de Niro und tobte mich in der Punkszene so richtig aus. Es galt in dieser Republik etwas zu ändern, an neue Visionen zu glauben, einen Ausbruch aus verkrusteten Strukturen zu wagen und damit neue Lebensperspektiven zu gewinnen.

Gerade waren die Grünen erfolgreich in den Bundestag eingezogen und sorgten mit ihrer frischen Politik für viel Wirbel. Ihr Auftritt war für die etablierten und eingeschlafenen Alt-Parteien ein regelrechter Kulturschock. Umweltthemen, wie zum Beispiel das Waldsterben, gehörten mit einem Mal zum alltäglichen Polittalk, hinzu kamen die Proteste der Atomkraftgegner, die sich so ziemlich über den gesamten deutschen Raum erstreckten. Atomkraftgegner hatten in der Nähe der geplanten Wiederaufarbeitungsanlage in Wackersdorf ein Hüttendorf aufgebaut und demonstrierten gegen diesen Schwachsinn, worauf erbitterte Auseinandersetzungen folgten. Und als der Super-Gau im Atomreaktor Tschernobyl eine ganze Region in der Ukraine verwüstete, da grassierte urplötzlich im gesamten deutschen Raum die Angst vor verstrahlten Lebensmitteln. Alles setzte nun die Hoffnung in die Bioläden. Bilder der geschändeten Natur ließen uns Menschen aufhorchen. In diesen Notzeiten diente auch der engagierte Lylla-Biomarkt als Ausgabestelle für unverstrahlte Trockenmilch.

Der kleine Einfrauen-Betrieb hat sich den Charme eines Bioladens aus der ehemaligen Alternativszene und die kollektive Struktur mit zwei freien Mitarbeitern bis heute bewahrt. Hier geht es nicht nur um das Verkaufen, sondern darum, eine Grundüberzeugung zu vertreten, eine andere Lebensart zu kreieren und diese auch bewusst zu leben. Neben Milch, Eiern, Butter, Joghurt und Brot bietet Verena ein großes Sortiment an Frischwaren an, die fast ausschließlich aus regionalem Anbau stammen. Zudem ist ihre Devise, dass Bio auch regional sein muss. Alle Produkte sind mit dem Biogütesiegel gekennzeichnet, das heißt, sie sind nach den Vorschriften der EG-Ökoverordnung produziert und kontrolliert worden. Hier geht es um Leitlinien, die auf einer systematisch geprüften, wissenschaftlichen Evidenz beruhen. Der Einsatz von Gentechnik ist dabei selbstverständlich verboten, ebenso Zusatzstoffe wie Glutamat und Konservierungsmist. Für Verena lohnt es sich zu warten, bis das deutsche Obst und Gemüse reif ist, denn Produkte aus der Region können später geerntet werden als das importierte Zeug, das oft noch grün und halb entwickelt ist. Damit gewinnen die regionalen Produkte mehr Geschmack und Mikronährstoffe. Das Obst enthält die vollen Vitamine, die Radikale im Körper entschärfen und somit zu einer ausgewogenen Ernährung beitragen. Verena arbeitet hauptsächlich mit Genossenschaften und Großhändlern zusammen, die Biobauern aus der Region und andere regionale Betriebe unterstützen. Politische und gesellschaftliche Aspekte spielen für sie eine große Rolle, was sich auch auf den Einkauf der Importware auswirkt, die nicht regional abgedeckt werden kann. Hier gehören fairer Handel und die Unterstützung des Aufbaus der biologischen Landwirtschaft in Osteuropa zu ihrem sozialen Programm, und sie gibt damit der Förderung lokaler unabhängiger Wirtschaftsstrukturen den Vorzug.

Auch der Schutz der Umwelt ist für sie ein Thema, denn die Ernährung der Deutschen verbraucht laut Forschungsergebnissen der Grünen ein Fünftel der Gesamtenergie und trägt damit maßgeblich zum Treibhauseffekt bei. In Verenas Augen sollten wir alle weniger Fleisch, Eier und Milchprodukte und stattdessen lieber mehr regionales Obst, Gemüse oder Getreide verzehren, das würde schon sehr viel für den Klimaschutz bringen.

Für meinen täglichen Bedarf fanden sich im Lylla-Biomarkt

verschiedene Fruchtaufstriche, Tees, Säfte, Senf und Honig aus der Region »Prignitz«, selbst Öle aus einem Radius von hundert Kilometern waren im Angebot, was mich wirklich beruhigte, denn Salat ohne Öl ist für mich wie Sex ohne Liebe. Nur meine geliebte Pasta musste ich wohl durch etwas anderes ersetzen, denn auch hier war die Nudel zwar ein Bioprodukt, aber leider nicht im regionalen Umkreis anzusiedeln. Ebenso wenig wie die vielen Müslisorten und der Reis.

So entdeckte ich eine Kulturpflanze, die eigentlich zu den ältesten einheimischen Getreidesorten überhaupt zählt. Die Hirse aus der Mark Brandenburg, die hier wieder bewusst kultiviert und verarbeitet wird, und zwar in der »Spreewälder Hirsemühle«. Jahrtausendelang galt die Hirse als bestes Mittel gegen den Hunger. Heute zählt sie zu den sogenannten Hochleistungspflanzen, welche in der Lage sind, besonders viel Kohlendioxid in Kohlenhydrate umzuwandeln. Damit ist sie ein Garant dafür, viele Menschen satt zu machen.

Nicht umsonst existierten im Mittelalter in Deutschland fast flächendeckend große Gebiete mit Hirseanbau, und auch die dazugehörigen auf die Hirseverarbeitung spezialisierten Mühlen. Noch im 17. und 18. Jahrhundert war die Hirse als Grundnahrungsmittel nicht wegzudenken. Mit dem Aussterben des einheimischen Hirseanbaus Anfang des 20. Jahrhunderts mussten dann auch die Mühlen ihr Handwerk einstellen.

Nun versucht das Unternehmen »Spreewälder Hirsemühle« in Zusammenarbeit mit mehreren Bio-Bauern aus dem Spreewald und den angrenzenden Regionen im Süden von Brandenburg die Wiedereinführung der alten Kulturpflanze, und zwar der Rispenhirse.

Hier war also mein Retter aus einheimischem und regionalem Anbau! Gerade im Winter, wenn die harte Zeit anfing, in der kaum noch regionale Kartoffeln existierten, würde ich mich damit eindecken.

Auch Kartoffeln konnte ich im Lylla-Biomarkt aus regionalem Anbau erwerben, und dann noch bioglücklichdynamisch. Verena klärte uns weiter auf, dass ihre Lieferanten und Bauern besonders auf einen im ökologischen Sinne lebendigen Boden achten, denn nur in einem fruchtbaren Organismus kann eine gesunde Kartoffelpflanze wachsen. Hier kommt nur eine gezielte Kompostdüngung mit Heilpflanzenpräparaten in Betracht, worauf sich dann der gesunde Humusboden entwickeln kann. Zusätzlich bekamen wir von ihr noch den alten Hausfrauen-Tipp, die Kartoffeln immer im Dunkeln zu lagern, da sie sonst bei Licht das giftige Solanin bilden, ein Alkaloid, das auch beim Kochen nicht abgebaut werden kann. Dies kann eine leichte Vergiftung hervorrufen, die schnell zu Durchfall und Übelkeit führt.

In der Biowelt gibt es mittlerweile viele eingeführte Namen und Marken, die alle bestimmt ihre Berechtigung haben. Verena zieht es jedoch vor, hauptsächlich Demetererzeugnisse anzubieten, und bezieht von daher viele ihrer Produkte von dem ältesten Demeterhof der Region, nämlich der »Marienhöhe«. Alle Demeter-Verarbeiter werden regelmäßig auf die strenge Einhaltung der Richtlinien überprüft, und so war hier beides gegeben: Bio und regional.

Seit 1928 existiert im Osten Brandenburgs dieser biologisch-dynamisch bewirtschaftete Hof. Dem Hof gelang es trotz aller politischen Strömungen in Deutschland, sich konstant an seine Philosophie zu halten. Er hatte den braunen Sumpf überlebt und danach die jahrelange LPG-Wirtschaft der DDR. Noch heute wird dort Ackerbau und Viehwirtschaft betrieben, eine riesige Gärtnerei ziert das Anwesen, der Waldbau steht als ökologisches Programm im Vordergrund, eine regionale Imkerei stellt zig Sorten von Honig her, und auf dem Hof leben 24 glückliche Milchkühe. Mitsamt einem zufriedenen Deckbullen. Der hat es gut, dachte ich noch, doch Scherz beiseite: Über diesen Hof bekommt Verena viele ihrer Milchprodukte geliefert. Hier dürfen die Kühe Gras fressen, dadurch produzieren sie mehr ungesättigte Fettsäuren, die gesünder sind als die gesättigten. Das Kraftfutter der Stallkuh hingegen führt zu viel mehr gesättigten Fetten in der Milch. Und diese sind ja bekanntlich nicht so gesund. Das wiederum schadet dann auch dem Joghurt, dem Quark und dem Käse. Und schlussendlich dem Verbraucher.

Vor meiner Nase hingegen lagen diverse *glückliche* Käsesorten in einer kleinen Käsetheke, und ich freute mich wie ein Schneekönig, dass ich ab sofort wunderbaren Käse zu meiner regionalen Ernährung zählen durfte.

Nun galt es nur noch, einer weiteren lieben Sünde nachzugehen, einen guten, regionalen Wein zu finden. Das sah leider nicht ganz so rosig für mich aus. Alle Sorten waren zwar entweder Bio oder Fair Trade, oder sogar beides, aber keine stammte aus einem Umkreis von hundert Kilometern. Wie auch? Berlin und das Umland waren nie eine Region für edle Tropfen.

Seit einigen Wochen hatte ich bereits zähneknirschend auf Wein verzichtet, denn die rote Liste hätte sich sonst in die Unendlichkeit verselbstständigt. Stattdessen gab es jeden Abend Cranberry- und Apfeltee, den ich bei meinen indianischen Freunden kennengelernt hatte. Würzig, nicht zu süß, und die rote Farbe erinnerte ein klein bisschen an Rotwein. Saß ich allerdings abends bei Freunden und lehnte höflich dankend das angebotene Glas Wein ab, ertappte ich mich dabei, wie ich jeden Schluck der anderen akribisch verfolgte und dabei die Hälfte des Gesprächs nicht mitbekam. So manches Mal mussten die Fragen an mich wiederholt werden, da ich nur noch damit beschäftigt war, das langsame Absinken des Weinpegels genauestens zu verfolgen. Wahrscheinlich dachten alle, dass mich die regionale Ernährung geistig in andere Gefilde abgedrängt hatte, in denen ich mich mit Normalsterblichen nicht mehr unterhalten konnte. In ihren Augen entwickelte ich mich immer mehr zu einem waldschratigen Kauz, der sich von der modernen Welt absonderte.

Seufzend sah ich noch einmal auf all die hübschen Flaschen, fühlte mich wie ein Alkoholiker, der gerade trocken werden musste und nun bis zum Ende seines Lebens keinen Tropfen mehr anrühren durfte, bis mir Jacky eine Flasche unter die Nase hielt. Dafür musste sie fast auf die Zehenspitzen.

»Baden-Baden. Kommt dir das irgendwie bekannt vor?«, fragte sie.

Doch ja, dunkel, irgendein verschwommenes Bild trübte meinen Blick, ach ja, es tauchte eine kotzende Leiche im Müllberg vor mir auf, und mein Stresshormon kam in Wallung. Baden-Baden verhieß Arbeit. Schöne Arbeit, aber auch anstrengend und nicht selten ziemlich enervierend.

»Hallo?«, kam Jackys Stimme wie aus einer anderen Welt. »Haben wir heute Sprechstunde? Huhu ... schau doch mal ... ist doch ganz einfach: Sobald du wieder in Baden-Baden weilst, deckst du dich mit diesem Wein ein. Dabei kannst du sogar das gesamte Elsassgebiet mitzählen, ist doch irre, oder? Das wäre dann alles regional. Du bleibst deinem Radius von hundert Kilometern treu. Und, die kleine Reise zurück nach Berlin ... merkt doch keiner, das geht schon in Ordnung ... bist doch in beiden Regionen ansässig. Oder du kaufst hier den Wein, nimmst die Flasche erst mit nach Baden-Baden und dann wieder zurück. Ich mein ja nur, wegen regional und so.«

»Ein wunderbarer Wein«, klärte uns Verena sofort auf. »Natürlich auch ein Demetererzeugnis. Schon Anfang der Neunzigerjahre gab es die ersten bio-dynamischen Winzer, gerade in der Region Baden-Baden, die an der Entwicklung der Symbiose von Erde und Rebe forschten. Diese Winzer haben nicht nur ihre feinen Weine im Blick, sondern gestalten achtsam eine abwechslungsreiche Landschaft, bauen Flora und Fauna auf und bieten neben dem Wein auch feine Traubensäfte an. Sind echt super für die Kiddys. Demeter-Weinbauern pflegen ihren Boden besonders intensiv. Um die Lebendigkeit zu fördern, werden unter anderem zwischen den Rebzeilen blühende Beikräuter gesät, worauf die Bienen total abfahren und diese dann bestäuben. Damit wird gleich noch die regionale Imkerei angekurbelt. Zudem wird der Boden vor Erosion geschützt, und das Kleinklima wird wunderbar optimiert. Diese Menschen übernehmen eine wirklich hohe Verantwortung für die Landschaft, die sie wiederum ernährt.«

Kurz linsten Jacky und ich uns an, Verena strahlte glückselig in tiefer Harmonie mit sich und der Göttin »Demeter« um die Wette. Sie hatte mir meine gemütlichen Weinabende gerettet, dank der treuen Ideale der Winzer aus Baden-Baden. Ich fragte mich tatsächlich, ob es nicht bitte auch irgendwas gäbe, das dieses Unterfangen doch noch zum Scheitern bringen könnte, denn ich gebe ganz offen zu: Nie hätte ich es für möglich gehalten, dass regionale Ernährung so einfach zu realisieren war. Und das in einer Metropole wie Berlin. Fast erschreckte es mich, dass ich nicht schon viel früher auf diesen Gedanken gekommen war, und ich wunderte mich, warum nicht viel mehr Menschen diesem Beispiel folgten und ein wenig bewusster mit der Umwelt und ihrem Leben umgingen. Es war tatsächlich vor allem eine Frage des guten Willens und vielleicht des Innehaltens, ein bisschen mehr Zeit beim Einkauf zu investieren, aber dann mit einem besseren Gewissen leben zu können.

Verena war in ihrem Element, fühlte sich regelrecht berufen, uns die Philosophie von Demeter nahezubringen.

»Der ökologische Landbau von Demeter setzt auf das Wirtschaften im Einklang mit der Natur. Man geht von einer ganzheitlichen Betrachtung aus: Mensch, Tier, Pflanzen und Boden befinden sich in einem geschlossenen Nährstoffkreislauf. Der Respekt vor dem Lebewesen und der Natur prägt die Öko-Landbauerei. Gedüngt wird mit mineralischem Schwefel und Kupfer; dies gilt natürlich auch für den Weinbau. Viele Winzer machen gute Erfahrungen mit Pflanzenauszügen und zusätzlichem Spritzen eines bio-dynamischen Hornkieselpräparats.«

»Aha«, kam es von Jacky, während sie leicht hektisch auf mehreren Karteikarten gleichzeitig schrieb.

Mir begann bei all diesen Fachwörtern der Kopf zu rauschen, und ich stellte fest, dass das neue Leben auch seine eigene Sprache erforderte, die ich wie einen Rollentext lernen musste, um sie einmal selbstverständlich anwenden zu können.

»Und, was bedeutet kontrollierte Natur-Kosmetik?«, tönte es aus einem Regal. Jackys Kopf steckte drin, und sie schien gerade ziemlich beschäftigt.

»Alle Cremes bestehen aus pflanzlichen Rohstoffen, soweit möglich aus kontrolliert biologischem Anbau oder kontrolliert biologischer Wildsammlung«, folgte die prompte Antwort von Verena. Sie kannte jeden Winkel ihres Ladens, nichts stand im Regal herum, was nicht erst durch ihre Hände sorgfältig geprüft worden war.

Beide Frauen beugten sich über Tiegel und Töpfe; dieser sehnsüchtige und verklärte Ausdruck zog ganz augenscheinlich die unsichtbare Grenze zwischen den Geschlechtern. Etwas hilflos stand ich dabei, wusste, dass nun ein ellenlanger Monolog der Aphrodite folgen würde, inklusive der etwa 10 000 Wörter, die Frauen land- und stadtläufig so im Schnitt am Tage von sich geben. Mein Magen begann gefährlich zu knurren, die Leber zeigte erste Symptome von Lust auf einen genüsslichen Tropfen Sünde, und während ich mit einem Auge scheinbar interessiert die Damen beobachtete, ruhte das andere Auge sehnsüchtig auf den vielen schönen Etiketten der Weinflaschen, und ich meinte für einen Moment tatsächlich, den samtenen Geschmack von süffigem Wein regelrecht schmecken zu können.

… aus pflanzlichen Rohstoffen, kontrolliert biologischem Anbau und kontrolliert biologischer Wildsammlung …

Beide Augen hatten alles gut unter Kontrolle.

»Natürlich gibt es in der Naturkosmetik keine Tierversuche, während die Produkte entwickelt und geprüft werden«, rief Verena aus. Ich nickte zustimmend.

Ist doch klar, dass bei den kostbaren Weinreben auf Tierversuche verzichtet wurde!

Das eine Auge blickte streng, dabei jedoch weiterhin sehnsüchtig, auf die Etiketten von Rot- und Weißweinen. Verena zeigte auf das Prüfzeichen einer Cremeflasche.

»Diese durch und durch vegane Kosmetik ist einzigartig auf dem deutschen Markt. Zudem achten wir darauf, dass keine organisch-synthetischen Farbstoffe oder synthetische Duftstoffe, Silikone, Paraffine und andere Erdöle verwendet werden.«

Mein Reden! Was hatte all dieser Dreck auch im Wein zu suchen! Ich nickte energisch, beide Damen strahlten mich dankbar an, und ich war im Kreise der Aphrodite aufgenommen.

Zeus lächelte gnädig, *habe sie doch alle glücklich gemacht, all meine kleinen Göttinnen* … und so ruhte ich zufrieden oben auf meiner Wolke.

»Natürlich auch keine Konservierungsstoffe!« Verena blickte fast böse, Jackys Brille begann zu beschlagen, wütend schüttelte sie den Kopf, hektisch sortierte sie ihre Karteikarten.

Zeus blieb gelassen, beruhigte die aufgebrachten Damen.

Natürlich hatten sich in diesen kleinen, niedlichen, unschuldigen Trauben und Rebstöcken keine Konservierungsstoffe zu befinden. Wo kämen wir denn da hin!

Verena ließ nicht locker.

»Dieser ganze chemische und künstlich hergestellte Kram löst mittlerweile Allergien und Ekzeme aus. Gerade bei Säuglingen können chemisch hergestellte Inhaltsstoffe schlimmen gesundheitlichen Schaden verursachen. Nur wegen dieser Konservierungsstoffe.«

Zeus kam in Rage, fiel fast von seiner Wolke herunter.

Gepanschter Wein? Ekzeme? Allergien? Das konnte und durfte nicht geduldet werden!! Wo war er, mein Donnerkeil? Gleich würde ich ihn auf die Erde werfen und all jene strafen, die sich mit Konservierungsstoffen befassten.

Die Göttinnen mussten ihn beruhigen!

»Wir sorgen schon für Gerechtigkeit. Nur das Beste wird verarbeitet. Pflanzliche Wirkstoffkombinationen sind am reinsten, wirksamsten und hautverträglichsten, und all die pflanzlichen Öle haben besondere Pflegeeigenschaften, die sich für jeden Typ eignen«, redete Jacky sanft auf mich ein.

Zeus legte seinen Donnerkeil unter die Wolke zurück, ließ sich allmählich beruhigen, und ermattet setzte er sich auf seinen weißen Thron.

Der Wein war gerettet, mit all seinen unschuldigen Trauben, die sich nun weiter in der Sonne unter Demeters Herrschaft regional aalen durften.

Am späten Abend schimmerten ein goldener Wein in meinem Glas und eine Nachtcreme auf meiner Haut, die ich als Probe mitbekommen hatte.

Zeus war rundum zufrieden und kehrte geradezu erleuchtet auf sein Landdomizil zurück.

Die unglaubliche Geschichte des Mr. A.

Du schufftger Büttel, weg die blutge Hand!
Was geißelst du die Hure? Peitsch dich selbst!
Dich lüstet heiß mit ihr zu tun, wofür
Dein Arm sie stäupt.
WILLIAM SHAKESPEARE, KING LEAR (IV, 6)

Eine geplante Lesereise mit Mark T. Sullivan stand kurz bevor, und ich saß nun mit einem seiner Krimis in meinem Garten. Die gleißende Sonne schien partout den schlechten Frühlingsanfang wettmachen zu wollen, eine träge Ruhe hatte sich über die Landschaft gelegt. Die Temperaturen verharrten schon seit Wochen bei 25 Grad. Dabei hatten wir erst Anfang Mai! »*Des einen Freud, des anderen Leid.*« Alle Bauern und Landwirte hofften sehnsüchtig auf Frühlingsregen, denn mittlerweile bangten sie um die zarten Triebe und Blüten, die schon überall aufgeplatzt waren. Auch ich war höchst besorgt um all die Pflanzen, die ich mit großer Begeisterung, aber auch verbunden mit einiger Anstrengung in meinem Garten herangezogen hatte. In den Zeitungen waren schon die ersten Horrormeldungen zu lesen, dass wir im Herbst nichts zu essen haben würden, weil alles bis dahin vernichtet sein würde. Eine Trockenperiode von gigantischem Ausmaß.

Komisch, Anfang März war es noch die Kälte, die den Hungertod heraufbeschwor, jetzt war es die Sonne, mal kieken, was als Nächstes kommt. Wahrscheinlich der Mensch selbst. Das schien mir eigentlich am logischsten zu sein.

Meine Beete und vor allem das Hochbeet mussten wir bei den herrschenden Temperaturen jeden Abend gießen, und der Komposthaufen glich eher einer dürren, trostlosen Steppe als einem munteren ökologischen Treiben der Zersetzung durch kleine Tiere. Trotzdem sah ich schon überall die Keime und Blüten auf meinen Beeten sprießen und beobachtete beglückt, wie viel von meinen Obst- und Gemüsesamen tatsächlich aufgegangen waren. Ein Meer von Leben bedeckte die unteren Beete, und auf dem Hochbeet hatte ich noch die Radieschen zwischen Petersilie, Salat und Kohlrabi ausgesetzt, nachdem sie sich prächtig unter ihrer Plastik-Haube entwickelt hatten. »*Waschen, Legen, Föhnen*«, und nun konnten sie sich in ihrer vollen Pracht zeigen – das intensive Rot erinnerte mich an frühere Tage: rote Haarschöpfe bei uns in der Küche, lang ist's her …

In den Töpfen »mutierte« der Riesenkürbis fröhlich vor sich hin, und auch die Tomaten zeigten einen zarten Hauch roter Farbe. Die prallen Früchte hingen an ihren Stielen, und das Wachsen und Gedeihen meiner Pflanzen erstaunte mich immer wieder.

Auf unserer regionalen Speisekarte gesellte sich seit einer Woche nun auch der deutsche Spargel zu den obligatorischen Champignons. Ich stürzte mich wie ausgehungert auf den leckeren Schlankmacher, und immer öfter stolzierte ich mit freiem Oberkörper durch Haus und Hof. Die fünf überschüssigen Kilo waren weg, und ich musste feststellen, es ging mir richtig gut damit. Dank der Hirse von Verena aus Berlin konnten wir nun auch endlich wieder Kohlenhydrate zu uns nehmen, und Ayleen und ich entwickelten eine gewisse Kunst darin, uns selbst vorzumachen, mit dem wenigen, das wir momentan zur Verfügung hatten, wunderbar auszukommen.

Der Spargel wurde mal in regionaler Butter geschwenkt, mal mit den Champignons vom Bauern um die Ecke zusammengewürfelt, mal mit Berliner Hirse eingekocht und serviert, ein anderes Mal abends als kalte Platte zu einem kühlen Weißwein aus Baden-Baden kredenzt. Den Preis für den Spargel möchte ich an dieser Stelle allerdings lieber nicht erwähnen. Der hat mir so manches Mal den Appetit auf regionale und biologische Ernährung ein wenig verdorben. Trotz Ökologie und so. Da wären so manche importierte Produkte aus dem Supermarkt deutlich billiger und abwechslungsreicher gewesen.

Glücklicherweise waren wir mithilfe der Läden aus meinem Kiez sowie der Nachbarn hier im Dorf und der Bauern aus der Umgebung morgens und abends mit Brot, Butter, Marmeladen, Käse und Aufschnitt wunderbar bedient. Mittags war es nach wie vor schwieriger, eine breite Palette an Obst und Gemüse zu ergattern. Da mussten wir dann doch das eine oder andere Mal auf nicht regionale Kost – dabei aber auf jeden Fall Bio oder Fair Trade – umsteigen und sagten uns, immerhin unterstützen wir so engagierte Bioerzeuger in Frankreich, Italien oder Spanien.

Auf dem Wochenmarkt gab es bald den ersten regionalen Spinat, den Ayleen als wunderbaren Salat servierte. Kindheitserinnerungen an den Seemann Popeye und seine monströsen Muskeln wurden in mir wach. Mit diesem Karikaturmännchen hatten unsere Eltern doch verzweifelt versucht, uns Kindern die aufgetaute grüne Pampe irgendwie schmackhaft zu machen. Der Aberglaube an den angeblich so hohen Eisengehalt dieser Gemüsesorte musste allerdings später der Realität weichen. Als Erwachsener müsste man mindestens ein Kilo täglich verspeisen, um nur ansatzweise seinen Bedarf an Eisen aufzumöbeln. Trotzdem steckt in den grünen Blättern eine Menge an Vitaminen, Magnesium, Kalzium und Kalium. Zusätzlich sind darin mindestens noch achtzehn Aminosäuren versteckt. Die dort enthaltene Folsäure beruhigt ungemein die Nerven, was Ayleen und ich auch sofort merkten, da wir uns nach dem Essen nun immer ganz entspannt im Hier und Jetzt angrinsten.

Erst jetzt erfuhr ich, dass diese grünen Blätter ursprünglich aus Persien stammen und als der persische »Gemüseprinz« tituliert wurden. Mit dem Einzug der Mauren in Andalusien brachten die Araber im 9. Jahrhundert den *»isbanah«* nach Europa, wo er dann in *»espinaca«* umgetauft wurde und als Heilpflanze diente. Im 13. Jahrhundert kam der »Gemüseprinz« schließlich zu uns nach Mitteleuropa. Aber erst dreihundert Jahre später wurde er als heimisches Gemüse genutzt und gehört heute selbstverständlich zur deutschen Küche. Der persische Prinz ist heute ein regional leicht zu pflanzendes Gewächs, und so beschlossen wir, im August den Winterspinat anzubauen, der dann bis in den Dezember hinein geerntet werden konnte. Das sicherte uns einen Frischelieferanten für die kargen und kalten Monate. Der Frühjahrsspinat besitzt eher zarte Blätter, die ein mildes Aroma haben und sich daher wunderbar als Salat eignen. Der Winterspinat zeichnet sich dagegen durch einen herben und kräftigen Geschmack aus und kann so vorzüglich seinen Beitrag für eine deftige Wintersuppe leisten. Sofort musste ich an Tim und seine herrlichen Suppen denken und freute mich schon darauf, ihm im Winter einen »Gemüseprinzen« in die Stadt zu bringen.

Auch Rhabarber konnte man nun auf dem Markt bekommen. Im Gegensatz zu meinem Rhabarber waren die Stangen hier schon rosarot und reif. Zum ersten Mal mussten wir jetzt zwischen regional und Bio abwägen, denn hier war regional eben nicht auch gleich Bio. Wir entschieden uns für eine Kostprobe, da wir mittlerweile ein Defizit an Vitaminen verspürten und Ayleen keine Lust hatte zu warten, bis sich unser Gartenrhabarber endlich bequemen würde, zu reifen.

»Studien belegen, dass Vitamin C den Intelligenzquotienten steigert«, war Ayleens knapper Kommentar, und sie kaufte gleich kiloweise den nicht Bio-, aber regionalen Rhabarber.

Für den Rest des Tages überlegte ich angestrengt, was sie mit diesem einen Satz wohl gemeint haben könnte.

Dieses saure, aber vitaminreiche Gemüse wurde eingekocht und konnte nun an den heißen Nachmittagen als Kompott geschlemmt werden. Einmal war ich dann aber doch schwach geworden und hatte verschämt ein Vanilleeis mitgebracht – überhaupt nicht regional, wahrscheinlich eine ökologische Katastrophe, aber Ayleen sagte nichts. Im Gegenteil. Genüsslich löffelten wir beide schweigend die ganze Packung leer, und um das schlechte Gewissen zu beruhigen, gab es in regelmäßigen Abständen brav einen Löffel Rhabarberkompott. Wir verstanden einander stillschweigend, ein jeder kannte des anderen Gedanken.

Nun, einige Tage später, saß ich zwischen all meinen bunten Trieben und suchte mir die Passagen aus dem amerikanischen Krimi »Toxic« von Mark T. Sullivan heraus, die ich auf einem Krimifestival vorlesen durfte. Ich muss schon sagen, ich kam dabei ganz schön ins Schwitzen. Und das nicht wegen der sommerlichen Temperaturen.

Dort legt eine Frau den Männern, mit denen sie Sex hat – übrigens alle im besten Alter, der Autor muss dabei an mich gedacht haben –, eine Giftschlange ins Bett, sodass diese nach dem ersten Biss elendig verrecken. Dabei sind die Männer nackt ans Bett gefesselt, und ein Kommissar muss dem ganzen Spuk auf den Grund gehen und aufklären, wer die Opfer auf so archaisch-brutale Weise zu Tode foltert.

Die Schlange als Metapher für Verführung und Sünde.

»Das Gift, das durch die Kanäle in den Zähnen eines australischen Taipan schießt, wirkt im Blut und Nervensystem des Opfers wie ein flüssiges Feuerwerk und führt einen langsamen, elenden Tod herbei.«

Ich verspürte gerade keine sonderliche Lust auf Sex.

Die Sonne brannte gnadenlos auf meine Schultern herab, und ich wusste nicht, was mich mehr zum Schwitzen brachte:

die sonderbaren Rachegelüste einer Frau oder die viel zu heiße Maisonne. Nun musste ich die geschriebenen Worte natürlich auch noch dramatisch interpretieren und vorlesen können, und so lustwandelte ich, natürlich mit nacktem Oberkörper, mit aufgeschlagenem Buch im Garten hin und her und raunte:

»Einmal etwas Besonderes erleben, dachte der nackte Mann, der sterbend auf dem Bett lag.«

Ich stellte mich vors Hochbeet, sah die Radieschen mit funkelnden Augen an.

»… Und die Schlange. Dieses verdammte Vieh! Wie war die denn ins Spiel gekommen?«

Die Radieschen nickten verschwörerisch, eine Zucchinipflanze stellte sich aufrecht hin, daneben raschelte das grüne Haupt der Petersilie, die kleinen Salatköppe öffneten erwartungsvoll und lüstern ihre Blätter, das alteingesessene Igelpaar kam unter seiner Hecke hervor, und die schwarzen Knopfaugen blickten mich hellwach an.

Alles verharrte in tiefem Schweigen.

Abwarten. Ruhe.

Was war denn nun mit der Schlange? Diese Sünderin, die uns alle aus dem Paradies verjagt hatte und sich zur Strafe nur noch durch Staub quälen darf, den Blick ständig zum Boden gerichtet.

»Der nackte Mann wehrte sich schon lange nicht mehr gegen seine Fesseln. Nur noch sekundenweise flackerte sein Bewusstsein in ihm auf und brachte Erinnerungen, die das Gift noch nicht ausgelöscht hatte.«

Mit wild gestikulierenden Armbewegungen spielte ich das Röcheln und Sterben des armen Mannes nach, kippte gegen das Hochbeet, spürte, wie mein Puls langsam schwächer wurde, mein Blick trübte sich, der Atem kam nur noch stoßweise, ich krallte mich fest, mein Kopf landete mitten in den Zwiebeln, das tödliche Gift tat seine Wirkung, raste in mein Blut, und das Buch fiel mir aus den Händen.

Der Biss … Das Feuer … Die Hölle …

Wie in Zeitlupe rutschte ich am Hochbeet herunter, mein Körper sackte in sich zusammen, noch ein letztes Gurgeln kroch aus meiner verstaubten und ausgetrockneten Kehle, dann kippte der Kopf zur Seite, und der Blick erlosch. Die Seele stieg empor, über das regionale Hochbeet auf in den fernen, doch so überregionalen Olymp.

Plötzlich sah ich sie. Eine winzige Erdbeere unter dem Schutz ihrer Blätter. Einsam und verlassen hing sie da, schien nur auf mich gewartet zu haben. Zart lachte mich ihre rote Farbe geradezu verschämt an, und ein ganz kleines bisschen von meiner einstigen tropischen Verführung stieg wieder vor meinem Geiste auf. Trotz Schlange und so.

Ich robbte zum Beet, schob behutsam die Blätter beiseite, und überall nickten kleine grüne Köpfe im Wind, und mittendrin meine erste rote Erdbeere, die sich schon weit vor ihrer Zeit hervorgewagt hatte. Tränen schossen in meine Augen. Ich hing an ihr, mit einer süßen Qual. Ach, jetzt begann wohl die heiß ersehnte Zeit mit eigens angebautem Obst und Gemüse, das zum Greifen nahe vor mir lag.

»Komm du, oh süßer Erdbeermund …«

Wer noch nie eine Igelhochzeitsnacht miterlebt hat, der sei hier belehrt, dass diese nach meinem Vortrag mit ziemlicher Heftigkeit stattfand. Nachts ging es lauthals zur Sache, begleitet von Schnarch- und Quietschlauten, und das stundenlang. Das Ergebnis waren sechs Wochen später acht Junge, die die Mutter dann alleine aufzog und die allesamt mit einer großen Gemütlichkeit durch meinen Garten spazierten.

Die Lesereise wurde übrigens ein voller Erfolg. Über dreihundert Menschen kamen, und ich fragte mich sehr lange, warum hauptsächlich Frauen im Publikum saßen¿!¿ Ich stöhnte und raunte, flüsterte und keuchte meine Passagen, als ginge es um mein eigenes Leben. Lüstern brannten sich die wilden Blicke der Frauen an mir fest, und später kamen sie alle nach vorne, mit leicht geröteten Wangen und einem seltsam verklärten Lächeln auf den Lippen. Ich schauspielerte gekonnt Ruhe und Gelassenheit. Brav gab ich Autogramme, glaube allerdings, an diesem Abend hätte ich noch eine Menge mehr geben können ...

Der Biss ... Das Feuer ... Die Hölle ...

Der Wille war stark, das Fleisch war schwach.

Fleisch – eine Frage der Ehre

Wenn ich in den Supermarkt gehe und Fleisch kaufe,
zerlegt und verpackt,
wie entschuldige ich mich dann
beim Geist des Tieres,
dessen Fleisch ich esse,
und wo soll ich Feuer machen?
ROBERT J. CONLEY

Sowohl Ayleen als auch ich sind der Meinung, dass gutes Fleisch zu einer ausgewogenen Ernährung dazugehört, natürlich muss es nicht jeden Tag auf dem Teller liegen. Mit Ayleens Wissen und Hilfe hat sich mein Fleischkonsum sowieso in den letzten Jahren sehr verändert. Qualität steht heute an erster Stelle. Für mich gilt mittlerweile das Motto: »Klasse statt Masse«, und durch »meine« Ernährungswissenschaftlerin weiß ich, dass Fleisch ein wichtiger Mineralstofflieferant ist. Der Körper kann z. B. das tierische Eisen besser nutzen als Eisen aus pflanzlichen Lebensmitteln. Zudem enthält Fleisch einen hohen Anteil an Eiweiß, das reich an Aminosäuren und damit für den Körper quasi unentbehrlich ist. Es hat eine höhere biologische Wertigkeit als pflanzliches Eiweiß. Besonders nach stressigen Arbeitsphasen gönnen wir uns gern ab und an ein gutes Stück Schweinefleisch, zartes Rind oder Lamm, hin und wieder Geflügel. Besonders Schweinefleisch ist eine gute Quelle für B-Vitamine, die die Nerven schützen und wieder aufbauen.

Trotzdem bleibt das Thema Fleisch ein kontrovers zu diskutierendes. Wir sollten alle nicht vergessen, dass die menschliche Spezies an der Spitze der Nahrungskette steht und zum gefährlichsten Raubtier auf Erden geworden ist. Das ökologische Gleichgewicht ist schon lange gekippt, und von dem Tag an, an dem Tiere unter unwürdigsten Bedingungen gezüchtet und gehalten wurden, um unseren riesigen Fleischkonsum zu befriedigen, ist meines Erachtens etwas aus dem Ruder gelaufen. Unser Appetit auf billiges Fleisch hat bereits die Hälfte des Regenwaldes vernichtet, nur damit für Mc Doof in Amerika große Weideflächen entstehen konnten. Das Abbrennen von Wäldern für landwirtschaftliche Flächen setzt zudem erhebliche Mengen Kohlendioxid frei. Durch das künstliche Anlegen von Weideland wird zusammen mit dem Anbau von Edelholz, Zuckerrohrplantagen und Sojaanbau pro Minute eine Fläche von 35 Fußballfeldern vernichtet! Dabei verlieren Tausende von Tier- und Pflanzenarten, aber auch viele Menschen ihren natürlichen Lebensraum. Zudem ist die Entwaldung der Tropen eine der Hauptursachen für die globale Erwärmung. Die Rodungen und Verbrennungen der Wälder sind für rund 20 Prozent der Treibhausgas-Emissionen verantwortlich. Gigantische Feuer wüten in der südlichen Hemisphäre, und die verbrannte Erde bleibt als unfruchtbarer Boden zurück. Eigentlich sollten die Regenwälder für den Regen sorgen, der Feldfrüchte in der ganzen Welt wachsen lässt, und die Luft, die jeder von uns braucht, säubern. Experten sind sich heute einig, dass die Rettung der Regenwälder einer der billigsten und schnellsten Wege wäre, um den hohen CO_2-Ausstoß drastisch zu reduzieren. Damit könnten wir die horrenden Auswirkungen des Klimawandels abwenden. Bis heute wurden schätzungsweise 80 Prozent der ursprünglichen Wälder durch Menschenhand zerstört, und zwar die Hälfte davon allein in den letzten dreißig Jahren!

Klar ging ich nach der Nachricht zum nächsten Getränkemarkt und holte mir schuldbewusst meine Kiste Bier bei Günther Jauch ab. Mit einem Kasten Bier einen Quadratkilometer Regenwald schützen – Herr Jauch unternimmt wenigstens etwas Sinnvolles mit seinem Namen. Aber so viel Bier können wir doch alle gar nicht saufen, um diesen Schaden wiedergutzumachen! Das hält keine Leber aus, auch wenn sie angeblich mit ihren Aufgaben wächst. Manche Herausforderungen bleiben trotz guter Worte ungelöst. Es ist sehr einfach zu behaupten, dass der Urwald weit weg ist und nichts mit uns zu tun hat.

Auch um das deutsche Stallvieh zu versorgen, werden nämlich wertvolle Ökosysteme zerstört. Tonnenweise wird Futtermittel nach Deutschland exportiert, und die massenhafte Verwendung von Kunstdünger und der Einsatz von Stickstoff verursachen große Emissionen von Lachgas, welches ebenfalls zum Treibhauseffekt beiträgt. Pestizide verseuchen unablässig Wasser und Böden, und zwar auf der ganzen Welt.

Dabei könnten unsere Tiere durchaus auch mit ökologischwertvollem Futter versorgt werden, das regional, also auf dem Land des eigenen Betriebes, und ohne den Einsatz von Pestiziden gewonnen wird. Die Grünen fordern schon länger, den Anbau von Leguminosen zu fördern. Das sind Hülsenfrüchte, wie zum Beispiel Ackerbohnen oder Erbsen, die Stickstoff im Boden binden und gleichzeitig als eiweißhaltiges Futtermittel dienen können. Der Anbau von Leguminosen reduziert den Einsatz mineralischer Stickstoffdünger, fördert den Humusaufbau und verbessert die Bodenstruktur. Leguminosen könnten also die Artenvielfalt im gesamten Landwirtschaftsbereich erhöhen und tatsächlich die sinnlosen Futtermittelimporte ersetzen. Damit könnten wir alle einen wichtigen Beitrag zum Klimaschutz leisten. Untersuchungen belegen, dass ökologisch wirtschaftende Betriebe und Verbände wesentlich weniger Energie pro Fläche benötigen und weniger Treibhausgase verursachen als konventionelle Landwirte.

Den Tieren, deren Fleisch später auf unseren Tellern landet, sollten eigentlich keine Antibiotika mehr verabreicht werden, da sich herausgestellt hat, dass sich diese Stoffe in den Organen und Muskelfasern absetzen und wir Menschen diese dann über das Fleisch aufnehmen. Die Verfütterung von Tiermehl ist spätestens seit dem BSE-Skandal verboten. Was Ende der 90er in England grausame Wirklichkeit wurde, kam bei uns mit der Millenniumswende. Der Schock stürzte die Landwirtschaft und Lebensmittelindustrie in eine tiefe Vertrauenskrise, die die Menschen zwang, über die Kreatur »Tier« und dessen Haltung nachzudenken. Das Verwerten von tierischen Proteinen in der Tiernahrung hatte zu dieser katastrophalen Seuche geführt. Uns Menschen wurde endlich mal ein Riegel vorgeschoben, weiter in sinnlosem Maße Tiere zu erniedrigen und auszuschlachten. Bei manchen Bauern stellte sich Gott sei Dank endlich der Respekt vor dem Tier ein, das sie ernährt, und immer mehr Landwirte führten im Zuge dessen wieder eine artgerechte Haltung ein, die den Bedürfnissen der domestizierten Geschöpfe entspricht. Nun rückte das Wohlergehen der Tiere in den Vordergrund: Alle Nutztiere sollten auf Stroh liegen dürfen und nicht auf kalten Betonplatten in ihrem eigenen Kot und Urin dahinvegetieren. Ein ganzjähriger Auslauf muss ermöglicht werden. Der Effekt stellt sich schnell ein: Stressfreie Tiere entwickeln einfach mehr Widerstandskräfte und sind robuster gegen Krankheiten. All dies wirkt sich natürlich später auch positiv auf die Fleischqualität aus.

Wichtig ist aber auch die Vermeidung von Schmerzen verursachenden Praktiken wie Schnabeltrimmen bei Enten und Hühnern, Enthornung bei Kühen und die Kupierung von Schwänzen bei Säugetieren. Welches Tier nimmt sich wohl das Recht, die Schwänze von Menschen zu kupieren? Wir nehmen uns ziemlich viel Brutalität heraus, was uns irgendwann von diesem Planeten abschießen wird. Tiere werden uns nicht vernichten, das besorgen wir schon wunderbar selbst!

Durch artgerechte Haltung können auch die heimischen Nutztiere ein recht angenehmes Leben führen. Mittlerweile entwickeln sich immer mehr Verbände und Unternehmen, die nur noch regionales Fleisch anbieten. Regionale Bauernhöfe gewährleisten den Tieren eine artgerechte Haltung, haben kurze Transportwege und fügen sich damit in das ökologische System ein. Dort werden die Richtlinien der EG-Ökoverordnung eingehalten. Hühner zum Beispiel werden nicht in enge Käfige gepfercht, wo sie sich oft genug gegenseitig zu Tode hacken, ebenso sind die Vollspaltböden in der Rinder-, Schaf- und Schweinehaltung verboten, die eine absolute Tierquälerei darstellen. Kein Tier würde einem anderen eine derartige Grausamkeit zufügen.

Das Zusammenleben verschiedener Tierarten fördert die symbiotische Landwirtschaft in Bezug auf Natur, Tiere und Pflanzen. Schweine zum Beispiel können den Hühnern die feste Erdkruste aufbrechen, in der diese dann nach Essbarem picken können. Das Schwein hat wiederum die Möglichkeit, sich artgerecht zu suhlen, und beschützt nebenbei die Hühner vor Füchsen und Habichten. Schweine und Kühe sind zudem Gruppentiere, und sollten auch dementsprechend aufgezogen werden. Nur so kann man diese Tiere vor unnötigem Stress bewahren.

Forscher fanden heraus, dass Tiere, die mehr Zuneigung erfahren, glücklicher sind und sich dies auch auf die Erträge der Bauern auswirkt. Kühe zum Beispiel, die mit persönlichem Namen angesprochen werden, geben eindeutig mehr Milch. Eine anonym gehaltene Kuh gibt dabei bis zu 260 Liter weniger Milch als die »Susi« im Nebenstall. Recht hat sie! Aber in unserer etwas lieblosen Gesellschaft wird es noch ein Weilchen dauern, bis alle Susis, Klärchens und Ottos ein bisschen menschliche Nähe spüren dürfen. Schließlich sind Tiere keine unpersönlichen oder gefährlichen Wesen, sondern besitzen, wie wir Menschen auch, sehr unterschiedliche Charaktereigenschaften. Wie Eltern ihre Kinder, so kann auch der Tierbesitzer jedes einzelne seiner Tiere sehr genau unterscheiden.

Das konnte ich zum Beispiel bei meinem Freund Günther auf dem Land erleben. Auch wenn er sich nicht als Ökobauer bezeichnet, so kann ich doch bestätigen, dass die Art, wie er mit seinen Kühen umgeht, mehr als ökologisch und tiergerecht ist. Zu jeder Jahreszeit können seine Milchkühe auf die Weide, bekommen ausschließlich gutes Futter, und der Stall sieht immer picobello aus. Jede Kuh hat ihren eigenen Namen, und als ich einmal im Stall stand und ihn bei seiner Arbeit beobachten konnte, da spürte ich, wie die Tiere ihm vertrauten. Natürlich werden die Kühe auch hier per Maschine gemolken, aber alles läuft in einer ruhigen und für Tier und Mensch angenehmen Atmosphäre ab. Als er meine skeptischen Blicke angesichts der modernen Technik bemerkte, rief er mich lachend zu sich rüber:

»Glaub mal ja nicht, dass jeder von uns die alte Methode verlernt hat. Es kommt noch oft genug vor, dass wir auch mit der Hand melken müssen. Du glaubst doch nicht im Ernst, dass ich eine Kuh, die Schmerzen hat, an die Maschine anschließe, da wird natürlich vorsichtig per Hand gemolken. Aber was ist mit dir? Zeig doch mal, was du kannst!«

Und schon saß ich auf einem Hocker, direkt neben dem netten Hinterteil der Kuh Johanna. Aus den prallen Zitzen tropfte schon die cremig weiße Milch. Leicht verschämt nahm ich die rosa Zitzen in die Hände, war aber spätestens da mit meinem Latein am Ende. Johanna signalisierte mit ihrem Schwanz, dass das nicht ganz die richtige Methode war, und aus der hinteren Ecke starrte mich der Bulle Friedhelm an – und irgendwie konnte ich seinen Missmut gut verstehen.

Günther beugte sich zu mir, fachmännisch nahm er die Zitzen zwischen seine Finger und schwuppdiwupp flossen Strahlen warmer Milch in den Eimer. Geduldig zeigte er mir die drei Handgriffe, und nach einer Weile gelang es mir tatsächlich zu melken. Johanna drehte gelassen ihren Kopf zur Seite, kaute im gleichmäßigen Rhythmus auf ihrem Heu herum, fuhr sich mit der Zunge über die dicken Lippen und sah mich an, als wenn sie sagen wollte: »*Na Alter, geht doch.*«

Johanna und ich wurden noch richtig gute Freunde, denn jedes Mal, wenn ich Günther auf seinem Hof besuchte, erkannte ich sie und rief sie beim Namen. Dann drehte Johanna ganz gemächlich ihren Kopf zur Seite, nickte mir zu, wedelte kurz mit dem Schwanz und wandte sich dann wieder dem frischen Gras zu. Da dachte ich nicht selten daran, dass auch sie irgendwann einmal geschlachtet werden würde. Das ist Teil unseres Fleischkonsums. Und ich mittendrin.

Die Schlachtung der Tiere darf man natürlich als Fleischkonsument nicht einfach ausblenden. Das ist und bleibt ein Thema, über das sich die Tierschützer zu Recht aufregen und uns deswegen auch immer wieder darauf aufmerksam machen, dass hier noch viele Methoden grausam und unnötig sind. Die Transportwege zur Schlachterei sollten möglichst kurz sein, um den Tieren nicht unnötigen Stress zu verursachen. Die Schlachtung selbst sollte mit Respekt vor den Tieren vorgenommen werden. Da ist eine perfekte Technik, hinter der sich der Mensch verstecken kann, nicht hinreichend, sondern man muss auch hier versuchen, sich in das Tier einzufühlen, um den leider unvermeidbaren Stress, der beim Schlachten entsteht, möglichst gering zu halten. Besonders bei Schweinen schießt das Stresshormon in die Höhe, und je mehr Beruhigungsmittel dann verabreicht werden, desto größer ist die Gefahr, dass sich die Medikamente im Fleisch festsetzen. Diese Chemikalien setzten sich bei dem Tier in Leber und Galle fest, sodass die Innereien eigentlich nicht mehr zum Verzehr geeignet sind.

In Betrieben, in denen es bis zum Schluss respektvoll zugeht, lässt man Gruppentiere, wie zum Beispiel Schweine, noch bis kurz vor der Schlachtung in kleinen Gruppen zusammenstehen. Wenn die Tiere einzeln vom Schlachter aus der Gruppe gelöst werden und der Bauer, den die Tiere kennen, dabeibleibt, gibt es weniger Aufregung und kein unnötiges Gequieke. Das Schlachten ohne Stress und Qualen wird mit einer hohen Fleischqualität belohnt, daher sind in den ökologischen Betrieben alle Fleischteile verwertbar. Über hundert verschiedene Wurst- und Schinkensorten können dadurch zusätzlich gewonnen werden. Gewürze und Salze, die dem Fleisch bei der Verarbeitung dann noch zugegeben werden, sind in diesen Betrieben zertifizierte Bio-Produkte. Diese Gewürze dürfen selbstverständlich nicht mit ionisierenden Strahlen behandelt werden. Nur so kann zwischen Bauer, Fleischer und dem Endverbraucher ein großes Vertrauen in Bezug auf die Qualität der Produkte aufgebaut werden.

Auch Medikamente sind für die ökologische Fleischerzeugung ein wichtiges Thema. Sobald ein Tier erkrankt, sollte es vorzugsweise nur mit phytotherapeutischen (aus Pflanzen gewonnenen) und homöopathischen Präparaten behandelt werden. Generell zugelassen sind homöopathische Mittel, die wie bei den Menschen die Selbstheilungskräfte des Körpers anregen sollen. Diese sind nicht synthetisch hergestellt, sondern werden aus Pflanzen gewonnen. Wenn ein Tier jedoch schwer erkrankt ist, gilt es, Leiden und Qualen zu vermeiden; dann dürfen nach Anweisung eines Tierarztes auch chemisch-synthetische allopathische Tierarzneimittel, wenn nötig sogar Antibiotika laut Verordnung verabreicht werden. Diese Behandlungen unterliegen aber einer strengen Kontrolle. Erhält ein krankes Tier innerhalb eines Jahres mehr als drei Behandlungen mit allopathischen Mitteln oder Antibiotika, dann darf das Fleisch dieser Tiere beziehungsweise dürfen deren Erzeugnisse, wie Milch und Eier, nicht als Ökoerzeugnisse verkauft, sondern müssen konventionell vermarktet werden. Bei allen Erkrankungen muss immer die Heilung des Tieres im Vordergrund stehen, denn jedes Tier ist schließlich ein Individuum und verdient dementsprechend unseren Respekt.

In meinem Kiez in Berlin habe ich in Frank Bauermeister den Fleischer meines Vertrauens gefunden. Seit über zehn Jahren ist Frank Bauermeister im Verband der Neuland-Fleischer, die all die beschriebenen Richtlinien einhalten und damit dem Tier, der Umwelt und so auch der Qualität den Vorrang geben. Neuland-Bauern und -Fleischer setzen sich für eine besonders artgerechte Tierhaltung ein, sind dem Tierschutz verpflichtet und müssen sich strengen Richtlinien unterwerfen, die wiederum unter permanenter Kontrolle von außen stehen. Von der Gabe des Futters bis hin zur Schlachtung steht das Wohl des Tieres immer an erster Stelle. Massenhaltungen sind hier verpönt, und nur so kann mit Gütesiegel prämierte Qualität beim Fleisch erreicht werden.

Als Frank Bauermeister sich 1993 entschloss, dem Neuland-Verband in Brandenburg beizutreten, war es besonders den Städtern noch fremd, dass Fleisch nun nicht mehr auf Masse abrufbar sein sollte. Plötzlich mussten die Kunden teilweise vorbestellen, damit Hühner und Kaninchen nicht mehr unnötig geschlachtet wurden. *»Wie, das Kaninchen wird extra für mich geschlachtet¿¿«,* war oft die entsetzte Reaktion, und der Kunde begriff in diesem Moment erst, dass tatsächlich ein Lebewesen sterben muss, damit es bei ihm im Ofen und letztendlich auf seinem Teller landen kann. Nicht selten ließ der Kunde dann entsetzt von seinem Vorhaben ab, rannte wahrscheinlich in den nächsten Supermarkt, wo er klinisch verpackte Steaks fand, die nicht mehr an ein Tier erinnerten und wahrscheinlich – aufgrund der tausend Zusatz- und Konservierungsstoffe – auch nicht so schmeckten.

Natürlich hat Qualität auch ihren Preis, und Frank Bauermeister musste erst einmal seine Kunden überzeugen, dass gutes Fleisch Zeit braucht und deswegen etwas teurer ist als das abgepackte Massenzeug in der Gefriertheke. Als sich jedoch die ganze Welt mit dem BSE-Skandal konfrontiert sah, da konnte ein Bewusstseinswandel einsetzen, der das Tier in den Mittelpunkt stellte. Frank Bauermeister beobachtete seit Jahren, dass die Medien erheblich dazu beitrugen, den Bedarf an Qualitätsfleisch zu steuern. Als BSE nicht mehr die Horrornachricht des Tages war, ließ auch der Kauf von Qualitätsfleisch wieder nach, bis der nächste Skandal publik gemacht wurde. Es folgte die Schweinepest, die Vogelgrippe, bis zum jüngsten Gammelfleisch-Skandal, der uns in Berlin besonders hart traf. Erst muss also etwas Schlimmes passieren, dann boomt das Geschäft. Das unterscheidet die Städter erheblich von den Landbewohnern, die viel konstanter ihren Idealen treu bleiben, während sich die Verbraucher in der Stadt mehr von Medien und Skandalen lenken lassen.

Aber Frank Bauermeister ließ sich nicht von seinem Vorhaben abhalten, und heute sind 95 Prozent seiner Wurstwaren von ihm und seinem Team selbst verarbeitet – ohne Zusatzstoffe, mit naturbelassenen Kräutern und regionalen Gewürzen, ohne künstliche Geschmacksverstärker. Es existieren Listen, auf denen genau vermerkt ist, welche Zutaten wo verwendet wurden. Das stärkt das Vertrauensverhältnis zwischen Kunden und Anbieter.

Auch die Bestandteile des Futters, welches die Tiere bekommen, sind kein Geheimnis. Für Rinder gibt es Gras von der Weide, sie liegen auf Heu und Stroh – siehste, wollen's doch auch gemütlich haben, geht doch – und bekommen noch zusätzlich Rübenschnitzel, Getreideschrot, Erbsen und Rapskuchen. Ein volles Menüprogramm und det Janze mit Liebe und Respekt. Wer sagt's denn! Geht doch alles. Mensch muss nur wollen. Kühe, Schafe und Lämmer werden mit Weizen, Gerste, Gras, Stroh und Heu verwöhnt, leben artgerecht, dürfen Sonne und Regen spüren, und das Geflügel pickt den ganzen Tag seine Körner, kann herumscharren und auf dem Misthaufen ein kleines Nickerchen machen.

»Ich wollt, ich wär ein Huhn …«

Besonders für die Schweine hat sich Frank Bauermeister starkgemacht. Auf den meisten Höfen werden die Ferkel kurz nach der Geburt ohne Narkose kastriert, um den typischen Ebergeruch zu verhindern. Auf diese Weise werden in Deutschland mehr als 20 Millionen männlichen Ferkeln bei vollem Bewusstsein und so auch vollem Schmerzempfinden operativ mit einem scharfen Messer beide Hoden entfernt. Und, wie fänden *Sie* das? Mit welchem Recht erlaubt sich der Mensch, einem anderen Lebewesen derartige Schmerzen zuzufügen?? Das kann und werde ich nicht begreifen und nicht weiter dulden. Ich würde mich sehr freuen, wenn auch *Sie* die zwei Minuten Zeit hätten, diesem Treiben durch Ihre Protestnote ein Ende zu setzen. Der einfachste Weg: www.ferkel protest.de.

Bei allen Neuland-Landwirten erhalten die Ferkel für diese Operation eine Kurzzeitnarkose mit dem auch in der Humanmedizin verwendeten Narkosegas »Isofluran«. Gleichzeitig wird dem Tier ein Schmerzmittel verabreicht, um den Wundschmerz nach dem Aufwachen zu vermindern. All diese Stoffe sind nach kurzer Zeit im Körper abgebaut, gelangen also nicht in die Fasern des Fleisches und stellen somit keine Gefahr für den Endverbraucher dar.

Was mich besonders berührt hat, ist der Umstand, dass sich mein Fleischer Bauermeister wirklich mit dem Begriff »Multikulti« auseinandersetzt. Nur den türkischen Gemüsehändler an der nächsten Ecke zu kennen ist noch längst nicht Integration und Multikulti. Viele muslimische Kunden kamen anfangs nur sehr zögerlich in seinen Laden, da es mittlerweile eine traurige Gewissheit ist, dass hierzulande für Rinder- und Geflügelwurst meist auch Schweinefett verwendet wird. Mit diesem Problem hat sich Frank Bauermeister besonders auseinandergesetzt. Seine gesamte Rinder- und Geflügelwurst wird direkt in seinem Laden hergestellt und enthält keine Spuren von Schweinefett. Somit hat er auch das Vertrauen unserer muslimischen Mitbürger gewonnen. Regelmäßig lädt er Schüler und Schülerinnen vieler Nationalitäten ein, damit alle in seinen Räumen genau zusehen können, wie das Fleisch in die Wurst kommt. Hier wird nicht mühselig zwischen »Reli« und »Ethik« verhandelt, alles erfährt seine Gleichberechtigung. Das nenne ich positive Integration!

Wenn man wie ich Fleisch isst, sollte man sich auch dafür verantwortlich fühlen, wie die Tiere bis zur Schlachtung gehalten wurden, und genauer hinsehen, woher das Fleisch kommt und wie es verarbeitet wurde. Respekt und Achtung für jeden Mann und jedes Tier – und natürlich jede Frau! Wo kämen wir sonst hin. Wegen Gleichberechtigung und so!

Vielleicht hat mein Verlangen nach Fleisch auch was mit meiner Blutgruppe zu tun. Ich besitze die Blutgruppe 0. Diese gilt als die älteste Blutgruppe. Jede Blutgruppe besitzt ihren eigenen genetischen Fingerabdruck und Code. Laut der These des amerikanischen Naturheilmediziners Peter D'Adamo dient die Blutgruppe als Wegweiser für Essgewohnheiten. Was für die eine Gruppe gesund ist, kann für die andere Gruppe auf Dauer lebensbedrohlich werden. Das kennen wir alle, wenn es um eine Bluttransfusion geht. Einmal die falsche Blutgruppe verabreicht und das war's. Also muss doch die Ernährung für das Blut eine bedeutende Rolle spielen. Wir »Nuller« gelten bei D'Adamo als Jäger, das heißt, Fleisch und all das, was in der freien Natur zu finden ist, sollte Bestandteil unserer Ernährung sein, da es wichtig für unsere Gesundheit ist. Genauso verhält es sich mit den anderen Blutgruppen. Für jede Blutgruppe gibt es Nahrungsmittel, die unentbehrlich sind, und andere, die zur langsamen Vergiftung des Körpers führen. Blut ist ein Lebenselixier, ein Transporteur von Gutem und Schlechten durch den Organismus. Es ist ein spannendes Thema, mit dem sich Ayleen lange auseinandergesetzt hat, wovon ich natürlich sehr profitiere.

Die Zeiten, in denen man selbst gejagt und das Wild, das für den eigenen Bedarf benötigt wurde, eigenhändig erledigt hat, sind natürlich lange vorbei. Trotzdem löste das Gefühl, der Kategorie der Jäger anzugehören, bei mir ein klein wenig Stolz aus, da ich hier wieder meine Seelenverwandtschaft zu den Indianern spürte. Als Jäger erlegten auch sie nur so viele Tiere, vornehmlich Bisons, wie der Stamm zum täglichen Bedarf benötigte. Das nahrhafte Fleisch wurde gegessen, aus dem Fell wurde ihre Kleidung hergestellt, das Leder wurde für die Tipis und Mokassins verwendet. Ein erlegter Bison deckte somit den Bedarf des täglichen Lebens in all seinen Kategorien ab. Das sinnlose Schlachten und Ausrotten dieser Tiere war eines der unrühmlichen Zeugnisse des weißen Mannes, der sich über die Ureinwohner und über die Natur stellte.

Die paar Bisons zu retten, die es im Reservoir der Cree-Indianer noch gab, ist Teil einer Mission, die ich für unentbehrlich halte, und aus diesem Grund war ich ein zweites Mal nach Kanada gereist.

Der Schatz der Woodlandcree-Indianer Teil II

Dezember
Laßt die Trommeln erklingen.
Der Winter liegt über dem Fluß.
Dunkle Männer sitzen in dunklen Küchen.
Worte bewegen sich in der Luft.
Ein Nachbar ist krank.
Braucht Gebet.
Frauen tauen gefrorene Erdbeeren auf.
Im Dunkel … eine Trommel.
Kinder treiben sich herum,
essen Hamburger
bei McDonald's.
Der Williamsjunge
ist betrunken.
Laßt die Trommel erklingen.
Beeren tauen,
werden zerdrückt,
die Finger voller Flecken und die Zungen.
Laßt die Trommel erklingen.
Ein Nachbar ist krank.
Sprecht ein Gebet.
Dunkle Männer sitzen in den dunklen Küchen.
Wind rüttelt den Mond.

MAURICE KENNY

Natürlich sind wir nicht das einzige Land, bei dem sich die Esskultur in einem desaströsen Zustand befindet. Aber all die Menschen, die weltweit versuchen, wieder ökologische, regionale, artgerechte und biologische Produkte anzubieten und damit die Symbiose zwischen Mensch, Natur und Tier wiederherzustellen, machen ja eigentlich nichts anderes als das, was für die Indianer von jeher selbstverständlich gewesen ist.

Nur ist davon heute auch bei dem Urvolk Nordamerikas kaum noch etwas übrig geblieben, und viele Indianer haben sich dem unsäglichen Fast Food der Weißen hingegeben. Teils aus Verzweiflung, teils aus Resignation, teils aus Mangel an adäquaten Alternativen zu ihrer ursprünglichen Lebensform. Die Zeiten der Jäger und Nomaden sind bekanntlich längst vorbei. Dieser Zustand wurde durch das Abschlachten der Bisons und damit der Vernichtung ihres Grundnahrungsmittels herbeigeführt beziehungsweise durch die allmähliche Zerstörung der Natur mit all ihren Ressourcen, die früher von den Ureinwohnern wie selbstverständlich nur in den Mengen genutzt wurden, die nötig waren. Heute sind ganze Seen leer gefischt, in denen sich vor nicht einmal zwei Jahrzehnten die Heringe noch zu Tausenden tummelten. Die Natur wurde zu Zeiten der Indianer nie in dem Maße sinnlos auslaugt und zerstört, wie es heute der Fall ist. Früchte, Nüsse, Blätter, Kräuter und die großen Fischbestände in den Flüssen und Seen lieferten alle wichtigen Mineralien, Vitamime und Proteine, die für ein gesundes Leben benötigt wurden. Mit der langsamen Zerstörung der natürlichen Ressourcen weltweit, dem Auslaugen der Böden und dem Abschlachten riesiger Bisonherden kamen die Indianer in den letzten zweihundert Jahren immer mehr in Bedrängnis. Sie mussten sich gezwungenermaßen nach und nach einer ihnen völlig fremden Lebensweise anpassen.

»Du bist, was du isst« zeigte hier dann sehr deutlich seine abschreckende Wahrheit. Nur schwerlich konnten sich die Indianer auf eine andere Nahrung umstellen, und heute haben viele von ihnen chronische Krankheiten, weil ihre Körper mit den ganzen industriell verarbeiteten Produkten nach wie vor nicht zurechtkommen. Dazu muss man wissen, dass Bisonfleisch eine völlig andere Konsistenz und Zusammensetzung hat als traditionelles Rindfleisch. Das Bisonfleisch ist eine der hochwertigsten und fettärmsten Fleischsorten, die es gibt, und enthält alle Mineralien und Stoffe, die der menschliche Körper braucht. Galten Indianer früher als zäh, schlank und widerstandsfähig, so hat sich das heute leider in trauriger Weise ins Gegenteil verkehrt. Die Tatsache, dass man ihnen verwehrt hat, weiter als Nomaden herumzuziehen, zu jagen und sich körperlich und aktiv zu behaupten, brachte auch verheerende Krankheiten mit sich. Die fetten Produkte lähmten ihren Stoffwechsel derart, dass sie heute häufig übergewichtig sind und sich, zusammen mit all den anderen Faktoren, dann noch träge dem Alkohol hingeben. Es war entsetzlich für mich zu beobachten, wie sie zuhauf bei Mac Doof saßen, da ihr Körper das wichtige Fleischprotein verlangte und dringend benötigte.

Ich habe mit eigenen Augen gesehen, wie sie mit der amerikanischen Ernährung zu kämpfen haben, und das bisschen, was es an Büffelfleisch noch gibt, reicht nicht aus, um sich davon wie in alten Zeiten tagtäglich zu ernähren. Doch auch hier ist ein Wandel festzustellen: Unter den heutigen Ureinwohnern Nordamerikas wächst das Bewusstsein für eine heimische Ernährung, und viele wenden sich ab von der amerikanischen Fast-Food-Mentalität. Dadurch wuchs auch wieder das Interesse für die einheimischen Bisons. Derzeit ist der korrekte Name des Präriebisons *Bos bison bison* und der des Waldbisons *Bos bison athabascae*. Auch das Interesse der Forscher am Bison ist geweckt, so wie das immer bei Tierarten geschieht, die vom Aussterben bedroht sind.

Um diese faszinierenden Tiere zu verstehen, muss man sie in freier Natur erleben. Ihr Schicksal hatte mich bei meinem ersten Kanada-Trip bewegt, und ihr Niedergang stellt eine traurige Analogie zu der Entwicklung der Indianer dar, die auf ähnliche Weise umgesiedelt, krank gemacht und teils gar vernichtet wurden und die heute in einem von Weißen beherrschten Land leben müssen. Als ich zum ersten Mal diese Bisons zwischen den verschneiten Bäumen stehen sah, erfuhr ich, dass die Woodlandcrees dringend Unterstützung suchten, um den Bestand der vermutlich letzten frei lebenden, reinrassigen und gesunden Waldbisons zu retten. Ich beschloss, eine zweite Reise zu unternehmen, auf der mich Ayleen begleitete. Zusammen mit einem Filmteam wollten wir diese Reise dokumentarisch festhalten, in der Hoffnung, die Welt auf dieses ernste Problem aufmerksam zu machen. Wir wollten das Bisonschutzprogramm der Cree-Indianer unterstützen, und all die Faszination für die indianische Kultur sowie das große Interesse an diesem Land und dessen Ureinwohnern lockten uns in dieses neue Abenteuer. Für Ayleen war die Ernährung und die damit verbundene Kultur und Tradition der Indianer von besonderem Interesse, sie wollte die gewonnenen Erkenntnisse für ihre Diplomarbeit nutzen.

Die community der Cree-Indianer, die wir besuchten, ist insofern etwas Besonderes, als sie eine der wenigen ist, die den Kontakt zu den Bisons nie verloren hat. Es galt, die Beziehung zu diesen Tieren aufrechtzuerhalten, eine alte Symbiose zu leben, die ihre Urahnen wie selbstverständlich jeden Tag erfuhren. Das heutige Bemühen der Cree-Indianer ist gleichzeitig der Versuch, eine traditionsgebundene und ökologische Zukunft zurückzuerobern. Auch andere Stämme suchen mittlerweile Wege, um mit der Gegenwart zurechtzukommen, ohne dabei ihren Ursprung zu verleugnen.

Die Geschichte der nordamerikanischen Prärievölker bleibt auch heute untrennbar mit dem Schicksal der amerikanischen Büffel verbunden. Nachdem gegen Mitte des 19. Jahrhunderts die großen Prärieherden durch zu starke Bejagung der weißen

Siedler verschwanden, wurde zunehmend Jagd auf die im Norden Amerikas vorkommenden Waldbisonherden gemacht. Damit erlebten die Bisons genau das, was die Indianer mit der Besiedlung ihres Landes durch die Weißen erfahren hatten.

Die Waldbisons, die nun vor unseren Augen zwischen den Bäumen standen und sich nicht sonderlich für uns zu interessieren schienen, bewegten sich außerhalb der Grenzen des Wood-Buffalo-Nationalparks und mischten sich so nicht mit den dort lebenden Tieren, die zum Teil mit Anthrax, Brucellose und Tbc infiziert waren und auch nicht mehr als reinrassig galten. Doch das bedeutete gleichzeitig, dass diese kleine Waldbisonherde gesetzlich völlig ungeschützt war. Die Crees hatten kaum eine Lobby und damit auch wenig Möglichkeiten, allein für den Schutz der Tiere einzutreten.

Anfang der Neunzigerjahre hatte die kanadische Regierung mit Unterstützung der Agrar- und Forstlobby dazu aufgerufen, kranke Bisons in und um den Nationalpark wegen des »ökonomischen Risikofaktors« zu eliminieren. Dies führte zu einem vehementen Protest der dort lebenden Waldindianer. Als Reaktion auf die vorgeschlagene Tötung der erkrankten Herden und die zusätzliche Bedrohung durch Großwildjäger wurde von den Indianern 1996 ein Schutzprojekt ins Leben gerufen. Hauptziel des Hilfsprojektes war es, die kleine örtliche Waldbisonherde von ungefähr hundert Tieren zu schützen.

Von dieser Herde und ihrer engen Verbundenheit mit den Woodlandcree-Indianern sollte unser Dokufilm handeln. Von dem Kampf der Little Red River Cree Nation gegen eine viel zu starke Lobby der Agrar- und Forstwirtschaft, gegen den Jagdtourismus der Weißen und die sich ansiedelnden Öl- und Gaskonzerne, die sich ungefragt die Ressourcen der Ureinwohner zunutze machten. Es ist ein Wettlauf gegen die Zeit, ein Wettlauf ohne finanzielle Mittel und ohne jegliche Unterstützung seitens der kanadischen Regierung.

Auf einer unserer vielen Touren durch das Gebiet sahen wir

Kadaver von erlegten Tieren, die die Großwildjäger einfach hatten liegen lassen. Sogenannte »Outfitter« brachten reiche Amerikaner und Europäer in dieses Gebiet, um die Bisons der »Wentzel River Herde« zu jagen. Zwar stellten die Cree sogenannte Bisonwächter auf, um diesem Gräuel entgegenzuwirken, aber immer wieder fanden sie trotzdem kopflose Muttertiere mit ihren toten Kälbern. Die reine Trophäenjagd, ohne Sinn und Verstand, noch dazu aus nächster Nähe, direkt an ihren Futterplätzen. Wie männlich! Wie heldenhaft!

Nie hat der Indianer ein Tier ohne Grund getötet und schon gar nicht, um es sinnlos und auf so eine makabre Art zu quälen. Es war immer ein Geben und Nehmen inmitten der Natur. Die Indianer sahen sich als ein Teil des Ganzen und versuchten nie, sich über die Natur zu erheben. Das eitle Jagen nur für eine Trophäe ist dem Indianer bis heute fremd. Dieses sinnlose Abschlachten bedeutet vielmehr eine tiefe Verletzung ihrer eigenen Jagdethik und ihres Glaubens. In alten Gesängen, in mythischen Geschichten werden immer wieder die Bisons erwähnt, immer hatten sie ihren festen Platz in der Mitte der Indianer. Sie auszulöschen würde bedeuten, einen Teil der indianischen Kultur zu zerstören.

Nun, da diese Tiere kurz vor der Ausrottung stehen, versuchen die Cree, ihnen ihre verlorene Würde zurückzuschenken. Jahrhundertelang ernährten die Bisons die Stämme ihrer Urahnen, und dafür wollen die Cree ihnen heute wie von jeher Dank zollen. Nun haben sich die Cree sogar selbst ein Jagdverbot auferlegt, um das Überleben der Tiere zu sichern. Und im Gegensatz zu den Rindern, für deren Weideflächen zuhauf kostbare Wälder gerodet werden müssen, leben die Bisons mit und in den Wäldern. So wird nicht nur das Tier geschützt, sondern auch seine natürliche Umgebung, und letztendlich wird das ökologische Gleichgewicht wiederhergestellt!

Mit meinem Filmteam lernte ich auf beeindruckende Weise den Kampf der Cree für eine ganzheitliche Zukunft kennen.

Die Cree lehrten uns, dass nur die Einheit aller Geschöpfe eine fruchtbare Symbiose zustande bringt, die wir im modernen Europa als ökologisch bezeichnen würden. Immer mehr Menschen suchen nach alten Strukturen, um dem rapiden Fortschritt entgegenzuwirken, der einen hohen Preis fordert. Alle sollten auf dieselbe Reise gehen, denn auch bei uns gibt es viele Parallelen zur Situation in Kanada, und diese Erkenntnisse nahm ich mit zurück nach Europa.

All das Filmmaterial liegt nun bei mir zu Hause und wartet darauf, endlich Förderer zu finden, die uns die Möglichkeit geben, diese unverwechselbaren Eindrücke allen zugänglich zu machen, um sie vielleicht auf unsere eigene Situation hinzuweisen. Der Verfall der Sitten, Riten und der Esskultur ist bei uns schon längst bittere Realität.

Vielleicht sind es manchmal gerade die kleinen Dinge, die viel bewirken können.

In Kanada für die Erhaltung der Bisons zu kämpfen ist eine große Aufgabe, die viel Geduld und Kraft erfordert. Es ist aber schon viel geschafft, wenn jeder von uns den Menschen, das Tier und die Natur als Ganzes versteht und respektiert. Auch im gewohnten Alltag kann jeder von uns eine Menge erreichen. Und das in seinem eigenen, regionalen Umfeld.

Auch an einem stinknormalen Sonntag.

Robin Hood in der Seelingstraße

Tu erst das Notwendige,
dann das Mögliche,
und plötzlich schaffst du das Unmögliche.
FRANZ VON ASSISI

Sonntage können wunderbare Tage sein. Selbst wir Berliner schlagen dann eine gemächlichere Gangart ein, die Straßen füllen sich nur langsam, hier und da ein vereinzelter Jogger, der ehrgeizig seine Runden dreht, all die freiwilligen oder auch sklavisch verurteilten Männer moderner Frauen, die sich gemeinsam ungekämmt beim Bäcker treffen, um frische, noch warme Schrippen für das traditionelle Familienfrühstück zu holen. Der Vormittag dümpelt so allmählich dahin, und am Nachmittag sitzt man bei der Nachbarin auf dem Balkon, genießt ein leckeres Stück Käsekuchen, natürlich regional, und blickt sinnierend in die Gegend. Irgendwann wechselt die Kaffeezeit in ein deftiges Abendbrot über, und der träge Sonntag endet mit einem Glas Gewürzgurken vor einem Tatort. Nicht regional.

Zum Beispiel.

Es gibt aber auch Sonntage, die verlaufen ganz anders. Um nicht zu sagen, sie geraten völlig außer Kontrolle und bringen dadurch eine Dysfunktion in den gängigen Trott der Alltäglichkeit.

An so einem Sonntagmorgen standen Tim und ich auf dem Balkon, als Jacky mit leicht wirren Haaren auftauchte – rosa, weiße und hellgrüne Karteikarten in den Händen verteilt, die unser gemeinsames Buch in geordnete Bahnen lenken sollten –, auf mich und ihren Mann ohne Punkt und Komma einplapperte, kurz nickte, als wenn sie sich selbst eine Frage beantwortet hätte, und wieder verschwand. Mit den Karteikarten.

Wie bereits erwähnt, verwenden Frauen laut Statistik 10 000 Wörter pro Tag. Mindestens. Wir Männer genossen schweigend die angenehme Ruhe und atmeten die laue Sommerluft ein.

An der Hauswand gegenüber hatten regionale Mauersegler ihre Nester hinter den Verzierungen der Stuckmauern versteckt, und mit halb geschlossenen Lidern beobachtete ich das ewige Ritual von An- und Abflug. Das Zirpen erinnerte an südliche Länder, und die gleitenden Flugbewegungen versetzten mich in einen angenehmen Trancezustand. Das Raus- und Reinschlüpfen der Tiere erfolgte im gleichmäßigen Takt, nichts störte ihre Choreografie. Sie zwängten ihre winzigen Körper durch jede noch so kleine Ritze, um ihre Jungen zu füttern, steckten danach für einen Moment den Schnabel heraus, krochen hervor und zogen wieder ihre vertrauten Bahnen.

Es fiel sofort auf. Als wenn ein Sandkorn im Getriebe ein Stocken hervorruft, es hakte und klemmte, mit einem Mal war der gewohnte Rhythmus unterbrochen. Immer wieder drückte das Köpfchen eines Mauerseglers nach vorne, aber irgendeine dunkle, unbekannte Macht hielt es fest, und panisch flatterte er mit einem heraushängenden Flügel auf und ab. Die träge Ruhe war beendet.

»Da müssen wir hin! Einer für alle, alle für einen!«, rief ich Tim zu und stürzte aus der Wohnung. Die Gefahr musste gebannt werden, koste es, was es wolle! Ich rannte über die Straße, das Quietschen der Autoreifen stoppte mich für einige Sekunden, in denen ich dem Vollidioten die Regeln einer Spielstraße erklärte, hielt mich aber dann nicht weiter mit seinem dummen Gesichtsausdruck auf, stand schließlich an der gegenüberliegenden Hausmauer und sah zum Dach hinauf. Verzweifelt kämpfte das arme Geschöpf weiter gegen die dunkle, unbekannte Macht. Mein türkischer Kumpel Dursun kam vorbei, blickte nach oben und fragte, was denn hier los sei. Ich deutete auf den panisch flatternden Vogel.

»Mensch, armes Tier«, murmelte er, schüttelte dabei den Kopf, »det is nich jut, Mann, Alter, musste wat unternehmen.«

Damit trollte er sich. Inzwischen war auch Tim angekommen, und ich drückte einfach auf die obere Klingelleiste.

»Was hast du vor?«, fragte mein Kompagnon verdutzt, doch bevor ich antworten konnte, summte die Anlage, und ich schmiss mich mit meinem ganzen Gewicht gegen die Tür, die selbstverständlich sofort nachgab.

»Wir müssen hoch und jemanden fragen, ob wir auf den Dachboden können, nur so kann ich ermitteln, was da oben genau los ist.«

Damit erstürmten wir in unserer fast aussichtslosen Mission die abgenutzten Stufen, die knarrend Zeugnis von unseren polternden Schritten gaben. Natürlich existierte kein Fahrstuhl, wozu auch, Treppensteigen schützt angeblich vor Herzinfarkt, somit dürfte eigentlich kaum ein Berliner an Herzinfarkt sterben, und so standen wir nach einiger Mühe keuchend vor der letzten Wohnungstür im fünften Stock. Altbau. Natürlich. Eine Klingel sah ich nicht, also hämmerte ich gegen die Tür.

»Gut, dass du nicht Obelix bist ...«, murmelte Tim, »die wäre sonst jetzt nämlich hin«, als sich quietschend und knarrend die Tür langsam öffnete. Heraus lugte ein schmales und verrunzeltes Gesichtchen, das mich ungläubig anstarrte.

»'tschuldigung, wir müssten nur mal ...«

Weiter kam ich nicht.

In Zeitlupentempo hob sie die Hände über den Kopf, ihre weit aufgerissenen Augen wie hypnotisiert auf mich gerichtet. Tim und ich wagten kaum zu atmen, linsten uns verstohlen von der Seite an.

Dieser Kiez war berühmt für seine außergewöhnlichen Bewohner, nicht umsonst wurde das Areal hier gerne als »offene Anstalt« tituliert, in der jeder freien Ausgang hatte. Aber so etwas hatte ich tatsächlich noch nicht erlebt. Da dämmerte es mir.

Ja mei, haben wir schon wieder 20 Uhr 15?

»Nnnnein, nein, ich bin es nicht …«, wehrte ich verzweifelt ab, »doch schon, also, das heißt, im Film ja, aber jetzt, jetzt bin ich kein Kommissar, verstehen Sie, und meine Kollegin, die ist auch nicht da, nur Hoppe, äh angenehm, ich wollt fragen, könnten wir auf Ihren Dachboden rauf?«

»Sie sind immer so lustig, wissen Sie …« Dabei kicherte die alte Dame wie ein verliebtes Schulmädchen. »Das mag ich. Die ganzen Toten, nein, das ist nicht schön, und immer dieses Schießen, das ist so laut, aber Sie, Sie mag ich.«

Sie hatte immer noch die Hände oben. »Könnten Sie das bitte ändern?« Ernsthaft sah sie mir ins Gesicht, ihr bohrender Blick ließ nicht locker.

»Was bitte genau?«, stammelte ich wie ein junger Pennäler. Sonntags arbeitet mein Gehirn manchmal nicht gleich auf Hochtouren.

»Na, das mit den unschönen Toten. Wie wär's mit einer romantischen Liebesgeschichte zwischen Ihnen und der Veronica Ferres? *Das* wäre doch schön. Für einen Sonntagabend.«

Es gibt Momente, in denen ist mein Gehirn ein Vakuum. Nichts, aber auch gar nichts scheint sich da zu regen.

»Ich werde es vorschlagen«, murmelte ich in mich hinein, freute mich insgeheim auf die entsetzten Gesichter des SWR und den nachdenklichen Blick meiner Agentin. Schnell erinnerte ich die alte Dame an unser Anliegen. Während sie mit der einen Hand in einen kleinen Kasten griff, der neben der Tür hing, hielt sie die andere tapfer nach oben gestreckt. Fiktion und Realität liegen wohl viel näher beieinander, als wir das manchmal wahrhaben möchten. Es folgte ein mütterlicher Blick ihrerseits, aber den Schlüssel, nein, den Schlüssel fand sie leider nicht.

»Ich glaube, ja, es muss so 1960 gewesen sein, da war ich mal da oben, aber seitdem, nein, seitdem bin ich nie wieder dort gewesen. Wozu auch? Ich wohne ja *hier*. Und nicht dort oben.«

Es folgte noch ein strahlender Blick, und den beiden Musketieren blieb nichts anderes übrig, als die fünf Stockwerke wieder runterzurennen. So schnell wollte ich mich aber nicht geschlagen geben, denn in meinen Augen hat jedes Lebewesen das Recht, so lange wie möglich auf diesem Planeten zu leben; nur so kann ein gesunder Kreislauf erhalten bleiben.

Doch der natürliche Kreislauf ist gerade in den letzten Jahrzehnten in der Stadt systematisch zerstört worden. Meine Vermutung war, dass sich der arme Mauersegler in einem Bindfaden oder einem Plastikfetzen verheddert hatte. Nun fragen Sie sich bestimmt, was ein Bindfaden oder gar Plastik im Nest eines Vogels zu suchen hat! Das kann ich Ihnen gerne erklären. Da wir die Stadt immer mehr der Natur berauben, nehmen die Vögel mittlerweile auch anderes Zeugs, um ihr Nest zu bauen. So liegen zwischen Zweigen und Blättern nicht selten auch Reste von Plastiktüten, Pappmaché und eben auch Bindfäden, die dann ins Nest eingearbeitet werden. Ich weiß ja nun wirklich, was alles in so einem Müllberg zu finden ist! Bei Wind und Wetter werden diese unnatürlichen Ressourcen aber aus dem Nest herausgerissen, und dann kann es passieren, dass der Mauersegler sich selber stranguliert. Das ist ein Phänomen, das ziemlich weit verbreitet ist, aber nicht jedem wirklich bewusst ist. Das wollte ich um jeden Preis verhindern!

Unten auf der Straße kramte ich mein Handy hervor und wählte 112. Trotz Ökologie und so.

»Du rufst die Feuerwehr?« Tim sah zweifelnd die Straße hinunter. »Wegen eines Vogels werden die doch niemals ausrücken.«

»Da täuschst du dich. Mauersegler stehen unter Naturschutz. Die müssen kommen.«

Eigentlich war ich mir da nicht ganz so sicher, aber auf einen Versuch wollte ich es ankommen lassen. Das Telefonat fiel sehr kurz aus, um nicht zu sagen, ein knappes und trockenes »*Aha*« war die Reaktion. Wahrscheinlich hielten mich die Männer für leicht überspannt, aber sie tauchten auf, mit ihrem feuerroten Auto.

Damit war die sonntägliche Ruhe in der gesamten Nachbarschaft gänzlich dahin.

Kissen wurden auf die Fensterbänke gelegt, Zuschauer nahmen eine gemütliche Position ein, und irgendwie erinnerte die ganze Straßenszenerie schlagartig an einen römischen Zirkus. Brot und Spiele wurden präsentiert, und nun erwartete jeder auch das perfekte Schauspiel mit heroischen Kämpfen und natürlich literweise Blut. Ich begann zu schwitzen. Fehlten nur noch klingende Schwerter und Pferdewagenrennen und das Szenario wäre perfekt gewesen. Die menschliche Neugier und die Sucht nach Action und das damit verbundene Ergötzen am Leid anderer war in den letzten zweitausend Jahren nicht wirklich schwächer geworden.

Als die Feuerwehrmänner ausstiegen, musterten sie mich von oben bis unten. Ein verstohlener Blick wurde ausgetauscht und der sonntägliche Tatort schien für diese Woche vom Familienzettel gestrichen. Zu allem Übel waren sie nicht mit dem richtigen Auto gekommen, also musste ein zweiter Wagen angefordert werden. Mit Leiter und allem Pipapo. Dieses Feuerwehrauto kam kaum noch durch die überfüllte Straße. Nach einem aufdringlichen Hupkonzert stand der zweite Wagen endlich auf Position, und die Leiter glitt surrend nach oben. Menschen blockierten den Weg, jeder wollte das

Spektakel hautnah erleben, und im Geiste sah ich schon Souvenirstände mit ausgestopften Mauerseglern aus dem Boden wachsen. Ballons und Zuckerwatte schmückten das Bild, und das Ganze bekam gefährlich die Züge eines bunten Jahrmarktes. Kreischende Kinder stoben durch die Menge, patschten an das Feuerwehrauto. Noch immer schien es der sehnsüchtige Wunsch eines jeden Jungen zu sein, als Feuerwehrmann den Helden zu spielen. Daran hatte sich in der jüngsten Generation nichts geändert. Mütter standen eng beieinander und tuschelten, während die Männer über das Können der Lebensretter fachsimpelten. Und ich mittendrin. Ich fühlte mich wie ein seltsam exotisches Wesen, das ausgestellt wurde, um der Sensations- und Schaulust zu dienen. Die Menge begaffte mich mit unverhohlenem Ekel, aber auch mit purem Entzücken. Mitten in diesem Chaos raste Jacky mit einem riesigen Karton Karteikarten hin und her, ihre Brille war total beschlagen, und sie notierte fieberhaft jedes Detail. Nichts entging ihr – das war manchmal fast beängstigend.

»Das kommt nicht ins Buch!«, zischelte ich ihr zu.

»Aber hallo!«

»Nein!«

»Doch!«

Erbarmungslos hielt sie eifrig Notizen auf mehreren Karteikarten gleichzeitig fest.

»Denkst du, das lass ich mir entgehen?«, raunte sie mir zu. »Robin Hood im Kiez. Fehlt nur noch die grüne Strumpfhose und dazu das passend grüne Röckchen.«

Ihre Augen wanderten bierernst an meinem Körper herunter. Ich blendete jegliche mögliche Phantasie und die damit verbundenen Folgen aus.

Wie aus heiterem Himmel wurde geklatscht. Immer mehr Zuschauer fielen in das Konzert mit ein, als der junge Feuerwehrmann endlich den Vogel in den Händen hielt. Dieser hatte sich tatsächlich in einem Stück Plastik verheddert gehabt und war aus eigener Kraft nicht mehr freigekommen. Nachdem der Feuerwehrmann fachmännisch die Flügel überprüft hatte, öffnete er die Hände, und das Tier schoss pfeilschnell in die Höhe, glitt kurz an der Wand vorbei und flog über die Dächer hinweg, der untergehenden Sonne entgegen. Jubel brach aus, alles strahlte, wildfremde Menschen klopften mir auf die Schulter, kecke und verliebte Blicke streiften mich, und der Feuerwehrmann schüttelte kumpelhaft meine Hand.

»Meine Frau ist so ein Fan von Ihnen, wäre es vielleicht möglich, also nur wenn es keine Umstände bereitet, so ein Autogramm?«

Natürlich, nur wegen seiner Frau, ist ja klar.

Aha, Tatort war ab sofort wieder im Familienprogramm.

Und ich mittendrin.

Es war einmal in Berlin ...

Es ist eine Kraft der Ewigkeit, und diese Kraft ist grün.
HILDEGARD VON BINGEN

Meine Umstellung auf regionale Ernährung brachte durch den Verzicht auf viele Gewürze natürlich auch ein gewisses Geschmacksdefizit mit sich. Ich hatte überhaupt keine Probleme damit, das Salz wegzulassen. Es ist ja mittlerweile bekannt, dass wir Deutschen eh zu viel davon essen, was letztendlich zu Bluthochdruck und Herzinfarkt führen kann. Danke, darauf kann ich verzichten. Dann sterbe ich doch lieber irgendwann mitten im blühenden Beet, allein unter regionalen Gurken, so mit etwa 103 Jahren.

»Und er sank dahin, gekleidet in moosgrüner Hose, die Reste eines Strohhutes zierten sein weißes Haupt ...«

Aber ich muss zugeben, Fleisch, Fisch und Salate nicht mehr wie gewohnt mit exotischen Kräutern zu verfeinern, begann etwas auf meine Geschmacks- und Gemütsnerven zu drücken: Denn alles schmeckte so verdammt britisch fad.

Viele Jahrhunderte lang waren neben Salz heimische Kräuter die einzige Möglichkeit gewesen, Speisen einen besonderen, pikanten Geschmack zu verleihen. Hierzu zählten in Europa Gewächse wie Estragon, Petersilie, Thymian und Rosmarin, um nur einige zu erwähnen.

Die Benediktinerin und Mystikerin Hildegard von Bingen nutzte schon vor über tausend Jahren Kräuter und ihre heilende Wirkung für eine ganzheitliche Medizin. Diese basierte auf heimischen Pflanzen, welche sie im Klostergarten vorfand und dann auch selber züchtete. Ihre naturkundlichen Erkenntnisse schrieb sie nieder, und diese Schriften gelten heute als Quelle für ein natürliches und gesundes Heilverfahren.

Manchmal liegt das Gute doch so nah … warum mit dem Blick immer in die Ferne schweifen!

Als Jacky und ich per wundervollen Zufall Dr. Moshiri aus Persien kennenlernten, der den größten Kräutergarten Berlins angelegt und außerdem einen exotischen Laden in unserem Kiez eröffnet hatte, da war ich ziemlich happy. Wieder konnte die regionale Liste stückchenweise anwachsen, und ich konnte so den lokalen Speiseplan sicher ein wenig mit delikaten Kräutern aufpeppen.

Staunend standen wir erstmals in Dr. Moshiris Laden »Rango Bu«, wo er neben persischer Kunst, Nomadenteppichen, Kelims, bunten Keramikschalen, orientalischen Instrumenten auch ein riesiges Areal an biologischen und regional angebauten Kräutern darbietet. Frisch gepresste Öle standen in bunten Glasflaschen neben diversen Kräutertees. Und der würzige Duft verlieh dem Ganzen einen Hauch orientalischen Flairs, wie aus den Märchen aus Tausendundeiner Nacht.

Dr. Moshiri hatte vor zwei Jahren den größten und interessantesten Kräutergarten Berlins angelegt. Aber schon seit über zwölf Jahren pflegte er leidenschaftlich die Aufzucht unterschiedlicher Kräutersorten. Mit dem Wissen um ihre mythischen Bedeutungen sowie ihre besonderen Kräfte und Heilwirkungen war Dr. Moshiri aus Persien nach Europa gekommen, im Gepäck einige Kräuter, die ihm ein wenig das Gefühl von Heimat schenkten und denen er nun neuen Nährboden geben wollte. Trotz unterschiedlicher klimatischer Bedingungen gelang es ihm, die mitgebrachten Pflanzen an unsere Region zu gewöhnen. In Berlin begann er dann, intensiv Kräuter zu züchten. Heute wachsen und gedeihen mehrere Tausend Pflanzen aus über 480 Arten in seinem Kräutergarten, darunter auch eine Reihe von absoluten Raritäten wie persische Bergminze, chinesischer Gewürztraum, Minze aus Afrika und zig verschiedene Oregano-Typen sowie über dreißig Sorten Thymian. Er beliefert die edelsten Küchen, die ausschließlich mit seinen Kräutern arbeiten.

Um seinem Motto – Regional – Bio – Frisch – gerecht zu werden, hält Dr. Moshiri nichts davon, seine Kräuter durch ganz Deutschland zu verschicken. Die langen Transportwege und die damit verbundenen Kosten stehen nicht mit seiner Philosophie von Frische und Natürlichkeit im Einklang, und er will partout vermeiden, dass die Kräuter nur noch im trockenen Zustand verarbeitet werden. Viele der Vitamine, Mineralien und heilenden Kräfte wären dann unwiederbringlich verloren. Wer also von seinen Schätzen profitieren will, der muss schon persönlich in seinen Garten kommen und erlebt dafür über Stunden eine wunderbare Reise durch die jahrtausendealte Kultur von kleinen grünen Pflanzen, die ihren ganz eigenen Mythos offenbaren.

Als Jacky und ich durch die verschiedenen Beete hindurchgingen, hüllten uns die würzigsten, exotischsten und frischesten Düfte ein, bis wir überall ein Kribbeln spürten. An vielen Wegecken waren Holzaufsitze für Raubvögel aufgestellt worden, die sich hier niederlassen durften. Den Tieren und der Natur wurden somit der Aufenthalt und der Frieden gesichert.

Dr. Moshiri pflückte immer wieder hier und da ein Blättchen ab, legte es uns behutsam in die Hände, und während wir rochen, kosteten und schmeckten, innehielten, die neuen und fremden Düfte auf uns einwirken ließen, erzählte er uns mit viel Verve und Leidenschaft die Geschichte zu jeder seiner Kräuterarten. Es war, als wenn er uns gute alte Freunde vorstellte, die sein Leben schon von jeher begleiteten.

Was von vielen schnell als Unkraut abgetan wird, offenbarte hier seine heilende Wirkung, verriet seinen unverkennbaren Beitrag zur internationalen Küche, konnte Fleisch, Fisch und

Gemüse mit seiner ganz eigenen Note verzaubern. In seinem Wildkräuterbeet zum Beispiel hatte Dr. Moshiri ganz bewusst verschiedene Kräuter durcheinandergesät, was für die Biodiversität gut ist. Diese Art der Bepflanzung fördert die Erhaltung des guten Bodens, und keine chemischen Mineraldünger müssen eingesetzt werden, um den eventuell ausgelaugten Boden zu stabilisieren. Dr. Moshiri erklärt die Biodiversität als den Begriff für die Artenvielfalt auf der Erde. Diese Vielfalt ist eine der Grundvoraussetzungen für die Stabilität der Ökosysteme. Für diese Bodenaufwertung eignen sich besonders gut verschiedene Kleesorten, Sonnenblumen, Erbsen, Lupinen und vor allen Dingen die gute alte Dame Brennnessel, die ja gerne verschmäht wird.

Dabei empfahl schon Hildegard von Bingen vor über tausend Jahren, sich im Frühjahr mit Brennnesseln zu entgiften, um die »leib-seelische Ganzheit« des Menschen zu fördern. Noch heute könnte dadurch den großen Zivilisationskrankheiten wie Herz-Kreislauf-, Krebs- und Magen-Darm-Leiden besser vorgebeugt werden. Und das mit einer Pflanze, die überall wächst und meist einfach niedergemäht wird.

Mit Leib und Seele kultiviert Dr. Moshiri die grüne Lebenskraft, um diese weiterschenken zu können. Er erzählte uns, dass er an die positive Wirkung der Kräuter auf Körper und Psyche glaubt, die auch positive Effekte auf behinderte Menschen ausüben. Besonders für blinde Menschen ist das Tasten, Riechen und Schmecken eine große Bereicherung für die Sinne, um sich als Teil dieser Natur fühlen zu dürfen. Allein die Arbeit mit Pflanzen und der Muttererde ist extrem heilsam, sodass Dr. Moshiri begann, einen eigenen Geschmacksunterricht für Kinder anzubieten. Hier können die kleinen Menschen erlernen, was eigentlich den Unterschied zwischen echtem und künstlichem Geschmack ausmacht. Durch Tasten, Fühlen und Riechen nehmen sie die Natur mit ihren Geheimnissen wahr, lernen nebenbei den Umgang mit Beet und

Garten und stellen sich jeden Tag aufs Neue ihrer Verantwortung gegenüber den Pflanzen. Mittlerweile gilt sein Kräuterunterricht in Berlin als großes Event für kleine Menschen.

Im Laufe der Jahre ist es Dr. Moshiri tatsächlich gelungen, 480 verschiedene exotische Kräutersorten aller fünf Kontinente in dieser grünen Stadt-Oase anzubauen, die sich neben einheimischen Kräutern wunderbar einfügen. Die Fülle an Duft und Farben fördert das Wohlbefinden, verdrängt den alltäglichen Ballast, und nebenbei tankt man positive Energie. Besucher können in dem Garten lustwandeln, sich über die Pflanzen informieren, ihre Anwendung erlernen oder sich einfach wie auf einer pflanzlichen Wellness-Insel entspannen.

Die diversen Kräutertöpfe, bunten Kräutersträuße, getrockneten Kräuter, leckeren Kräuterpestos und wunderbaren Öle, die es in seinem Laden zu kaufen gibt, verwandeln jede Speise in ein exotisches Menü. Und das alles ohne chemische Keule, lange Transportwege und teure Plastikverpackung! Alles ist auch noch auf ökologischer Basis produziert und liegt in einem Umkreis von ein paar hundert Metern zu meiner Haustür. Aber beim Aufbau seines Gartens gab es natürlich auch Hürden und Hindernisse zu nehmen, von denen uns Dr. Moshiri auf unserem Rundgang ebenfalls erzählte.

»Durch die schnellen Fortschritte der Industrialisierung rückten leider die Kräuter und ihre positiven Wirkungen immer mehr in den Hintergrund!« Kurz hielt er inne, schüttelte fassungslos den Kopf und fuhr dann mit ungeheurem Elan fort:

»Eine sture Ideologie, die den modernen Fortschritt nur mechanistisch definiert, untergräbt dermaßen viel Weisheit, und das seit Generationen tradierte Wissen über die grünen Pflanzen wurde damit verschmäht! Die künstlich hergestellte Medizin verdrängte allmählich die heilsamen Kräuter. Diese mussten dann lange im Verborgenen leben, wurden oft als Unkraut abgetan und einfach vernichtet. Können Sie sich das vorstellen? Damit wurde der Schlüssel für die Gesundheit einfach weggeworfen. Dann folgten noch die Antibiotika, und die Pflanzenheilkunde galt von da ab als alter Aberglaube. Der Mensch schadet wirklich am meisten sich selber. Hinzu kamen im letzten Jahrhundert all die Pestizide und anderen Gifte. Die chemische Industrie richtete dadurch viel Schaden an, man spritzte auf den meisten Feldern ihren Dreck, und jahrtausendealte Erfahrungen mussten dem vermeintlichen Glanz des Fortschritts weichen. Je ›moderner‹ der Mensch lebte, umso ›moderner‹ wurde auch sein Essverhalten. An jeder Ecke ein Schnell-Imbiss, lieblos hingeklatscht, Fast Food bestimmt heute schnelle Essrhythmen, und das Zeitalter der Fertiggerichte hat meiner Meinung nach den endgültigen Untergang einer naturbelassenen Ernährung eingeläutet.«

Jacky und ich sahen uns stumm an, wir konnten seine Worte nur bestätigen, denn das einzig Regionale am Fertigessen war höchstens noch das ortsnahe Klingeln der Kassen im Supermarkt.

Doch Dr. Moshiri wollte diesem Zustand ganz bewusst entgegentreten und beobachtete nun seit einigen Jahren, dass sich das Bewusstsein in der Bevölkerung wieder langsam änderte. Immer mehr Menschen suchten bei ihm Rat und Hilfe. Die Nachfrage nach frischen Kräutern hat seiner Erfahrung nach stark zugenommen, und er wurde nicht müde, uns über ihre magischen Wirkungen und ihre Bedeutung in anderen Kulturen aufzuklären.

»Die Begegnung mit fremden Kulturen ist doch für jeden aufregend und faszinierend zugleich, und die Pflanzen, all die Kräuter hier, erzählen uns viel über alte Kulturen«, rief er aus. Dabei ging Dr. Moshiri zu einem Beet, suchte etwas, bis er uns einzelne Blätter in die Hand gab. Wir rochen und schmeckten daran, wobei ihr Geruch und Geschmack mir seltsam vertraut vorkamen. Irgendwo hatte ich diesen schon kennenlernen dürfen.

»Was ist das?«, fragte ich vorsichtig, rieb über die Blätter, bis der Duft mich von Neuem umhüllte.

»Das sind die elementarsten Kräuter der Indianer. Sie nutzen diese ihrer heilender Wirkung wegen.«

Wieder schloss sich ein Kreis. Ich starrte auf die Blätter und sofort erinnerte ich mich an die verschiedenen Kräutertees, das frische Bannokbrot der Indianer, und eine tiefe Sehnsucht ergriff mich. Um den jungen Cree-Indianern die besondere Heilwirkung der heimischen Kräuter näherzubringen, wurden ihnen im Kulturunterricht die verschiedenen Sorten der Salbeipflanze gezeigt. Die getrockneten Blüten wiesen noch ihre bunten Farben auf, von Rot über Blau und Gelb bis zu Weiß. Ihre antiseptische und schmerzlindernde Wirkung wurde genauestens erklärt. Die Verwendung als Arzneimittel geht auf den besonderen Gehalt ihrer ätherischen Öle zurück, die eben auch Gerb- und Bitterstoffe enthalten. Während ich hier bei Dr. Moshiri im Kräuterfeld stand, konnte ich noch einmal den würzigen Duft dieser verschiedenen Salbeiblätter riechen, die über die Zeitdauer des gesamten Unterrichts den Raum erfüllt hatten. Die pure Kraft der Natur offenbarte hier ihre heilende und stärkende Wirkung, und ich hatte mich gefreut, wie interessiert die junge Cree-Generation dieses Kräuterwissen wiederentdeckte und einsetzte.

»Kräuter und der Umgang mit ihnen haben eine sehr lange Tradition, wurden bei alten Völkern, nicht nur bei den Indianern, in vielen Bereichen alltäglich eingesetzt«, erklärte Dr. Moshiri und ließ uns an anderen Kräutern schnuppern und schmecken. Dabei wurde dieser Mann nicht müde, uns in die Geheimnisse der grünen Kraft einzuweihen.

»Überall auf der Welt werden sie heute wieder ernährungsphysiologisch, medizinisch, magisch, als Aphrodisiakum oder zu kosmetischen Zwecken verwendet«, sagte er, und ich betrachtete die Blätter, die ihren Ursprung Tausende von Kilometern weit weg hatten.

Sein Kräuterwissen hat Dr. Moshiri außerdem genutzt, um zusammen mit Recep und Serkan Agtas vom »Fedora« Eiscafé eine eigene Kräutereismischung zu zaubern, die das Naschen gesünder macht. Dieser kleine Familienbetrieb existiert schon seit 1982 in meinem Kiez. Als Recep Dr. Moshiri kennenlernte, fand er in ihm seinen Mentor, und ihre gemeinsame Liebe zum Orient und die damit verbundenen Traditionen nebst Philosophie bildeten das Fundament ihrer Freundschaft. In vielen Gesprächen war die Idee gekeimt, beide Branchen zusammenzuführen. Dr. Moshiri suchte einen neuen kreativen Prozess, und Recep Agtas wollte dem gesundheitsbewussten Kiez etwas anbieten, worüber sich Kinder wie auch Erwachsene freuen konnten. *»Nichts ist notwendiger als die Freundschaft«,* lautete dabei ihre Devise.

Um genau zu wissen, was er seinen Kunden anbietet, verbrachte Recep Agtas Wochen im Kräutergarten, probierte und roch an den verschiedensten Pflanzen, schmeckte und fühlte, bis eine Produktreihe zusammengestellt werden konnte. Gemeinsam tüftelten die beiden daran, welche Frucht zu welchen Kräutern passen könnte, bis schließlich Kombinationen wie zum Beispiel das Rosenpistazieneis mit Safran oder auch Pfirsicheis mit persischer Bergminze entstanden. Die Idee, frische Kräuter ins Eis zu mischen, wird tagtäglich von zufriedenen Kunden belohnt, und wir können nur bestätigen, dass dieses Kräutereis zu einer der kulinarischen Sensationen in Berlin gezählt werden muss. Dazu benötigen beide keine langen Transportwege für ihre Zutaten und verwenden weder unnötige Verpackungen noch chemische Zusatzstoffe, um alles frisch zu halten. Mittlerweile kommen viele Anfragen aus Berlin und Brandenburg nach ihren regionalen Rezepten.

Alles wächst und gedeiht in Berlin. Der Sommer war gerettet, und Dr. Moshiri gab uns zum Abschied noch folgende Worte mit auf den Weg:

»Kräutergeschichten erzählen ohne Zweifel die Menschheitsgeschichte. Wir müssen nur wieder lernen zuzuhören, um sie richtig deuten zu können.«

Um diesen Eindruck nicht verflüchtigen zu lassen, durchstreifte ich noch einmal den Garten, ging in die Gewächshäuser und nahm diverse Kräuter und einige der indianischen Salbeisorten mit. Diese sollten bei mir im Garten einen neuen Platz finden. Wieder einmal hatte mir diese Stadt trotz des alltäglichen Irrsinns, der menschenverachtenden Hetze und des dumpfen Molochgefühls etwas Wunderbares geschenkt: das Wissen um die Kraft von grünen Kräutern.

Spätabends legte ich all die kostbaren Blüten und Blätter, die uns Dr. Moshiri geschenkt hatte, in eine Schale, und noch tagelang duftete es in meiner Wohnung.

Die grüne Kraft befreite meinen Kopf von städtischer Alltagslast.

Zwei Wochen später zierte eine imposante Kräuterspirale meinen Garten. Aus Feldsteinen legte ich die 1,50 Meter hohe Spirale an, die nicht nur meiner regionalen Ernährung diente, sondern auch ähnlich wie eine Skulptur dem Garten einen kreativen Touch verlieh. Sie wurde dann mit Erde und frischem Humusboden gefüllt, die den Nährboden für diverse Kräutersorten bieten sollten. Das Besondere an so einer Spirale ist die spezielle Form des Kräuterbeetes, die sowohl trockene, sonnige Bereiche als auch schattige und feuchte Zonen auf engstem Raum bietet. So können Kräuter der Mittelmeerländer ebenso gut gedeihen wie unsere heimischen Arten. Die neu erworbenen Kräuter wurden nun gemäß dieser Zonen eingeteilt. Ganz nach oben, dort, wo am meisten Sonne hinkam, pflanzte ich verschiedene Sorten Thymian an. Dazu gesellte sich der kräftige Rosmarin, neben der Zitronenmelisse. Für den Übergang setzte ich Petersilie und Schnittlauch an, da sie sich, wie im anderen Beet auch, sehr gut als Friedensstifter eignen und zudem relativ unkompliziert sind. Es folgten Lavendel und Estragon, wieder begleitet von Schnittlauch und

Petersilie. Ganz nach unten kamen dann der Liebstöckel und verschiedene Minzsorten.

Jacky juchzte vor Freude auf, als ich extra für sie die »Schokominze« einpflanzte. Glückselig stand sie an einem Wochenende vor »ihrer« Schokominze, sah sich schon im Geiste selber *After-Eight*-Täfelchen zubereiten. Ihre englischen Wurzeln traten hier vollends zutage. Auch die typisch englische Minzsoße für einige Fleischgerichte wollte sie nun kreieren … versteh einer mal die Engländer. Das arme Fleisch.

Dafür goss sie auch brav ihre Minze, stand mit der Gießkanne vor der Kräuterspirale, und das Wasser plätscherte über die Pflanzen, die von da an alle prächtig gediehen.

Manche mögen's regional
oder
Wasser des Lebens

Das Prinzip aller Dinge ist das Wasser,
denn Wasser ist alles
und ins Wasser kehrt alles zurück.
THALES VON MILET

Dieses Jahr schien das Wetter sehr ungnädig mit mir und meinem Boden zu sein, der doch mein Obst und Gemüse mit so viel Sorgfalt und Liebe bettete und nährte. Mir wurde bewusst, dass auch ich die vollen Auswirkungen der Klimakatastrophe in irgendeiner Form zu spüren bekam. Gerne werden die negativen Aspekte verdrängt, was beweist, wie sich seltsam perfide unser Gedächtnis immer flexibel an die Gegebenheiten der Gegenwart anpassen kann. So lange alles einfach vonstattengeht, ertappe ich mich, wie ich mit einer Selbstverständlichkeit in den Tag hineinlebe und auf die Natur und ihren gewohnten Rhythmus vertraue. Beginnt jedoch im Getriebe etwas zu stocken, nicht wirklich vorwärtszugehen, scheue auch ich mich manchmal, die Hindernisse auf dem Weg zu bearbeiten, und übergehe sie einfach. Das liegt wohl in der menschlichen Natur und zeigt unser oft gebrochenes Verhältnis zur Wirklichkeit.

Das Wetter kann man nicht vorherbestimmen und sich auf Knopfdruck je nach Lust und Laune aussuchen. In einer Woche stach die Sonne mit erbarmungsloser Hitze auf alles nieder, sodass mittags das eine oder andere an Obst- und Gemüsepflänzchen schon vertrocknet auf dem Beet lag. Wie hingehaucht. Nur noch eine klägliche Hülle seiner selbst. Da ich weiterhin keinen chemischen Dünger einsetzen wollte, nahm ich den Rasenschnitt, der sich, wenn er etwas trockener war, sehr gut zum Mulchen von Tomatenpflanzen sowie Himbeer- und den Brombeerstauden eignete. Aber selbst diese nette Geste wurde nicht wirklich belohnt.

In der darauf folgenden Woche fielen dann die Temperaturen drastisch in den Keller, heftige Hagelschauer peitschten über Äcker, Felder und Beete, köpften so manche Erdbeere. Das Dach meines Tomatenhäuschens wurde einfach abgerissen und flog über die Felder. Damit waren die Tomaten dem Hagel schutzlos ausgeliefert und fielen dem natürlichen Massaker ebenfalls zum Opfer. Mein Salat sah aus, als hätten irgendwelche wütenden Samurais mit ihren Schwertern um sich geschlagen.

Laut den Statistiken von »Wasserleben« beträgt der globale Niederschlag eines Jahres 470 000 Kubikkilometer. Davon kommen rund 20 Prozent als Niederschlag auf die Kontinente, also auch auf meine Beete, und etwa 80 Prozent regnet über den Ozeanen nieder. Also nicht auf meine Beete. In diesen Tagen allerdings musste ich vermuten, dass sich alles umgekehrt hatte und meine eigentlich so friedlich gestimmten Beete die Mengen Wasser schlucken mussten, die eigentlich für die Ozeane bestimmt waren. Folter pur. Der Regen trommelte wütend auf Blätter und Pflanzen ein, welche sich unter der Wildheit des Sturmes bis zur Erde verneigten, bis sie einfach abbrachen. Ich sammelte tieftraurig die kläglichen Reste auf, bettete sie sanft auf den Komposthaufen und musste mir sehr lange gut zureden, dass sie dadurch doch wieder in den ökologischen Kreislauf zurückkehrten. *In nomine patri et filii et spiritus sancti.* Den Weg über meinen Teller und Magen hatten sie halt übersprungen. Ich verordnete Landtrauer, und auf dem Komposthaufen wurde die Flagge auf Halbmast gesetzt.

Ich konnte mir allerdings den Anflug von Neid nicht ganz verkneifen, als ich die fetten, fast übergewichtigen Regenwürmer erblickte, die sich nach Herzenslust und Laune über das frisch amputierte Obst und Gemüse und die japanisch aussehenden Salatstrünke hermachten. Trotz Ökologie und so.

Im Anschluss warteten dann wieder Tage mit überdurchschnittlich hohen Temperaturen auf uns, die trockene Luft stahl einem den Atem, und wiederum drohte alles zu verdorren. Der Geruch des Sommers legte sich schwer über das Land und eine eigentümliche Stille drosselte jede weitere Leidenschaft, sich aufzubäumen und gerade jetzt nicht aufzugeben. Kein Vogellaut war zu hören, und diese bleierne Schwere schlug aufs Gemüt.

Eigentlich dient rund ein Viertel der gesamten Sonnenenergie, die die Erde aufnimmt, der Aufrechterhaltung des Wasserkreislaufs. Aufgrund der durch uns verursachten allmählichen Zerstörung der Hemisphäre breitet sich jedoch zu viel Sonnenenergie auf unserem Planeten aus, was auch den Wasserkreislauf aus dem Rhythmus zu bringen scheint. Das hieß in diesem Sommer konkret: Es blieb zu trocken, wenn es nicht regnete; zu schnelle Verdunstung setzte ein, sobald es regnete, da sich die Sonne ja schnell wieder blicken ließ. Ich verzweifelte! Denn ich war mittlerweile aufgeklärt worden, dass das ständige Bewässern meiner Beete erstens zu einem viel zu hohen Wasserverbrauch führt, und zweitens, dass dies bei extremer Hitze die Gefahr birgt, dass der Boden zu schnell versalzen kann. Das wiederum überträgt sich auf die Pflanzen, die dann regelrecht austrocknen – und damit wäre meine gesamte Ernte ruiniert!

Wenn alles Wasser verdampfen würde, wäre die Salzkruste, die dann die Erde gleichmäßig bedeckt, circa zwölf Meter hoch! Diese Salzkruste vernichtet alles, was blüht und gedeiht. Denn, ist der Salzgehalt im Boden größer als in der Pflanze selbst, kann diese mit der Zeit kaum noch Wasser aufnehmen und welkt schließlich dahin wie eine erloschene Liebe, obwohl sie täglich begossen wurde. Zurück bleibt eine armselige, kraftlose Landschaft. Jegliche Form der Salzabwehr kostet die Pflanze nämlich unglaublich viel Energie, sodass das Wachstum dementsprechend geringer ausfällt. Auf diese Weise verdorrt bei langen Trockenzeiten auch das Getreide auf dem Feld.

Diese Gefahr ist vielleicht nicht unbedingt das größte Problem von deutschen Bauern, aber weltweit sind auf diese Weise schon vier Millionen Quadratkilometer Ackerboden unfruchtbar geworden. Wenn es so weitergeht, führt dies irgendwann zur globalen Hungerkatastrophe. Diese Not wird Kriege und soziale Unruhen auslösen.

Gerade in warmen Gebieten haben viele Bauern mit dem Problem zu kämpfen, dass zu starke Hitze die Feuchtigkeit aus den Böden verdunsten lässt. Jede Form von Landwirtschaft fördert dann noch den Effekt der Übersalzung, was so weit gehen kann, dass die Salzkruste irgendwann den Anbau von Kulturpflanzen wie Reis, Mais und Weizen unmöglich macht. Das aber sind genau die Produkte, die tagtäglich Millionen Menschen als Grundnahrungsmittel dienen! Die Erderwärmung ist somit eine der ernsteren Folgen des Klimawandels, was aber auch uns europäische Industrienationen in Zukunft treffen wird, wenn sich nicht bald etwas Grundlegendes ändert.

Der stetig steigende Meeresspiegel trägt leider dazu bei, dass besonders küstennahe Böden versalzen. Auch das ist eine Folge der Klimaerwärmung, die wir Menschen verursachen, und zwar jeden Tag. Meerwasser ist reichlich vorhanden, taugt aber bekanntlich nicht als Trinkwasser. Würden wir Meerwasser für unsere Äcker und Felder nutzen, könnte das dort enthaltene, hochkonzentrierte Salz den Boden ziemlich fix beschädigen. Aber, über eine Milliarde Menschen leben in

Gegenden, die zu wenig Wasser für ihre Bedürfnisse besitzen. Rein statistisch gesehen ist bis zum Jahr 2100 die Hälfte der Menschheit von Hungersnöten bedroht, wenn sich die klimatische Entwicklung wie bisher fortsetzt. Laut den Vereinten Nationen stehen wir nämlich vor einer globalen Wasserkrise, da das noch verfügbare Süßwasser ziemlich ungleichmäßig verteilt ist. Schon jetzt beeinflusst der Klimawandel außerdem die weltweite Verteilung der Meeres- und Süßwasserfische, denn mittlerweile treibt dieser die Warmwasserfische immer weiter in kältere Gefilde. Zudem binden die Ozeane CO_2. Dieses Kohlenstoffdioxid wird dann im Wasser in Kohlensäure umgewandelt, die schädlich für Plankton und Kleintiere im Meer ist. Der natürliche Nahrungskreislauf wird zerstört. Und je verschmutzter die Ozeane sind, desto extremer wird unser Klima mit heißen Tagen und eiskalten Nächten.

Um mich noch genauer zu informieren, ging ich zu der Wasserausstellung im Berliner Ökowerk, hier konnte ich in das gesammelte Wissen über dieses Urelement eintauchen.

Damit wären wir bei einem Thema, dem sich vielleicht nicht genügend Leute bei uns widmen. Denn scheinbar haben wir ja genug davon.

Wasser.

Laut der philosophischen Lehre des Griechen Thales von Milet ist alles aus dem Wasser, der Ursubstanz, entstanden, denn alles wird von dem lebenserhaltenden Wasser getränkt. Alles ist durch die Bewegung des Wassers miteinander verbunden; sozusagen in einem ständigen Austausch, dabei stets lebendig und beseelt.

Wasser bietet reichlich Lebensraum für Tiere und Pflanzen aller Art, formt, prägt eine Landschaft und ist somit einer der wichtigsten Rohstoffe für alle Lebewesen dieser Erde. Ohne Wasser könnten wir gar nicht existieren, deswegen sollte meines Erachtens auch das Wasser eine Rolle spielen, wenn man sich mit regionaler Ernährung beschäftigt.

Ohne die Kraft des Wassers hätte es definitiv keinen Fortschritt gegeben, denn mit Wasser erzeugen die Menschen seit dreitausend Jahren Energie. Im Mittelalter sowie in der Frühen Neuzeit herrschte in Europa die große Zeit der Wassermühlen. Mühlen halfen, das Getreide zu mahlen, Eisen zu hämmern, Öl zu pressen, Steine zu schleifen, Papier herzustellen, oder sie pumpten eben das Grundwasser aus den Bergstollen. Ohne die Mühlen wäre der Handel nie in Gang gekommen und eine ausgewogene Ernährung für die Bevölkerung undenkbar gewesen.

Wasser ist der häufigste Stoff auf unserer Erdoberfläche, rund 70 Prozent sind von Wasser bedeckt. Auch der Mensch ist ein Wasserwesen, denn Wasser ist einer der elementaren Baustoffe des menschlichen Körpers, in all unseren Körperzellen und Körperflüssigkeiten vorhanden. Erwachsene bestehen zu 60 Prozent aus Wasser und selbst unser Gehirn besitzt einen Wassergehalt von 90 Prozent.

Wir trinken täglich bis zu drei Liter Wasser, kochen damit, nutzen zwischen zwanzig bis dreihundert Liter pro Tag für den Haushalt. Nur, es stellt sich doch die Frage, wie lange es noch dauert, bis auch wir »reichen« Länder mit Wasserknappheit rechnen müssen. Dann werden wir plötzlich feststellen, wie viel Wasser im wahrsten Sinne des Wortes vergeudet wurde. Mit einer Selbstverständlichkeit drehen wir jeden Tag an schicken, blank polierten Hähnen, und sauberes Wasser plätschert trinkfertig in unser Glas, sprudelt in die Badewanne, und wir tun gerne so, als wenn das eine Never-Ending-Story wäre.

Wenn man bedenkt, dass noch keine hundert Jahre zuvor alles Trink-, Wasch- und Wirtschaftswasser vom Hof- oder vom Straßenbrunnen der Stadt geholt und in Eimern nach Hause geschleppt werden musste, da Wasser nicht in die Wohnungen geleitet werden konnte, sind wir geschichtlich noch in einer jungen Epoche hinsichtlich sauberen und fließenden Wassers. Diese schwere Arbeit wurde dabei hauptsächlich von Frauen und großen Kindern verrichtet, egal, ob es regnete oder tiefer Schnee die Straßen bedeckte. Das Trinkwasser war aber meistens von mieser Qualität, denn die Städter schütteten Abfall und Abwasser in die offenen Rinnsteine der Straßen, die oft verstopft waren, oder die Fäkalien landeten in extra angelegten Gruben im Hof. Im Sommer stank es erbärmlich aus diesen Löchern, und im Winter war oft alles zugefroren, sodass die Brühe gar nicht vernichtet werden konnte. Pferdefuhrwerke holten dann regelmäßig den Inhalt der Gruben ab. In den reichen Haushalten entsorgten sogenannte »Nachtemmas« die vollen Nachttöpfe und leerten sie in die Flüsse aus. Was für ein Job! Nix mit Ökologie und so.

Diese stinkende Brühe menschlicher Hinterlassenschaft wurde noch bis vor etwas über zweihundert Jahren ohne nachzudenken einfach in die Flüsse gespült, aus denen zugleich das Trinkwasser bezogen wurde. In Berlin wurde zum Beispiel alles in die Spree oder Havel geschüttet. Damit wurde auf Dauer das Grundwasser durch die Fäkalstoffe verunreinigt, was wiederum Krankheiten und Epidemien auslöste.

Auch während der aufkommenden Industrialisierung im 19. Jahrhundert leitete man die stinkenden und gefährlichen Abwässer in Flüsse und Seen. Zahlreiche Färbereien, Gerb- und Papiermühlen verunreinigten in kürzester Zeit alles Leben in den Flüssen. Aber diese galten damals als natürliche Abflussrinnen, dienten als Transportwege, waren die Quelle für Kühl- und Brauchwasser und wurden zur schnellen Entsorgung giftiger Substanzen genutzt. Es gab über Jahrzehnte kaum eine juristische Handhabe gegen die Macht der reichen und einflussreichen Industrie. Einer der weltweit größten Chemiebetriebe Ende des 19. Jahrhunderts war beispielsweise die »Badische Anilin- und Soda-Fabrik« (BASF) in Ludwigshafen, dort, wo ich heute den Tätern kriminalistischer Delikte auf der Spur bin. Der damalige Giftmischer siedelte sich, wie viele andere Fabriken auch, am Flusslauf des Rheins an, wo er seine toxischen Säuren problemlos ins Wasser leiten konnte. Zudem wurden der Main, die Wupper und der Rhein noch über die Teerfarbenfabriken mit Arsensäuren hochgradig vergiftet, sodass das Wasser nicht einmal mehr zum Löschen eines Brandes geeignet war.

Obwohl sich natürlich mittlerweile vieles verbessert hat, beschleicht mich noch heute, wenn ich nach einem langen Drehtag im Mannheimer Hotel sitze, des Öfteren der Gedanke, ob ich tatsächlich mit diesem Wasser duschen sollte. Der Sitz des Kommissars ist tagsüber in Ludwigshafen, das genau auf der anderen Seite des Rheins liegt. Besonders während vieler Abend- und Nachtdrehs offenbart sich mir immer wieder ein surreales Gemälde in abstrakten Farben der futuristischen Rohre und Dächer der BASF, die in den stahlgrauen Himmel ragen. Vor der Skyline beobachte ich dann die Abgasfackeln, welche die überschüssigen Gase verbrennen, und der Nachthimmel leuchtet nicht selten in einem apokalyptischen Feuerorange, sodass es nie wirklich dunkel wird. Ein ewiges Inferno.

In diesen beiden Städten lebe und arbeite ich über Wochen. Und beide Städte teilen sich ein und dasselbe Wasser. Nach zwei Tagen stellen sich die ersten Hautrötungen bei mir ein, gereizte Augen quälen mich unablässig, ohne dass ich wirklich genau weiß, ob die Teppiche oder vielleicht doch das Leitungswasser im Hotel schuld sind. Was für ein Ort. Nicht selten taucht mit dem Westwind ein seltsamer Duft auf, diese eigentümliche Mischung, die ich schon in der Schule im Chemieunterricht nicht ertragen konnte. Ein beißender Geruch, der sich zäh und langsam seinen Weg durch die Atemwege erobert, gepaart mit einem üblen Geschmack im Mund. Alle chemischen Fabriken liegen in Mannheim und Ludwigshafen dicht am Rhein … das Wasser kann doch gar nicht wirklich sauber sein … trotz Abwasserfilter, modernster Abgassysteme und Einhaltung aller möglichen Umweltvorschriften. Vielleicht ist das Wasser oberflächlich gesehen so sauber wie nie zuvor, nichtsdestotrotz flößen mir diese Städte in Bezug auf ihr Wasser Unbehagen ein. Und dieser eigene Bezirk von BASF. Die Stadt in der Stadt, mit ihren 60 000 Mitarbeitern, die alle nur dafür da sind, das sich die Mühlen des Chemiekolosses weiter am Wasser drehen können. Hinter Mauern und Zäunen, modernen Sicherheitstrakten und etlichen Straßen und langen Wegen arbeitet bei der Badischen Anilin- und Sodafabrik eine 200-köpfige Werksfeuerwehr. Immer auf dem Sprung, das Schlimmste zu verhindern.

Ludwigshafen ist die Stadt mit den meisten Störfallbetrieben.

Und ich mittendrin.

Das lässt einen nicht besonders gut schlafen. Da hilft mir nur die gute »regionale« Kost von meinem Italiener Giovanni. Vorneweg einen Insalata di Pulpo, gefolgt von Linguine dello Chef und als krönenden Abschluss der Mascarpone garniert mit einem zarten Pfirsich. Das Ganze eingerahmt von einem wunderbaren Rotwein auf Giovannis Empfehlung und abgerundet mit einem Birnenholzgrappa.

Nur ein paar Kilometer außerhalb des Molochs scheint die Natur wieder intakt zu sein. Sooft ich kann, durchstreife ich mit meinem Kumpel Hartwig diese Gefilde. Doch so schön die Gegend um Ludwigshafen auf mich wirkt, an regionale Ernährung ist hier für mich trotz allem nicht wirklich zu denken. Es ist davon auszugehen, dass ein paar Kilometer nicht ausreichen, um Wasser und Boden die Kraft und Nährstoffe zurückzugeben, die für eine gesunde Ernte gebraucht werden. Aus diesem Grund kaufe ich mein Obst und Gemüse, wenn ich in Ludwigshafen bin, am liebsten in der Prinzregentenstraße bei den kleinen türkischen Supermärkten. Vielleicht nicht Bio, wahrscheinlich auch nicht regional, aber es schmeckt und gibt mir ein bisschen was von meiner Multikulti-Metropole Berlin zurück.

Heute weiß ich, dass zum Beispiel Berlin gar nicht so dreckig und gefährlich ist, wie immer angenommen wird. In meiner Metropole sorgte nämlich schon vor über zweihundert Jahren der Arzt und Politiker Dr. Rudolf Virchow dafür, dass eine Kanalisation in der Innenstadt gebaut wurde. Dieser Humanist und Forscher beeinflusste maßgeblich die Hygienegesetzgebung und gründete die deutsche Forschungspartei. All diese Faktoren zusammen dämmten den Ausbruch von Krankheiten und Epidemien schlagartig ein, und die Bevölkerungszahl wuchs stetig an.

Gleichzeitig bekam Berlin 1856 sein erstes Wasserwerk auf der Stralauer Halbinsel, und in »meinem« Charlottenburg begann 1873 das Werk am Teufelssee zu arbeiten. Es förderte bis zu 8000 Kubikmeter Trinkwasser pro Tag und arbeitete fast hundert Jahre für ein gesundes Trinkwasser, das mit großen Dampfmaschinen aus dem Grundwasser gepumpt, gereinigt und aufbereitet wurde. 1969 wurde es stillgelegt und wird seit 1985 vom Ökowerk Berlin, einem extrem spannenden und informativen Verein, als Naturschutzzentrum genutzt. Das Gelände ist eine grüne Oase am Rande der Stadt, umgeben vom Grunewald. Ob alt oder jung, jeder kann hier lernen, wie einfach der Mensch mit der Natur zusammenleben kann.

Heute fördern Berlins Wasserwerke circa 200 Millionen Kubikmeter Grundwasser pro Jahr. Davon werden 70 Prozent durch Uferfiltration entlang von Havel und Spree gewonnen. Grundwasser bildet die wichtigste Basis für unsere Wasserversorgung, circa 65 Prozent des gesamten europäischen Trinkwassers werden aus Grundwasser gewonnen.

In Deutschland galt die Wasserbilanz jahrelang als hervorragend. Bis die Organisation »foodwatch« im Februar 2008 erste Daten über die Uranbelastung von Trinkwasser veröffentlichte und einen verbindlichen Grenzwert forderte. Sowohl in einem Teil unseres Grundwassers wie auch in etlichen europäischen und deutschen Mineralwassersorten ist der Urangehalt viel zu hoch! Das giftige Schwermetall Uran belastet in einigen Fällen so stark das Wasser, dass gesundheitliche Risiken für Säuglinge und Kleinkinder nicht ausgeschlossen werden können. Die Verantwortlichen wussten wohl schon seit 2004 um dieses Problem, ebenso das Gesundheitsministerium, trotzdem war man nicht eingeschritten. Über Jahre haben also die Behörden ihre Fürsorgepflicht vernachlässigt und zugelassen, dass wir mit unsicherem Trinkwasser versorgt wurden. Seit 2006 gilt zwar für die Mineralwässer, die für die Zubereitung von Säuglingsnahrung werben, ein Richtwert von unter zwei Mikrogramm Uran pro Liter. Aber es gibt weiterhin etliche Sorten, die weit über zehn Mikrogramm aufweisen. Fast jeder achte der rund 8200 von den Behörden übermittelten Werte aus 16 Bundesländern lag bei über zwei, rund 150 davon über zehn Mikrogramm. Das radioaktive Schwermetall kann Schädigungen der Niere und der Leber verursachen. Auch das Leitungswasser in vielen Gebieten Deutschlands ist deshalb nicht uneingeschränkt als Trinkwasser zu empfehlen. Hier liegt das Land Bayern mit an erster Stelle, da sich Uran in Steinsegmenten bildet und die größte Belastung in den Gebieten vorherrscht, die von Bergen umgeben sind. Fließt das Wasser durch uranhaltiges Gestein, wird das wasserlösliche Schwermetall aufgenommen. So erklärt sich, dass besonders unter denjenigen Mineralwässern, die aus Quellen stammen, deren Gebiete im Gestein eine hohe Radioaktivität aufweisen, viele einen hohen Urangehalt haben. Dazu gehören Bereiche des Bayerischen Waldes, des Schwarzwalds, des Vogtlands, des Erzgebirges, des Fichtelgebirges und des Oberpfälzer Waldes. Einen Grund zu handeln schien man trotz allem erst zu sehen, als »foodwatch« die Aufmerksamkeit der Medien und der Bevölkerung auf das Problem lenkte. Deshalb ist es mir ein besonderes Anliegen, ein paar Informationen zu der gemeinnützigen und unabhängigen Organisation »foodwatch« zu geben.

Gegründet wurde »foodwatch« vom ehemaligen Greenpeace-Geschäftsführer Thilo Bode. Ihm ging es darum, die Interessen von Verbrauchern wirkungsvoll zu vertreten. Über seinen Vizegeschäftsführer Mathias Wolfschmidt bekamen Jacky und ich interessante, aber auch sehr nachdenkliche Informationen zum Thema Ernährung und zur damit verbundenen schlechten Situation der Verbraucher im Allgemeinen. »foodwatch« entlarvt die verbraucherfeindlichen Praktiken der Lebensmittelindustrie, denen wir alle tagtäglich bewusst oder unbewusst ausgesetzt sind, und setzt sich ein für Lebensmittelsicherheit, Transparenz bei der Lebensmittelherstellung und die Informationsrechte der Kunden. Das engagierte Team kämpft so für das Recht von uns Verbrauchern auf sicheres und gutes Essen und eben auch auf gesundes Trinkwasser! Nach Meinung von »foodwatch« muss der Verbraucher beim Essen und Trinken das Sagen haben. Um jedoch bewusst entscheiden zu können, was letztendlich auf unserem Teller landet, müssen wir erst einmal wissen, was überhaupt in den Lebensmitteln drinsteckt! Solange wir uns nicht wehren, sitzt die Lebensmittelindustrie am längeren Hebel. Je mehr Mitglieder »foodwatch« aber hat, desto mehr können wir alle miteinander erreichen. Das Team von »foodwatch« gab Jacky und mir zum Beispiel die Sicherheit und das gute Gefühl zurück, bedenkenlos das Berliner Wasser trinken zu können.

Denn Berlin ist die größte Region Deutschlands, die aus Sandboden besteht. Hier gibt's kein Uran, und somit ist das Grundwasser von Berlin nicht gefährdet. Das Grundwasser eignet sich besonders als Trinkwasser, weil es durch die mächtigen Bodenschichten geschützt ist. Das Regenwasser, das durch den Boden sickert, wird in den einzelnen Segmenten auf natürliche Weise gereinigt, Schadstoffe bleiben in einem natürlichen Filter zurück. Nach etwa 50 Tagen ist das Wasser durch den Boden so weit gereinigt, dass man es bedenkenlos trinken kann. Die Fällung von Eisen und Mangan ist die einzig nötige Aufbereitung des sonst sehr sauberen Berliner Grundwassers.

Gefüttert mit all diesen neuen Informationen betrachtete ich einige Tage später stumm meine Beete, deren Bewohner sich schon gefährlich dezimiert hatten. Ich war hin- und hergerissen. Mal war es zu wenig Sonne, dann wieder zu viel. Mal war es zu viel Regen, dann wieder zu wenig. Wasser kam zwar praktischerweise aus dem Gartenschlauch, aber heute war mir klar, dass literweise Wasser einfach auch eine Verschwendung und ein Versalzen meines Bodens bedeuteten.

Im Stillen hatte ich von einer großen Erntedankfeier geträumt, mit vollen Körben und einem gut gefüllten Schuppen, um den überregionalen Winter auch mit regionalen Lebensmitteln zu überstehen. Nun stand ich inmitten der verwüsteten Beete und sah im Geiste schon die gelbe und rote Liste in meterlange Schriftrollen anwachsen. Als dann auch noch ein Anruf von Jacky kam, dass mein Berliner Balkon wie eine nach dem Krieg geplünderte Minilandschaft aussah, sank meine Laune auf den Nullpunkt. Nichts war von den Tomaten und Kräutern übrig geblieben, die ich dort im Schweiße meines Angesichts gepflanzt hatte, und Jacky hatte still und leise die mickrigen Reste in der Biotonne entsorgt. Als ich dann wieder in der Stadt weilte, sah ich, dass Jacky aus kleinen Ästen drei Kreuze gebastelt hatte, die nun meine Balkonkübel zierten und mahnend daran erinnerten, dass das Leben aus einem ständigen Werden und Vergehen besteht.

Der Sommer blieb wechselhaft mit extremen Temperaturschwankungen. Nichtsdestotrotz füllten sich in den nächsten Wochen nach und nach diverse Körbe, Kartons und Einmachgläser mit Mohrrüben, Erbsen und Buschbohnen.

Tagelang kochten Ayleen und ich Erdbeeren, Brombeeren, Kirschen, Pfirsiche, Birnen, Pflaumen, Sanddorn und Stachelbeeren ein, um für den Winter den süßen Aufstrich zu genießen. Mittlerweile kann man wunderbare Marmeladen zubereiten, die nicht von kiloweise Zucker erdrückt werden. Wir nahmen Gelierzucker, und gerade bei Erdbeeren reicht ein Drittel der vorgeschriebenen Menge! Zusammen mit den zerkleinerten Früchten gossen wir dann ein Glas Zitronensaft darüber, und das Ganze wird möglichst kalt über Nacht stehen gelassen. Erst am nächsten Tag wird höchstens fünf Minuten alles zum Kochen gebracht, bis es richtig vor sich hin sprudelt. Jetzt muss man den heißen Sud in Gläser abfüllen und sofort luftdicht verschließen. Und voilà, die regionale Marmelade ist fertig!

Trotz der wütenden Natur-Samurais gab es ab und an einen frischen Salat mit Petersilie und scharfen Radieschen, mit den obligatorischen Champignons, die es seltsamerweise immer und überall zu geben schien. Zudem begann der regionale Handel mit Nachbarn und Freunden. So wanderten Pflaumen, Paprika, Himbeeren, Kohlrabi in unsere Regale und im Austausch konnten wir Gurken ohne Ende verteilen. Diese hatten sich tapfer gegen die heftigen Temperaturen zur Wehr gesetzt und schossen nun wie wild gewordene Kanonenkugeln über die Beete.

Ayleen bemerkte irgendwann nachdenklich, dass die Gurken von Weitem wie eine Horde erigierter Penisse aussahen, wie sie so steif und fest an ihren Klettergerüsten klebten und dabei seltsam abstanden. Gelbe Blüten zierten diese weit sichtbare Potenz. Daneben protzten die Riesenkürbisse, die sich mittlerweile im Beet breitgemacht hatten. Ihre helle und hautfarbene Schale erinnerte mich eher an wohlgeformte Brüste, und so schielten wir beide ab und an heimlich aus dem Fenster, starrten auf unsere fleischlich und sündig gewordenen Beete, die sich trotz Temperaturschwankungen ziemlich prall vor uns präsentierten.

Auch die Stangenbohnen konnten wir jetzt vom Strauch zupfen und servierten sie zu unserem Fleisch. Mit der Zeit schenkte uns die rankende Pflanze dermaßen viele Bohnen, dass wir diese in der Tiefkühltruhe bunkerten, um später im Winter, zusammen mit Schweinefleisch, ein regionales Mahl parat zu haben.

Ayleen ließ sich im Dorf beraten und begann mit dem Konservieren von Gemüse. Hier mussten wir allerdings wieder auf die gelbe Liste ausweichen, denn Salz war regional nicht zu bekommen. Mit einem Biosalz wurde das klein geschnippelte Gemüse dann schichtweise in Tongefäße gestapelt und konnte so im kühlen Vorratsraum lagern. Vom Garten direkt in den Mund. Ein wunderbarer Traum ging trotz Klimakatastrophen ein wenig in Erfüllung. Wir stellten in den nächsten Wochen immer wieder beglückt fest, dass die Frische und Qualität unseres selbst gezogenen Gemüses und des reifen Obstes unübertroffen gut waren. Von einem Bauern bezogen wir zusätzlich Schwarze Johannisbeeren, und Ayleen berichtete mir, dass dieses lokale Obst zum Beispiel einen viel höheren Vitamingehalt besitzt als Orangen. Und wie oft lassen wir teure Orangen importieren, immer mit der Ausrede, wegen der Vitamine und so! Manchmal musste man sich einfach eines Besseren belehren lassen.

Auch mein regionaler Rhabarber bekam endlich eine ansehnliche Farbe, und eifrig backte ich Rhabarberkuchen, kochte ihn als Mus ein, bis das permanent saure Grinsen in meinem Gesicht wie eine Mumienmaske versteinerte. Ich muss zugeben, nachdem das letzte bisschen verkocht war, atmete ich insgeheim erleichtert auf.

Meine beste Idee allerdings war das Aufstellen einer Regentonne! Somit konnte ich Hunderte Liter regionales Regenwasser sammeln, das ab sofort für Garten und Haushalt genutzt wurde. Das Wasser wurde von der Sonne gewärmt, damit konnte ich den Kompost wässern, und mit Brennnesseljauche gemischt erhielt ich ein wunderbares Düngemittel für die Gurken, die danach noch erigierter an ihrem grobmaschigen Draht hingen.

Alles sprach nun doch für eine gute Ernte, die mich aus ökotrophologischer Sicht über den Herbst und Winter würde retten können.

Äpfel pflasterten seinen Weg

Wenn ich wüsste, dass morgen die Welt untergeht,
würde ich heute noch ein Apfelbäumchen pflanzen.
MARTIN LUTHER

Meine Apfelbäume waren die Könige im Garten, besaßen eine majestätische Höhe und eine Fülle von Früchten. Die überladenen Äste strotzten mit ihrem prallen Obst, das sich den ganzen Sommer trotz heftiger Hitze und peitschender Regenschauer prächtigst entwickelte. Denn außer Sonne, Regen und Zeit hatte es nichts weiter gegeben, vielleicht ab und an eine laue Brise frischer Luft. Von Tag zu Tag sah ich das Obst nun heranreifen. Als die ersten Äpfel herunterfielen, nahm ich die Worte von Horaz sehr ernst und verband das »Nützliche mit dem Angenehmen«: Drei Stunden hatte ich alle Hände voll damit zu tun, das Obst aufzulesen, zu überprüfen und in einen großen Korb zu legen. Nur erhielt ich nicht den dafür angebrachten Beifall. Egal. Ich lobte mich selber.

Oben in den Ästen hingen natürlich die kostbarsten Früchte, da diese der Sonne näher zugewandt waren als die anderen. Wie in alten Tagen kletterte ich hinauf in den Wipfel, und mit dem Apfelpflücker gelang es mir, die besten Stücke zu angeln. Die Bandscheibe schien darüber nicht ganz so erfreut zu sein, egal, die Lunge keuchte verärgert auf, auch egal, jeder neue Weg war eben auch mit Dornen gesäumt.

Mit einem Mal musste ich aber innehalten. Zuerst begann

ich zu schmunzeln, dann kicherte ich wie ein kleines Gör, bis ich lauthals loslachte. Gut, dass der Baum mich geduldig trug und ich nicht einfach runterpurzelte. Unvermittelt hatte sich ein Bild aus der Vergangenheit in die Gegenwart geschoben, und mit offenem Mund starrte der kleene Piefke zum Apfelbaum hoch. Oppa turnte in den obersten Zweigen herum, pflückte die Äpfel, die besonders rot und saftig zwischen den Blättern hervorkiekten, und mit gekonnter Bewegung rollten die prallen Äpfel in seinen Korb, der am Rücken festgeschnallt war. Unten aber stand Omma, die Hände in die Hüften gestemmt, und brüllte nach oben:

»Wat gloobste, wer de bist? Paule, du bist doch keene sechzehn mehr! Nimmste wohl jefälligst den Obstpflücker!«

Gerade am Vortag hatte sie das Tuch des Obstpflückers gestopft, die vielen Flicken zeugten von seinem langjährigen Gebrauch. Auch ich hatte schon gelernt, mit dem Gerät die Äpfel vorsichtig vom Zweig zu lösen, die dann einfach in den Sack fielen, ohne dass man groß im Baum herumturnen musste. Doch heute schien Oppa seinen Jungbrunnen entdeckt zu haben, und übermütig blieb er auf seinem Ast stehen, grinste mir zu, und Omma stapfte fluchend in die Laube zurück. Da nützte wohl auch kein Pokneifen mehr, denn Omma war richtig sauer. Wie ein Verbrecher kletterte Oppa herunter, blickte verstohlen zum Haus.

»Weeßte, mit die Weiber sollte man sich besser nicht anlegen. Det jibt nur Scherereien.«

Sprachs und nahm artig den Obstpflücker, kletterte nur auf den ersten und stabilsten Ast, und nach einer halben Stunde gab es Unmengen von Äpfeln. Diese stellte er Omma vor die Tür. Brummelnd nahm sie die Ernte an sich, und noch am späten Nachmittag gab es Apfelkuchen mit Schlagsahne. Und beede grinsten sich an. So war det eben mit der echten Liebe!

Trotz aufächzender Lunge und murrender Bandscheibe erzielte auch ich auf meiner Oika eine reiche Ernte, dank meines wunderbaren Apfelpflückers, der mir brav seinen Dienst erwiesen hatte.

Viele, sehr viele Tage gab es dann Äpfel in einer phantasievollen Reihenfolge. Morgens geraspelt *auf* meinem Müsli, mittags in den bunten Salat geschnippelt, nachmittags ein gedeckter Apfelkuchen mit einem kräftigen Schlag regionaler Sahne, und am späten Abend noch einer, wegen Ökologie und so. »*An apple a day keeps the doctor away.*« Irgendwann gab es morgens dann geraspelten Apfel *unters* Müsli, am Mittag Apfelpfannekuchen mit Apfelkompott, nachmittags die Reste vom gedeckten Apfelkuchen vom Vortag und abends einen halben Apfel, wegen Ökologie und so.

Weitere Tage später streunte ich ein wenig in der Küche herum, blickte mehrmals verstohlen in mein Eisfach. Dort lagen aus wunderbar alten Zeiten uralte leckere Croissants zum Aufbacken, überhaupt nicht Bio und ganz bestimmt nicht regional oder supergesund, ihr Fettgehalt eine schwere Sünde gegen das nächste Kostüm: enge Lederbux'. Seufzend schloss ich das Eisfach, starrte auf meine Äpfel: Regional. Bio. Ökologisch. Mit eigenen Händen gepflückt. »*An apple a day does not keep the schlechte Laune away!*«

Stunden später verdeckte ein Berg von Müsli winzige Apfelstückchen, die wie bei einem Sandwich irgendwo in der Mitte lagen. Mittags fuhr ich heimlich in die nächstgelegene Stadt. Dort gab es dann anständige Buletten mit extra scharfem Senf und zum Nachtisch Mousse au Chocolat. Wahrscheinlich alles überhaupt nicht regional und ökologisch vertretbar, egal, nachmittags wollte ich dann auch keinen Kuchen, aber überhaupt gar keinen, hockte mich in eine Eisdiele, verschlang einen Bananensplit mit einer Extraportion Sahne und ganz viel Schokosoße. Wahrscheinlich mit tausend Geschmacksverstärkern und anderen unangenehmen Mittelchen, egal, es war wunderbar süffig, und abends schlief ich selig vor der Kiste ein, in enger Umarmung mit einem großen

Glas Gewürzgurken. Eingelegt mit Essig, Benzoesäure, Antioxidationsmittel, Ascorbinsäure, Süßstoff, Natrium und Farbstoff.

Trotz Ökologie und so.

Und draußen fielen weiter die Äpfel kiloweise vom Baum.

Da ich viele Freunde mit vielen Kindern habe, lud ich mich in den folgenden Wochen einfach überall selbst ein. Kiloweise verschenkte ich meine Äpfel, die mit großer Freude und Dankbarkeit angenommen wurden. Zu der Zeit kostete ein Kilo Bioäpfel 4 Euro 99, und bei mir gab es die gratis. Ab und an bemerkte ich natürlich einen verstohlenen Blick auf eine der winzigen braunen Stellen, und in den warmen Küchen lugte der ein oder andere Apfelwurm plötzlich glücklich aus einem seiner Löcher hervor, hatte wahrscheinlich – ebenso wie ich – mittlerweile genug Apfelfleisch in sich hineingemümmelt und war neugierig, was die deutsche Küche sonst noch so zu bieten hatte. Interessant, in solchen Momenten die versteinerten Gesichter meiner Freunde zu beobachten, die mit der plötzlich auflebenden Natur nicht mehr ganz so zurechtkamen. Trotz Ökologie und so.

Nach einer Woche wurde ich dann wieder von allen eingeladen. Es geht doch nichts über einen intakten Bekanntenkreis! Es gab gedeckten Apfelkuchen mit Sahne, gedeckten Apfelkuchen ohne Sahne, es gab Apfelstrudel mit heißer Vanillesoße, Apfelstrudel mit kalter Vanillesoße, Apfeltorte mit Rosinen, Apfeltorte ohne Rosinen, es gab verbrannten Apfelkuchen – Tschuldigung, wahrscheinlich sind Bioäpfel nicht ganz so robust im Ofen wie andere –, es gab Pfannekuchen mit Apfelstückchen und es gab kiloweise eingekochtes Apfelmus.

Ich war mir bald nicht mehr ganz sicher, ob ich mich überhaupt noch an eine andere deutsche Frucht erinnern konnte, doch ja, da gab es mal was, das Bild war nur derart verschwommen, dass ich beim besten Willen nichts mehr erkennen konnte. *»An apple a day keeps me running to my Nervendoctor every day!«*

Mein Bauch hatte mit der Zeit eine gefährliche Ähnlichkeit mit einem prallen Apfel entwickelt, und nachts wachte ich schweißgebadet auf: Die Lederbux' hatte während der Kostümprobe spätestens bei den Knien gestreikt, und diese unglaublich hübsche Kostümfrau konnte einfach ihren Blick nicht von mir lassen, besser gesagt von meinem Bauch, der sich ihr rund und prall in all seiner kugeligen Schönheit offenbarte, denn aus meinem Bauchnabel wuchs ein kleiner Stängel mit einem winzigen Blättchen dran, und ich war mir nicht mehr ganz sicher, ob sie nicht augenblicklich *»hineinbeißen würde, wie in eine reife Frucht!«*.

Gott, welche Prüfungen hatte ich noch zu bestehen? Hinter jeder Offenbarung drohte doch eben auch eine apokalyptische Zeit, die ich durchzumachen hatte.

Trotz allem, ich hatte es geschafft, mit einem einzigen Apfelbaum zig Menschen zu versorgen. Wie einfach könnte die Verteilung von lokaler Nahrung erfolgen, geerntet im eigenen Land, im eigenen Dorf. Es ist doch eine ganz simple Rechenaufgabe: Ich gebe zehn Familien jeweils ein Kilo Äpfel. Mit dieser einen Gabe bekomme ich aber das Zehnfache zurück! Mein Nachbar zum Beispiel brachte mir ein Stück frisch geschlachtetes Lammfleisch, von einem Bauern bekam ich selbst gebackenes Brot und Eier von seinen »happy« Hühnern, und langsam türmten sich sämtliche Apfelkuchenarten und Kompotte in meiner Küche auf, sodass ich mich von all diesen Gegengaben wiederum eine Woche ernähren konnte. Das zeugt doch von einer idealen Lebensgemeinschaft und einem natürlichen Kreislauf von Geben und Nehmen.

Damit will ich mich nicht rühmen, eine neue Erkenntnis in Umlauf gebracht zu haben. Diese Form des ökologischen Gleichgewichts war schon den alten Griechen bekannt. Die Natur bringt ihre Jungen hervor, die natürlich gewachsen sind.

Dieses natürliche Wachstum fügt sich wunderbar in das ökologische System ein. Geld dagegen erzeugt kein natürliches Wachstum, sondern bringt nur künstliche Kinder wie Aktien und Zinsen hervor. Beide können wachsen, können aber auch einen mühsam errichteten Staat niederreißen. Und wie wir gerade durch die Bankenpleiten erfahren haben, herrschen beim Kollabieren des künstlichen Geldsystems Not, Hunger und Leid; es vernichtet auf Dauer das natürliche Wachstum, nämlich in erster Linie die Kinder und damit auch unsere Zukunft.

Was läuft in unserem hochmodernen System eigentlich falsch, dass tonnenweise Essen weggeschmissen wird, verdirbt, verfault, aber alle drei Minuten ein Kind an Hunger stirbt?

Warum schreibt so selten jemand darüber ein Drehbuch, über Missstände, die uns allen zu denken geben sollten?

So langsam wurde mir klar, dass die Veränderung in meinem Leben eine Lawine ins Rollen brachte. Angespornt durch meine eifrige Mission, ausgelöst durch mein florierendes Familienunternehmen, wollte ich nun in die globale Wirtschaft einsteigen! Was im Kleinen wunderbar funktionierte, das müsste sich doch auch im Makrokosmos vollbringen lassen. Und mit diesem Glücksgefühl ritt der einsame Held »Local Apple« in den glühenden Sonnenuntergang.

Im nächsten Dorf angekommen, band Local Apple seinen treuen Gefährten Frido unter einen Baum, schritt langsam durch den staubigen Sand, die sengende Hitze legte sich gnadenlos auf ihn nieder, und die Sporen blitzten im gleißenden Licht auf, eine Zigarette glimmte in seinem Mundwinkel, und verstohlene Blicke der Damen begleiteten ihn auf dem Weg, den nur er alleine gehen konnte. Die schweren Stiefel gaben dumpfe Laute von sich, als Local Apple die knarrenden Stufen langsam emporstieg. Mit einer lässigen Handbewegung stieß er die Tür auf, betrat die Schwelle des Saloons, und alles hielt den Atem an.

Schweigen.

Dann von irgendwoher die klagende Melodie einer Mundharmonika. Schnitt. Großaufnahme.

Kurz spuckte Local Apple seinen Kautabak auf den Boden, stellte sich vor den Besitzer und raunte:

»Na, wie wär's, kiloweise regionale Äpfel zum Spottpreis, garantiert biologisch wertvoll und zuhauf bei mir aus dem Garten abzuholen.«

Lässig zog der einsame Held einen Apfel aus dem Ledermantel hervor, platzierte das pralle Obst auf der Theke.

Schnitt. Halbnah.

Das Männchen auf der anderen Seite schien lange keine Vitamine gegessen zu haben. Ein nervöses Zucken im rechten Auge verdeutlichte seine Angespanntheit, er fummelte an seinem Kragen, aus dem ein magerer Hals herausragte. Die Stimme, die nun zu hören war, erinnerte an eine ausgedörrte Hyäne in der Wüste. Mit einer sauren Miene sah er Local Apple pikiert an.

»Also, wie jetzt, selber pflücken¿¿¿«

»Nein, du Gurkennase!«, knurrte der einsame Held, zog mit einem Griff den mageren Hals zu sich, und Aug in Aug funkelten sie sich an.

Schnitt. Großaufnahme.

»Sie liegen schon alle auf dem Boden, du Zwerg. Musst sie nur noch aufheben, verstehst du. Kannst gleich mit deinem Kuhjungen mitkommen. Sonst kann es passieren, dass du dich morgen mit einem Kilo Blei im Magen wiederfindest, bei dem Giftkram, den du hier verkaufst. Das überlebt auf Dauer kein Schwein. Geschweige denn ein menschliches Wesen.«

Der einsame Held nahm eine Zigarette, drückte sie langsam auf der Theke aus. Das Männchen sprang zurück, fummelte kurz an seinem Gürtel, aber er hatte nicht mit Local Apple gerechnet, der seinen Colt blitzschnell herauszog, dem Zwerg den Apfel auf dem Kopf platzierte und innerhalb weniger Sekunden die Wand mit neun Kugeln durchlöcherte.

In Slow Motion zerfiel der Apfel in zwei Hälften.

Schnitt. Großaufnahme.

Der einsame Held nahm eine davon, und mit aufreizender Seelenruhe drückte er sie dem Zwerg genussvoll in den Mund.

»Komm, spiel mir das Lied vom ›Local Apple‹.«

Sein Blick erstarrte. Er hatte begriffen. Für immer.

Der Zwerg tauchte nie auf der Ranch auf. Er war spurlos verschwunden. Und der einsame Held blieb allein mit seinen Äpfeln. Trotz Ökologie und so.

Wochen später stand ich am Fenster und hatte mich daran gewöhnt, dass fast ein Drittel des Obstes auf dem Boden vermoderte. Keines der Geschäfte im Umland hatte sonderliches Interesse an meinen Äpfeln gezeigt, und ich beobachtete, wie sich dafür Bienen, Hornissen und auch eine Igelfamilie am Fruchtfleisch ergötzten.

Die Bioläden in meinem Kiez reagierten dafür ganz anders. Sowohl Anette im Brotgarten als auch Verena aus dem Lylla-Biomarkt nahmen mir einige Kisten Äpfel dankbar ab und versorgten mich dafür mit Brot, anderen Obstsorten, Gemüse und Eiern. Soll doch mal einer behaupten, in der Stadt wäre alles so furchtbar anonym! Hier funktionierte der Austausch von Warengütern wie am Schnürchen.

Zurück in meinem Garten sah ich zwischen den letzten Herbstblättern eine Wacholderdrossel genüsslich an einem Apfel picken, kurz bevor sie ihre Reise gen Süden antrat. Die Tiere wissen, was gut ist. Ihre Instinkte sind Gott sei Dank noch nicht von uns verdorben.

Das Wechselspiel zwischen mir, der Natur und den Tieren vollzog sich hier in aller Stille, und als immer mehr Bienen auftauchten, da sah ich schon im nächsten Frühjahr meinen eigenen Honigstock hinter dem Baum stehen.

Und ich mit übergestülpter Imkerhaube überprüfe die Waben mit ihrem goldgelben Honig.

Falls es genug des Goldes gäbe, dann könnte ich doch versuchen, diesen Honig günstig zu verkaufen, Honig für alle, das wäre doch eine Idee … Mission Honig …

Der einsame Held ließ sich nicht unterkriegen.

Und sie nannten ihn Honeyman

Das menschliche Talent,
sich neuen Lebensraum zu schaffen,
wird nur durch jenes übertroffen, ihn zu zerstören.
THEODOR HEUSS

Meine nächste Produktion stand erst in ein paar Wochen auf dem Plan. Dieses Mal wollte ich die alten Bretter betreten, die die Welt bedeuten, und damit Aug in Aug mit dem Publikum sein in der Hoffnung, wieder einmal das Gefühl von lebendiger Bühnenatmosphäre zu spüren. Auf Dauer war die Kamera ein sehr stiller Zeitgenosse, und das Drehen ähnelte oft einem Vakuum, in dem mir so manches Mal der notwendige Sauerstoff fehlte. Nicht alles und jeder ist in meiner Branche schillernd oder superspannend, und die Enge – damit meine ich nicht nur eine räumliche, sondern oft auch eine gedankliche, die teilweise schmerzt – gab mir hin und wieder das Gefühl, in einem vollgepfropften Gurkenglas zu stecken. Eingelegt in Essig und salzhaltiger Lauge. Am Ende eines Drehs folgte, sobald der Deckel abgeschraubt wurde, dann endlich das erlösende »Plopp«, das in solchen Fällen wie ein Befreiungsschlag für mich war.

Bevor jedoch die Theaterproben begannen, ergriff ich noch schnell die Gelegenheit und suchte im Ökowerk einen Spezialisten für meine anvisierte Honigproduktion auf. Wen würde ich nicht alles von diesem Naturprodukt begeistern können, alt wie jung, ich sah mich schon inmitten Tausender von glücklich summenden Bienchen, die mich als ihre neue »Königin« angenommen hatten! Zugegeben, etwas maskulin und nicht gerade ein Bienengewicht, aber egal, das Mütterliche würde sich schon mit der Zeit herauskristallisieren. Staunende Kinder stünden vor mir, die zusähen, wie zahlreiche Imkes dieser Welt auf meinem nackten Arm herumkrabbelten und ich die goldgelben Waben aus dem Bienenstock hervorzauberte und den Götternektar feilbot.

Ich muss zugeben, dass ich mir bis dahin nicht allzu viele Gedanken über Honig gemacht hatte. Zig verschiedene Sorten standen in den Regalen der Bioläden wie auch in den gängigen Discountern. Sorten wie Tannen-, Waldwiesen-, Orangenblüten- und Eukalyptushonig versprachen ein natürliches Produkt, symbolisierten duftende Landschaften mit ewigem Sonnenschein und zufriedenen Bienen, die glücklich die bunten Blumen bestäubten und uns ihren goldenen Nektar schenkten. Dieser landet dann später auf meiner Schrippe, in die ich genussvoll reinbeiße. Romantik pur! Irgendwo würde es sie ja wohl auch geben, diese paradiesischen Wiesen ... und duftenden Tannenwälder ... mit wildem Eukalyptus ... Orangenblüten ... wächst Eukalyptus eigentlich nicht in Japan? ... oder China?

Im Ökowerk klärte mich dann ein Imker fachgerecht über die Honigproduktion auf, die mittlerweile zu einem Politikum geworden ist. Das Bienensterben hat gerade in den letzten zwei Jahren eklatant zugenommen, unter anderem ausgelöst durch die Versprühung von Pestiziden und die Auswirkungen der neuen Gentechnik, die sich trotz Protesten schleichend in unserem Lebenssystem eingenistet hatte, sich wie eine fette Made durch die Natur fraß und uns mehr beeinflusste, als wir alle ahnten. Die natürlichen Lebensräume von Bienen schwinden allmählich dahin, werden zum Teil regelrecht vergiftet und damit auch ihr Honig verunreinigt. Unsere hochindustrialisierte Landwirtschaft hat weltweit ein Drittel der Böden unfruchtbar gemacht, und wenn nicht bald eine grundlegende Wende in der Agrarpolitik eintritt, dann war's das wohl irgendwann mit Schrippen und Honig und staunenden Kinderaugen und mütterlichen Instinkten. Trotz Ökologie und so.

Ich kann nur sagen, bei diesem Gespräch wurde mir, ähnlich wie bei den Erdbeeren, ein wichtiger Bestandteil meiner glücklichen Kindheitsideale geraubt. Wie wenig einem in dieser Nation mitgeteilt wird! Es beängstigte mich, dass viele von uns mit egoistischer Selbstverständlichkeit so langsam diesen Planeten zerstören, indem sie ihn gnadenlos auszehren. Ein bisschen weniger von allem und wir könnten so manche Tier- und Pflanzenart retten und kämen trotzdem nicht zu kurz.

Ich glaube, es war der gute alte Herr Leibniz, der mal behauptete, dass die Welt ein Gefäß sei, in dem nichts verloren gehe. Das kann ich leider nicht bestätigen. Nun ja, vielleicht sah der Planet im 17. Jahrhundert für den Philosophen noch intakt aus, da lohnte es sich vielleicht noch, über ein Vakuum zu philosophieren, heute jedenfalls droht der völlige Kollaps, und wir registrieren das nicht einmal.

Zu jeder Epoche hat der Mensch seinen faustischen Pakt geschlossen, um ein bisschen mehr vom Wohlstand zu ergattern. Egal wie. Egal wann. Egal mit welchen Mitteln. Aber immer wieder fordert dieser teuflische Pakt einen zu hohen Preis. Täglich sterben ungefähr 150 Pflanzen- und Tierarten aus. In Deutschland sind 35 Prozent unserer 48 000 Tierarten, wie z. B. der Laubfrosch, der Feldhase oder der Kiebitz, bedroht. Dazu kommt, dass circa 70 Prozent aller natürlichen Lebensräume akut gefährdet sind. Wälder, Moore und Korallenriffe, wichtige CO_2-Speicher dieser Erde, verschwinden nach und nach, und die ökologische Katastrophe ist somit vorprogrammiert.

Für viele Menschen zählt heute nur noch der wirtschaftliche Profit, worunter auch die Bienen stark zu leiden haben. So wurden bei der Freisetzung gentechnisch veränderter Organismen ohne Rücksicht auf Mensch und Natur einseitig industrielle Interessen klammheimlich durchgesetzt. Flugzeuge versprühten hektarweise Pestizide über Felder, Wiesen und Wälder. Man hatte dieses Vorgehen aber weder mit den Bienen noch mit den Imkern abgesprochen, geschweige denn diese auch nur ansatzweise gewarnt. Pestizide und Insektizide vergiften nicht nur Schädlinge, sondern auch deren natürliche Feinde wie Würmer, Käfer und Frösche. Der dadurch verursachte Verlust vieler Mikroorganismen ist ein ernst zu nehmendes Problem für die Bodenfruchtbarkeit, und diese ist eine unserer wichtigsten Lebensgrundlagen.

Bienen nehmen durch ihre Bestäubung all die Gifte der verunreinigten Pflanzen in sich auf, die dann wiederum in den Honig gelangen, der wiederum bei uns auf der Schrippe landet. Dieser ist in solchen Fällen für den Verzehr nicht mehr geeignet und muss von den Imkern entsorgt werden. So schnell kann ein natürliches Gleichgewicht aus den Angeln gehoben werden, und so werden Schäden in unvorstellbarem Maße angerichtet. Um eine solche Vergiftung zu vermeiden, mussten schon Imker mit ihren Bienenvölkern aus den verseuchten Gebieten wegziehen und sich einen neuen Standort suchen. Das aber kostet Zeit, Geld, und nicht immer ahnt der Imker von seinem Unglück.

Honig, der Blütenpollen von gentechnisch veränderten Pflanzen enthält, darf nicht verkauft werden, denn, das ist jetzt das Absurdeste überhaupt, auch der (in Deutschland erst seit April 2009 verbotene) gentechnisch veränderte Mais der US-Firma Monsanto besaß bis dato keine Zulassung als Lebensmittel. Und das schon seit Jahren! Kann mir irgendjemand diesen Irrsinn erklären??? Dieser Genmais durfte in der EU kommerziell angebaut werden. Doch wofür wurde dieser Mais dann bitte angebaut? Aus Langeweile? Nee, der war nämlich als Futtermais zugelassen. Und wer bitte sollte diesen Scheiß essen? Die Tiere. Aha. Und damit gelangt das Zeug doch wohl irgendwann auch in den menschlichen Körper. So funktioniert nun einmal der ökologische Kreislauf. Vielen Dank. Diese spezielle Maissorte enthält das Gen eines Bakteriums, das ein für den schädlichen Maiszünsler, eine Schmetterlingssorte, tödliches Gift produziert. Weiß dieses Gift denn auch, was es töten darf und was nicht?? Und stehen für die Bienen Warnhinweisschilder da, dass es sich hier um gentechnisch veränderte Pflanzen handelt? Wohl nicht. So musste ein Imker den kompletten Honig eines Jahres vernichten, da dieser total mit Pollen von Genmais kontaminiert war! Betroffen waren 342 Kilo Honig und 120 Liter Met, der aus genau diesem Honig angesetzt war. Für diesen Verlust ist selbstverständlich keiner aufgekommen.

Kurze Zeit später hat sich dann noch herausgestellt, dass der Wirkstoff Clothianidin, ein Nervengift im Dienste der Agrarproduktion, Millionen von Bienen zugrunde gerichtet hat. Raps und Mais wurden vor ihrer Aussaat mit diesem Dreck beschichtet, um sie vor Fraßinsekten zu schützen. Was das eine scheinbar schützt, bedeutete für das andere den elenden Tod, denn dieser giftige Staub blieb nicht einfach auf den Maiskörnern haften, sondern setzte sich auch in Blumen und Gräsern fest, kroch durch die Landschaften und drang allmählich ins Grundwasser.

Und, leider, leider haben sich in diesem Fall die dummen, bösen, kleinen Bienen nicht an die Anstandsregeln gehalten! Das weiß man, äh Biene doch, dass sich Frau Imke in einem kilometerweiten Radius nun nicht einfach auf diesen genmanipulierten und pestizidverseuchten Feldern und Wiesen ernähren soll. Die Giftdosis war nämlich teilweise so hoch, dass die Bienen direkt vor Ort einfach wegstarben. Also bitte!

Aber, Bienen sammeln nun einmal ihren Nektar und bestäuben Blüten, ohne zu unterscheiden, was wir Menschen vorher damit angestellt haben. Und zwar in einem Radius von fünf Kilometern um ihren Bienenstock. 2008 wurden schätzungsweise 11 000 Bienenvölker vergiftet. Das sind summa summarum 300 Millionen Bienen. Auch der Klimawandel und Schädlinge bedrohen die Bienenvölker und stören somit das ökologische Gleichgewicht erheblich. Bis dato wusste ich nicht einmal, dass dermaßen viele unterschiedliche Bienenarten existieren. Mir wurde von all diesen Nachrichten schlecht. Das Gefühl von purer Romantik, entzückende Bilder von summenden Bienen auf bunten Wiesen war für mich damit flöten gegangen.

Wie oft hatte ich wohl schon hochkontaminierten Honig in mich reingeschaufelt in der Annahme, mir etwas Gutes zu tun, die Stimmbänder zu ölen, Erkältungen zu lindern, als süßen Frühstücksaufstrich? Ich konnte nicht weiterdenken. Es war alles unvorstellbar. Danke, auf diesen Sondermüll kann ich gerne verzichten. Ich möchte nicht wissen, wie viele Honiggläser momentan in den Regalen stehen, die als gesunder Brotaufstrich verkauft werden und eigentlich aufs Dringendste entsorgt werden müssten. Und zwar auf der Deponie für Sondermüll. Und dann? Was passiert eigentlich mit dieser Deponie … wie groß sind die heute … morgen … in ein paar Jahren? Oder übernehmen das in Zukunft all die Botoxsüchtigen? Wäre doch mal ein Vorschlag, wird ja eh noch kaum gelacht in diesem Land … Wenn sich irgendwelche Menschen dieses Nervengift ins Gesicht reinjagen wollen, um mich dann mimiklos anzustarren, bitte schön, vergiften sie halt sich selbst und jegliche Form einer normalen menschlichen Konversation. Die andauernde Vergiftung großer Lebensräume jedoch hat mit dazu beigetragen, dass es auf der ganzen Welt zu Hungersnöten gekommen ist.

So ist in den letzten Jahren eine regelrechte Vergiftung der Bienen und ihrer Brut erfolgt, ein langsames Abtöten von Ackerland und die toxische Verseuchung von Böden. Und das alles hier in Deutschland. Nicht in Tumpatinka. Das Land Brandenburg zum Beispiel ist Schwerpunkt für die Aussaat von Genmais. Mit einer riesigen Anbaufläche von 1244 Hektar

Land, das sind knapp 40 Prozent der gesamten Bundesanbaugebiete. Seitdem kann ich kaum noch an einem gesäten Feld oder einer blühenden Wiese vorbeigehen, ohne daran zu denken, wie groß die Täuschung und Verblendung ist, die sich hier vor mir auftut. Trotz Ökologie und so. Welche Sprache spricht die Natur, und haben wir alle tatsächlich verlernt, ihr richtig zuzuhören und ihr zu antworten?

Wie ein begossener Pudel stand ich im Ökowerk vor einem Bienenhaus, sah wehmütig dem emsigen Treiben dieser unermüdlichen Tiere zu, als der Imker mir auf die Schulter klopfte und mich in meinem Vorhaben, Hobby-Imker zu werden, freudestrahlend bestärkte. Woher nahm er bloß die Hoffnung nach all diesen apokalyptischen Offenbarungen, die eher die Zerstörung dieses Planeten vorhersagten als eine Neueröffnung des Gartens Eden?

Zuerst nahm er mein mögliches Umfeld und die Einflugschneise von fünf Kilometern Radius unter die Lupe. Sofort konnte ich bestätigen, dass sämtliche Felder und Wälder um mich herum keiner Verseuchung ausgesetzt waren. Damit gehört unser Dorf zu einer Insel, die sich dem lokalen Anbau von biologischen Produkten mit gutem Gewissen hingeben kann. Als ich dem Imker dann noch erklärte, dass ein großer Bach an meinem Grundstück entlangfließt, und ich diverse Obstbäume im Garten habe, war er voll guten Mutes. Bienenschwärme bevorzugen nämlich Gebiete mit Wasser und Obstbäumen. Dabei übernehmen sie die Bestäubung von 80 Prozent der regionalen Blütenpflanzen, wie z. B. meiner Apfel- und Birnenbäume, der Quitten, der Kirschen und der Pflaumen. Das ist von unschätzbarem Wert. Ohne die Bestäubung der Bienen gäbe es nämlich zum Beispiel gar keine Äpfel! Somit erweiterte sich mein persönlicher ökologisch-regionaler Kreislauf, indem ich mit meinen Apfelblüten die Bienen anlockte, die wiederum dafür Sorge tragen, dass jedes Jahr die Äpfel wachsen, und als Sahnehäubchen produzieren sie dafür den Honig.

Gott, wie einfach konnte so manches Unternehmen sein. Nach wirtschaftlichen Gesichtspunkten soll der ökonomische Wert dieser Tatsache in Deutschland 150 Millionen Euro pro Jahr ausmachen.

Nun musste ich die Bienen nur noch anlocken, was einem interessanten Prozedere folgte. In meiner Oika angekommen, suchte ich zuerst eine Fläche aus, die sich für die Ansaat einer Blühfläche eignete. Der Boden musste an dieser Stelle umgegraben werden, denn wichtig bei der Ansaat von Blumenwiesen ist, dass der Gräseranteil im Boden möglichst gering gehalten wird. Da es mittlerweile Herbst geworden war, musste ich das Ansäen in den Frühling verschieben. Als Saatgut eignen sich dann viele Sorten von Heil- und Gewürzpflanzen, die ich wiederum für Tees und zum Würzen nutzen könnte. Auch Sommerblumen sind sehr begehrt, wie zum Beispiel die blaue Kornblume, der goldgelbe Natternkopf, die wilde Kamille und ganz besonders der rote Seidenmohn, auch bekannt unter dem Namen Klatschmohn oder Poppy. Poppies werden besonders gern von Bienen beflogen.

Als ich das erste Mal durch die Gegend meiner Oika fuhr, erlebte ich den Klatschmohn wie in einem sagenhaften, geradezu impressionistischen Gemälde. Kilometerlang zierte er die Wege, Tausende Blüten ergossen sich über die Felder. Das sanfte Rot schimmert im Morgen- wie im Abendlicht ganz intensiv, und versetzt mich jedes Mal gefühlsmäßig in die Zeit eines Monets, der sich von dieser Blumenpracht inspirieren ließ. Eine blühende Landschaft, die nicht nur für die Bienen gut war, sondern auch fürs Auge. Denn ein breites Spektrum an Farben ist Balsam für die Sinne, wirkt anregend und berührt verschüttete Erinnerungen, die die Gegenwart neu beleben.

Daran sollten sich die grauen Städte ein Beispiel nehmen, denn die schrumpfende Vielfalt der Vegetation bedeutet auch ein immer geringeres Nahrungsangebot für viele Tiere. Es fehlt einfach an blühenden Heckenstreifen, und so mancher

Gartenbesitzer sollte sich vielleicht doch von seinem englischen Rasen trennen und lieber eine Vielfalt von Gewächsen anpflanzen, die nacheinander bis in den Herbst hinein Blüten tragen. Nur so können wir die Nahrungsaufnahme der Bienen weiterhin garantieren.

Ich bin mir ziemlich sicher, dass es so manchen Flecken Erde in der Stadt gibt, den man bepflanzen könnte, um damit das Stadtbild positiv zu beeinflussen. Genug Grünflächen könnten artenreiche Lebensräume auf relativ einfache Weise ermöglichen. Ab und an ein Blümchen würde vielleicht so manchen Stadtraser in seinem Tempo drosseln und wer weiß, wahrscheinlich sogar das ein oder andere Leben retten. Mir war nämlich aufgefallen, dass die meisten Straßenrandstreifen immer bis zum Anschlag niedergemäht waren. Auch von den über 11 000 Bäumen, die in den vergangenen Jahren in Berlin verendet sind oder gefällt wurden, sind längst nicht alle nachgepflanzt. Warum nicht mehr Vegetation zulassen und dadurch wieder Natur und Farbe in die Betonlandschaft zaubern? Wäre doch mal ein Vorschlag, Herr Bürgermeister.

Denn, *»das wäre auch gut so!«*.

Es fehlt den Tieren und Pflanzen zunehmend an Lebensraum – geben wir ihnen diesen doch wieder zurück! Wir alle sind verantwortlich für das, was um uns herum geschieht. Eine menschlichere Architektur, die unsere Welt nicht länger im techno-globalen Einheitsstil verunstaltet, könnte sicher auch Gewalt und Verrohung eindämmen.

Aber nun zurück in meinen Garten! Neben dem großen Apfelbaum sollte das erste Bienenhaus stehen, aus Naturholz mit einem Balken, an dem eine dünne Bienenwachsschicht angebracht werden muss, die als Richtungsvorgabe für die Bienen dient. Auf diese ziehen sich dann die Schwärme zurück und produzieren in aller Ruhe ihr Wabenwerk. Hier würde ich allerdings auf professionelle Hilfe angewiesen sein, da dieses Unterfangen Fingerspitzengefühl und jahrelange Erfahrung voraussetzt. Auch brauchte ich das richtige Material, um eine artgerechte Haltung anbieten zu können. Mir war klar geworden, dass ich für diese Aufgabe Zeit, Geduld und Ruhe benötigen würde, auch bedarf es, bis sich so eine Bienentraube niedergelassen hat und wirklich der erste Honig in den Waben hängt, ein wenig Hoffnung.

Die Arbeit der Bienen erfordert viel Fleiß und ein kollektives Miteinander. Bienen müssen ihren Stock perfekt unter Kontrolle haben und sind ständig damit beschäftigt, die Brutregion konstant auf einer Temperatur zwischen 33 und 36 Grad zu halten. Nur so kann sich die Brut entwickeln. Für diesen Job gibt es, wie im Biozentrum der Universität in Würzburg herausgefunden wurde, die sogenannten »Heizerbienen«. Diese Heizerbienen sorgen durch ein Muskelzittern dafür, dass die Wärme im Stock konstant bleibt. So können sie selbst bei minus 30 Grad Außentemperatur noch ihren Stock warm halten. Dafür brauchen sie viel Honig und werden für diesen anstrengenden Job von anderen Bienen gefüttert, die wiederum als »Tankwarte« bezeichnet werden. Eine soziale Gemeinschaft, in der jeder für seine Aufgaben respektiert wird.

Davon könnten wir Menschen noch eine ganze Menge lernen. Auch von mir würde viel Fleiß eingefordert werden, wenn ich wirklich ohne Gift und ominöse Medikamente, nur mit natürlichen Ressourcen arbeiten wollte. Dann würde ich eventuell auch mal hinnehmen müssen, dass die Varrora-Milbe ganze Kleinzellenvölker in den Waben vernichtete und ich wieder von vorne anfangen müsste. Das hieße dann mühevolle Arbeit. Dieser von den Imkern als »Wintersterben« bezeichnete Massentod von Bienen während ihrer Winterruhe hat weltweit schon viele Bienenvölker das Leben gekostet. Die Varrora-Milbe ist ein winziges Spinnentier, wahrscheinlich ein Import aus Asien, das die Bienen und ihre Brut wie ein Vampir regelrecht aussaugt. Nun versuchen Forscher diesem Problem mit ätherischen Ölen beizukommen.

Ich war neugierig geworden und sah mich doch wieder als glückliche Bienenkönigin, inmitten vieler summender und brummender Bienchen, gewärmt von den zitternden Heizern.

Und dann, dann könnte ich neben Apfelmost noch Metwein herstellen, und ich sah schon mein lokales Unternehmen expandieren:

Hope Production: Food and wine … sweet and natural …

Fragte sich nur, wo ich all die Flaschen lagern könnte, ach ja, der alte Schuppen, der würde sich doch gut dafür hergeben. So langsam dachte ich tatsächlich über einen Jobwechsel nach – Hoppe, der glückliche Bauer … mitten im Klatschmohnfeld … mit einem Glas Wein aus eigener Herstellung, und Gurkenwally legt mir ihr Herz zu Füßen …

Wir wandern Hand in Hand in den beginnenden Sonnenuntergang …

Happy End.

Herbstzeitgeflüster

Accept the seasons of your heart,
even as you have always accepted the seasons
that pass over your fields.
KHALIL GIBRAN

Die ermattete Sonne verbarg so ganz allmählich ihren majestätischen Glanz hinter grauen Wolken. Wie immer gab sie sich damit dem Herbst hin, und der rauere Atem dieser aufkommenden Jahreszeit spielte mit den verfärbten Blättern. Diese hatten Mühe, sich an den Zweigen festzukrallen. Der Regen tat sein Bestes, um alles gründlich auszuwaschen, und der letzte Hauch des Sommers wurde einfach eines Morgens weggespült. Von Tag zu Tag lichteten sich meine Beete, und während ich durch den Garten stapfte und begann, diesen auf die herbstliche Zeit vorzubereiten, schmatzten meine Stiefel bei jedem Schritt im Schlamm.

Durch die starke Bepflanzung und das Abernten der Beete waren dem Boden natürlich viele seiner Nährstoffe entzogen worden, und wer so viel Arbeit geleistet hatte wie mein Boden, der hatte es doch wohl auch verdient, dass ich ihm nun etwas zurückgab. Nur so war gewährleistet, dass ich im nächsten Frühjahr mit einer neuen Aussaat beginnen konnte. Denn alles ist im ständigen Austausch miteinander, alles ist miteinander verbunden. Diesen natürlichen Kreislauf wollte ich keinesfalls durchbrechen.

Nun kam der Inhalt meines sorgfältig gepflegten Komposthaufens zum großen Einsatz. Der gute krümelige Humusboden mitsamt seinen wohlgenährten Regenwürmern und den vielen anderen Kleintierlebewesen wurde abgetragen. Ich mischte ihn unter die Beete, bis der gesamte Boden locker und luftig wirkte wie ein gelungenes Soufflé. Es wimmelte und krabbelte, kreuchte und fleuchte um mich herum.

Nicht alles, was in einem Garten so kriecht und fliegt, ist für die Aussaat schädlich oder sonst irgendwie eklig. Es gibt für den Garten sehr nützliche Krabbeltiere, und je mehr Respekt wir voreinander bekommen, desto mehr haben beide Parteien vom Garten. Aufgrund dieser Einstellung hatte ich über den gesamtem Frühling und Sommer kaum Probleme mit Schädlingen gehabt, und nun wanderten alle Untermieter aus dem Komposthaufen mit auf die frisch bearbeiteten Beete, wo sie weiterhin gezielt unterstützend leben, arbeiten und fressen konnten. Zusätzlich drapierte ich obendrauf noch frische Eierschalen, da diese mit ihrem hohen Kalkgehalt den ausgelaugten Boden besonders gut nährten. Je abwechslungsreicher der kompostierte Humus ist, desto reichhaltiger fällt dann eben auch das Menü für die hungrige und verarmte Erde aus. Zusätzlich wurde eine Prise organisch-mineralischer Dünger beigegeben, der bekanntermaßen die Mikrofauna im Boden auf natürliche Weise verbessert. Jede Art von chemischer Keule hingegen gefährdet alle tierischen Helfer, könnte sie sogar töten. Diese Methode gehört definitiv nicht in dieses Buch!

Um all meinen netten und hilfsbereiten Mitbewohnern ein gemütliches Überwinterungsquartier bieten zu können, hatte ich in den letzten Tagen mehrere »Totholzhecken« aufgebaut, wobei dieses Wort für mich irgendwie falsch klingt. Es vermittelt eher das Ende vom Leben, genau das Gegenteil ist jedoch der Fall! Aus einem Geflecht von verschiedenen Zweigen – vorzugsweise Weidenruten, da diese besonders biegsam sind – entsteht eine ziemlich lebendige Sache. Aus wallartig aufgeschichteten Zweigen und Strauchschnitt baute ich mehrere dieser einfachen und kostengünstigen Hecken. Zwischen stabilen Holzpfosten und dicken Ästen musste ich dabei das gemischte Material zu hohen und dichten Wänden aufschichten. Zwischen Zweigen und Blättern pulsierte hier bald das wilde Leben, und aus dem angeblich toten Holz wuchsen recht viele Blätter. Andere Pflanzen rankten sich im Laufe der Zeit an den stabilen Ästen hoch, alle schienen miteinander klarzukommen. Diese Flechtzäune sind eine ökologisch sinnvolle und sehr ansprechende Alternative zu einem konventionellen Zaun aus Maschendraht und Eisenrohren. Mit solchen Totholzhecken entstehen nebenbei neue und vielseitige Lebensräume, Unterschlupfmöglichkeiten für eine Menge kleiner Tierarten, die ansonsten im Winter verenden müssten.

Ich baute diese Naturzäune bewusst um die Beete herum an, da sie zudem einen Windschutz boten und auch die Austrocknung und Erosion des Bodens verringerten. Im Frühjahr können die Hecken dann wiederum von Pflanzen besiedelt werden. In ein paar Jahren werde ich robuste Strauch- und Baumbüsche besitzen, die gleichzeitig auch noch das Auge mit bunten Blüten erfreuen. Das würde das Pendant zu den üppigen Blumenbeeten für die Bienen sein. So würde ich irgendwann nicht nur Obst und Gemüse in Hülle und Fülle besitzen, sondern eben auch ein blühendes und buntes Blumenmeer, zwischen dem es sich viele kleine nette Lebewesen gut gehen lassen könnten.

Der beste Schutz für einheimische Tiere ist und bleibt der naturbelassene Garten. Auch Baumhöhlen und der gute alte Komposthaufen trugen dazu bei, dass sich bei mir immer mehr Tiere wohlfühlten. Sie fanden hier alle ihre warmen Winterquartiere, denn ich ließ zwei große Laubberge liegen, vorzugsweise unter den Bäumen und Büschen, weil sich hier gerne Schmetterlingspuppen, Käfer und auch Igel verkriechen, um in aller Stille und Gemütlichkeit ihren wohlverdienten Winterschlaf zu genießen.

Wie auch Kröten, Frösche und Eidechsen lieben meine Igel die kleinen Steinhaufen, in die sie sich bei Bedarf zurückziehen können. Gerade diese stacheligen Gefährten brauchen einen eigenen Standort, an dem sie sich verstecken dürfen, und haben sie sich erst einmal angesiedelt, bleiben sie sehr treue Freunde. Den Sommer über hatte meine kleine Igelfamilie all die Salatschnecken und viele andere am Boden lebende Schadinsekten und Würmer vertilgt. Nun brauchte sie mich. Zwischen dem Laub, den Steinen und in den Totholzhecken hatten die Igel jetzt genug Möglichkeiten, sich das geeignete Winterquartier auszusuchen. Igel sind Einzelgänger und suchen sich daher ihr Singleplätzchen gerne alleine aus. Diese Tiere besitzen übrigens neben einem guten Geruchssinn einen noch viel besseren Gehörsinn. Eine winzige Raupe, die gerade genüsslich an einem Blatt knabbert, wird von dem Igel schon auf zwei Meter Entfernung wahrgenommen. Das war's dann mit gemütlichem Knabbern. Aber diese Ohren sind eben auch sehr sensibel unangenehmen Geräuschen gegenüber. Somit brauchen sie wirklich eine geschützte Ecke, um nicht beim Winterschlaf gestört zu werden. Igel mögen's halt ruhig und überschaubar. Und det kann ick sehr jut verstehen!

Leider werden diese kleinen Kerle trotz bester Absichten immer häufiger falsch behandelt. Es ist ein Irrglaube, dass Babyigel zum Beispiel Obst fressen müssen. Oder Milch trinken. Auch wenn es sich um regionale Produkte handelt. Sie sind und bleiben Insektenfresser, lieben heimische Regenwürmer, Käfer und naschen auch gerne mal zerbrochene Vogeleier.

Wenn jemand also einen verletzten oder ausgehungerten Igel am Straßenrand oder im Garten auffindet, sollte er dem Tier zum Aufpäppeln nur Hunde- oder Katzenfutter verabreichen, dazu Haferflocken oder Weizenkleie. Wegen der empfindlichen Ohren wäre es gut, einen hohen Geräuschpegel zu vermeiden. Zungenschnalzen, Fotoapparate, das Ein- und Ausschalten von Licht verschrecken die Igel. All diese Irritationen gibt es zwischen meinen Hecken, Steinmauern und Obstbäumen nicht. Hier gibt es überall kleine und ruhige Plätzchen, ohne Lichtschalter, Fotoapparate oder irgendwelche anderen störenden, technischen Geräte.

Noch einmal überprüfte ich die Ecken und Nischen in meinem Garten, stand dabei unter meinen nun fast kahlen Obstbäumen. Diese trugen nur noch klägliche Rest-Früchte, die spätestens mit den aufkommenden Herbststürmen endgültig zu Boden fallen würden. Nur mein Walnussbaum war Ende Oktober noch üppig bestückt. Ich hatte dieses Jahr Glück, es hingen etliche der nahrhaften braunen Nüsse an seinen Zweigen. Nachdem ich einen ganzen Korb voll aufgesammelt und meinen Beeten noch eine gute und erholsame Nacht gewünscht hatte, ging ich in Richtung Haus zurück.

Auf dem mittlerweile so vertrauten Weg blieb ich noch einmal stehen und betrachtete gedankenverloren den Garten, der eingetaucht in Dämmerlicht vor mir ruhte. Ich liebte diese Jahreszeit mit der frischen und feuchten Luft, mochte die friedliche Atmosphäre und den langsameren Trott, der ein wenig was von Stillstand besaß.

Herbst suggeriert für mich eine Zeitlosigkeit, alles scheint sich für die lange Ruhephase in Frieden vorzubereiten. Die Zugvögel hatten schon vor Wochen ihre lange und beschwerliche Reise gen Süden angetreten. Auch die Kraniche hatten sich auf dem Nachbarsfeld formiert, und eines Morgens stiegen sie alle in den Himmel auf und mit ihrem gleichmäßigen Flügelschlag und einem letzten Aufkreischen entschwanden sie in die Ferne.

Nachdem auch Lady Nightingale sich von uns verabschiedet hatte, erlebten wir wehmütig den ersten Abend ohne unsere zauberhafte Kammersängerin. Eine eigentümliche Stille legte sich wie ein Schutzschild über dieses Fleckchen Erde. Menschen und Tiere kehrten früher ein, ließen die Natur draußen zurück, die sich sachte allabendlich mit der untergehenden Sonne wegschlich.

Ich trat an die Tür und verharrte.

Nichts als nasse Dunkelheit.

Ich zog in heftigen Zügen die aufkommende Nacht in mich hinein, stieß dann die Haustür auf und ging in die Küche, wo sich mir ein inzwischen vertrautes Bild auftat. Mitten im Raum saß Ayleen auf einem Stuhl, eine uralte Kaffeemühle zwischen den Knien, und in einer zeremoniellen Weise mahlte sie frische Kaffeebohnen zu Pulver; der herrliche Duft drang bis in die letzten Winkel des Raumes. Wir nahmen uns neuerdings immer viel Zeit für einen Kaffee. Und noch mehr für intensive Gespräche, die beim Genießen des kostbaren Getränks stattfanden und somit ihren meditativen Raum bekamen.

Aus der Diätetik war mittlerweile mehr geworden als nur die Frage, was esse ich wann und wo. Viele neue Türen hatten sich bereits geöffnet, und regionale Esskultur entwickelte sich für uns immer mehr zu einem Politikum. Nachdem wir uns, ausgelöst durch die Arbeitssituation der Kaffeepflücker in den tropischen Ländern, mit Fair Trade auseinandergesetzt hatten, hatte sich mittlerweile auch ein Wissen um viele andere ökologische und regionale Themen angehäuft, und so war es nicht weiter verwunderlich, wie viele Wege sich jetzt miteinander kreuzten. Das eine oder andere ergänzte sich wie selbstverständlich oder begann, sich gegenseitig positiv zu beeinflussen.

Ich hatte dabei über verschiedene Zeitungsrecherchen herausbekommen, wie genau die Ureinwohner Mittel- und Südamerikas als billige Arbeitskräfte auf den Kaffeeplantagen schufteten. Noch vor Sonnenaufgang machen sie sich von ihren kargen Unterkünften auf in Haine, in denen Tausende

Kaffeebäume nebeneinanderstehen. In Ländern wie Kolumbien müssen sie oft hohe Berge zu Fuß erklimmen, bis sie die endlosen Plantagen erreichen, da es kein Verkehrsmittel dorthin schafft. Frauen wie Männer tragen an ihrem Gürtel Macheten, um sich ihren Weg freizuschlagen, einen Eimer um den Bauch geschnallt, den sie dann stundenlang mit den reifen Früchten füllen. Die Indios pflücken in mühevoller Arbeit die roten Kaffeekirschen von den Bäumen, dann werden diese gesiebt, um so die Früchte von den Zweigen zu trennen. Danach wird das Fruchtfleisch vom Kern gelöst, wobei das in unterschiedlichen Methoden gehandhabt wird. Entweder trocknen die gepflückten Kaffeekirschen auf großen Planen in der Sonne, bis sich das helle Rot schwarz färbt, erst dann wird das Fruchtfleisch abgeschält. Oder das Fruchtfleisch wird mit einer einfachen Maschine gleich vom Kern getrennt. Nach diesem Prozedere werden die Fruchtkerne dann ebenfalls in der Sonne getrocknet. Erst danach ist die Metamorphose in eine wertvolle Kaffeebohne beendet, die dann geröstet wird.

Rund sechzig Kaffeebohnen machen eine Tasse Kaffee aus. Circa 140 Liter Wasser sind verbraucht worden, bis diese Tasse Kaffee von uns innerhalb von wenigen Minuten ausgetrunken wird. All diese Informationen zeigten Ayleen und mir einmal mehr, wie nötig es war, die Zeit ein wenig anzuhalten und den Menschen mehr Respekt zu zollen, die uns im Schweiße ihres Angesichts diesen Luxus ermöglichten.

Mir ging das dämliche »coffee to go« sowieso schon lange auf den Keks. Jeder rast stumm mit einem Pappbecher durch die Gegend, möglichst noch ein Plastikdeckel obendrauf, damit man ja nichts riecht von dem kostbaren Aroma. Hektisch, isoliert, ohne Genuss und Tradition hauen sich die Menschen weltweit den Kaffee zwischen zwei Ampelphasen rein – und irgendwie wollte ich diesem Irrsinn etwas entgegensetzen.

Als Ayleen von ihrer Großmutter eine uralte Kaffeemühle geschenkt bekam, mit der diese schon als kleines Mädchen am Sonntag den Kaffee mahlen durfte, da beschlossen wir, den Indianern, dem Wasser, der Zeit, all den Omas und der Kaffeebohne ein wenig mehr Zeit und Respekt zu zollen. Schon nach dem ersten Mal stellten wir fest, dass der Kaffee einfach besser schmeckte. Wir gönnten uns von diesem Moment an sowohl bei der Zubereitung als auch beim Trinken mehr Ruhe und Gelassenheit. Zudem hatte das malmendknirschende Geräusch, mit dem jede einzelne Bohne gemahlen wurde, eine beruhigende Wirkung auf mich. So saßen wir abwechselnd mit der uralten Kaffeemühle auf einem Schemel und mahlten unsere 120 Bohnen für ein bisschen kulinarischen Luxus.

Das langsame Mahlen zerhackt nämlich nicht einfach die Bohne, so wie es in den modernen elektrischen Kaffeemühlen geschieht, sondern mahlt diese gleichmäßig. Die Super-Hightech-Maschinen erzeugen zudem eine künstliche Hitze, die sich nachteilig auf das Kaffeearoma sowie Öle und Zucker auswirkt. Unsere alte Kaffeemühle, die nichts derart Negatives produzierte, wurde ab sofort unser Symbol für Gemütlichkeit aus längst vergangenen Tagen.

Während der Kaffeeduft mich nun empfing, zog nebenbei ganz dezent aus dem Ofen ein warmer Maisgeruch durch die Küche. Vor Wochen hatten wir von Nachbarn haufenweise frische Maiskolben bekommen, die garantiert nicht gengepanscht waren. Auch der in Deutschland beliebte Mais ist ursprünglich keine europäische Kulturpflanze. Seine Wurzeln liegen in Südamerika, dort, wo er nicht nur als Nahrungspflanze genutzt wurde, sondern von den Inkas auch kultisch verehrt. Erst im 16. Jahrhundert, mit der Eroberung Amerikas, schaffte es das Gemüse über den Seeweg hin nach Europa. Mais gehört zu den sogenannten Hochleistungspflanzen, was wiederum heißt, dass er hohe Konzentrationen Kohlendioxid in Kohlenhydrate umwandeln kann und daher als guter Sattmacher dient. Nicht umsonst ist Mais in Südamerika noch immer eines der Hauptnahrungsmittel der Bevölkerung. Weltweit werden heute kilometerlange Maisfelder angebaut. Diese Pflanze erwies sich als enorm anpassungsfähig an verschiedenste klimatische Bedingungen.

In den letzten Wochen hatten Ayleen und ich viele körnige Tage mit frisch zubereiteten Maiskolben erlebt, mal in regionalem Öl geschwenkt, mal mit meinen eigenen Kräutern veredelt. Kindheitserinnerungen tauchten auf, wie wir mit bloßen Händen, den Hamstern gleich, diese Kolben genüsslich abnagten. Doch wie es eben mit dem Überfluss so ist – wir machten irgendwann einen großen Bogen um die potenten Kolben. Schließlich ließen wir uns beraten, wie Mais für die Wintermonate konserviert werden konnte. Denn wenn der Mais einmal gepflückt ist, verwandelt sich der Zucker nach und nach in Stärke, und der Mais verliert außerdem seine Nährstoffe und den hohen Nährgehalt. Von unseren wunderbaren Landfrauen lernten wir verschiedene Methoden kennen, das goldene Korn zu konservieren und zu lagern. In mühevoller Arbeit lösten wir die einzelnen Körner, wuschen sie und legten sie für einige Minuten in kochendes Wasser. Dann wurden sie wie nach einem Saunagang in kaltes Wasser getaucht, damit sie später nicht zu mehlig schmeckten. Nach dieser Wellnesstherapie wurden die gelben Körner in kleinen Tüten eingefroren. Viele der Kolben ließen wir einfach langsam austrocknen, zupften die harten Körner ab und mahlten später unser eigenes schmackhaftes Maismehl. So gab es bald in regelmäßiger Reihenfolge kleine Maisbrötchen, abgelöst durch große Maisfladen. Nachmittags kredenzte ich den Maiskuchen mal mit Honig, mal mit vielen leckeren Walnüssen abgerundet. Unsere Wundernüsse peppten auch so manches Müsli auf, dienten über den Tag verteilt als kleine Snacks, und abends lagen sie in einer Schale vor dem Fernseher, wo wir sie brav statt der obligatorischen Chips und Cracker aßen. Ihr hoher Vitamingehalt und ihre gesunden Fettsäuren schützen vor Herzinfarkt und kurbeln das Immunsystem an, und diese Nüsse gelten als der Proteinkick überhaupt. Nach diversen Mais- und Walnusskuchen schenkten wir immer öfter Freunden und Bekannten einen Teil unserer Ernte, weil wir mal wieder einiges im Überfluss besaßen und wir dringend nach etwas Neuem lechzten und schielten.

In unserem Garten kamen nun die Riesenkürbisse und Gurken an die Reihe. Einer Armee gleich rollten die fetten Teile in unsere Küche, und die riesigen fleischlichen Klopse und grünen strammen Dinger wirkten schon irgendwie bedrohlich auf mich. Ich muss zugeben, die Fraktionen Kürbis und Gurke gehörten sehr schnell nicht mehr zu meinem Lieblingsspeiseplan. Wir mühten uns ab, irgendwie eine Abwechslung in die Menüabfolge zu zaubern. Dazu gehörte Kürbissuppe in allen Varianten, bis sie mir zu den Ohren rausquoll. Kürbissnacks geschmort, gedünstet, gebraten, geschnippelt, geraspelt, verschmäht und letztendlich weggeworfen. Irgendwann schnippelte ich die Gurken derart klein, dass sie zumindest nicht mehr als Gurken erkennbar waren. Nicht selten träumte ich von einem Glas »perverser« Gewürzgurken, so ganz allein irgendwo mitten in der Stadt. Mit Benzoesäure und Geschmacksverstärkern, Ascorbinsäure und vielen Farbstoffen.

Als ich eines Mittags die Küche betrat und es schon wieder nach gekochtem Kürbis roch, daneben der fade und rohe Gurkensalat rumdümpelte, da sehnte ich mich nach einer regionalen Berliner Currywurst. So richtig scharf und superungesund. Drapiert mit Curry aus Indien, dazu Pommes und Ketchup, wahrscheinlich aus Hollandtomaten zusammengemanscht und mit massig viel weißem Zucker angereichert. Ayleen blickte genauso missmutig in den Topf, redete mit sich selbst, schnibbelte ein paar Kräuter hinzu und meinte dann ziemlich gelassen:

»Kürbis ist gut für deine Prostata. Habe ich irgendwo gelesen. Da ich ja keine besitze, esse ich heute auswärts. Bin bei

Bine eingeladen. Es gibt Pasta mit einer scharfen Hackfleischsoße, Rucolasalat und als Nachtisch Vanillepudding mit heißen Kirschen. Ich glaube, ich sollte diese Sünde begehen. Hm. Was meinst du?«

Sprach's und rührte weiter in der sämigen Suppe herum, unbeeindruckt von meinem wolfartigen Aufheulen. Und auf ihren Lippen kräuselte sich ein zufriedenes Lächeln, in der sehnsüchtigen Erwartung eines wunderbaren Mittagessens – ohne Kürbisse und Gurken. Trotz Ökologie und so.

Und ich recherchierte ganz schnell, wo es einen guten Urologen gab. Als der mir bei meiner Visite versicherte, dass bei mir alles in Ordnung wäre, luden wir im Anschluss einfach all unsere netten Freunde ein und servierten Kürbisse und Gurken und Walnüsse und Äpfel und natürlich goldgelben Mais und all die anderen leckeren Dinge, die wir schon heimlich verbannt hatten. In einem abwechslungsreichen Fünf-Gang-Menü. Drapiert mit zig Kräutern. Zwischen jedem Gang füllten wir die Weingläser schnell wieder auf, und ich kann Ihnen sagen, das wurde ein ziemlich lustiger Abend, und alle schworen, dass sie Kürbisse und Gurken ab sofort in ihren Speiseplan aufnehmen wollten. Mensch, guten Freunden muss man ja auch mal etwas Gutes tun! Strahlend verschenkten Ayleen und ich unsere restlichen Kürbisse und Gurken, legten noch mit sehr brauchbaren Tipps und Rezepten nach, bis alle mit den runden fleischigen Klopsen und potenten Gurken abzogen. Wir betrachteten zufrieden die Küchenschlacht um uns herum, und mit einem regionalen badischen Wein stellte ich mich in die Nacht hinaus und konnte den ersten Frost schmecken, der im Gepäck den Winter mit sich führte.

Der sternenklare Nachthimmel gab mir die Möglichkeit, meine kleine Oika zu betrachten, die regungslos vor mir ruhte. Meine eigene Atemluft war das Einzige, was sich im stetigen Rhythmus hin und her bewegte. In diesem Nebel tauchte ein diffuses Bild aus längst vergangenen Tagen auf. Der alte Koffer mit seinen Erinnerungen öffnete sich ein weiteres Mal, und wieder trat ich eine innere Reise an, kehrte weit zurück, hin zu Oppas Garten.

Auch hier war der Herbst gerade im Begriff, sich zu verabschieden, und der kleene Piefke rannte herum, klaubte noch die letzten Kartoffeln im Garten zusammen, lief zurück zum Lagerfeuer. Es dämmerte bereits, und nur der Schein des Feuers leitete ihn.

Der alte Mann und sein Garten Teil III

Die Erinnerung ist das einzige Paradies,
aus dem wir nicht vertrieben werden können.
JEAN PAUL

Knisternd fraß sich das Feuer durch das trockene Laub. Oppa nahm dem Piefke die Kartoffeln ab, zeigte ihm, wie er diese vorsichtig in die Glut legen sollte. Mit dünnen Ruten wurden sie aufgespießt, und wie die Indianer hockten wir dann am Feuer, starrten in die Flammen, während um uns herum feuchte Dunkelheit Einzug hielt. Aus der Laube strömte ein herrlicher Duft zu uns herüber. Mit den letzten Pflaumen hatte Omma wieder einen ihrer speziellen Kuchen gebacken. Stundenlang knetete sie an dem Hefeteig herum, rollte ihn aus, ließ ihn gären, bis sie schließlich die saftigen Pflaumen stückchenweise in den weichen Teig steckte. Dann durfte ich Zucker über die spitzen Pflaumen streuen, bis alles wie eine verschneite Berglandschaft aussah. Sobald Omma mit geübtem Griff das Blech wieder aus dem Herd gezogen hatte, schnitt sie flöckchenweise Butter zwischen die Pflaumen. Sofort zerschmolzen die Flocken im karamellisierten Zucker mit einem leisen Zischen. Während die beiden alten Menschen sich dazu einen frischen Kaffee mahlten, stopfte ich mir schon die ersten warmen Kuchenstücke rein, in der festen Überzeugung, noch nie etwas Besseres gegessen zu haben!

Selbst im Herbst besaßen meine Großeltern noch genügend aus ihrem Garten, was das leibliche Wohl sicherstellte. Während einen in der Stadt die herbstliche Nässe und Kühle eher hinter die Mauern der Wohnung zurückdrängten, lernte ich in diesem Schrebergarten auch die Vorzüge eines Herbst- oder Wintertages kennen. Jede Jahreszeit offenbarte mir dort ihre Geheimnisse und speziellen Eigenschaften. Zusammen mit Oppa grub ich die Beete um, löste vorsichtig die Weintrauben von ihren Reben, Laubhaufen wurden aufgeschüttet, damit die Igel ihren Platz für den Winter bekamen, und mit alten Ästen, Zweigen und dem restlichen Laub schichteten wir in regelmäßigen Abständen unsere Lagerfeuer auf. Kaninchen und Hühner wurden über den Winter bei einem befreundeten Bauern untergebracht, damit sie in der Kälte nicht eingingen.

In derben Gummistiefeln watschelte die dicke Waltraud zum Zaun, grinste mich verschwörerisch an, und wie durch Zauberhand kamen ihre Geschenke zum Vorschein. Dieses Mal hatte sie einige Bilder von Gerd Müller dabei, die sie fleißig für mich ausgeschnitten hatte. Mein Fußballidol, der legendäre Torschütze der Bundesdeutschen Nationalmannschaft. Die Fußball-WM in Mexiko war längst schon vorüber, und Deutschland war auch »nur« Dritter geworden, trotzdem war Gerd Müller ein Held, wurde seit dem 21. Juni 1970 als der erfolgreichste Torschütze gefeiert. Aus der anderen Tasche ihres Kittels traten wiederum Lakritzstangen hervor, eingewickelt in Butterbrotpapier, an diesem späten Abend gleich dutzendweise.

»Na, ick weeß ja nicht, ob wir uns im Winter so oft sehen! Weeste Paul«, sprach sie meinen Oppa an, *»ick globe, ick mach fürn Winter hier dicht. Na wat is, magste noch een paar Sellerieknollen haben? Ick hab ooch noch Jrünkohl, und Klärchen bringste einfach den Kohl hier mit, kann se bestimmt leckeret Sauerkraut mit machen. Zubereiten is ja nich meen Ding, aber zum Essen, da bin ick denn wieder da. Wa?«*

Dabei meckerte sie ihr herrliches Lachen. Ihr Atem sprühte wie das Feuer bei einem Drachen hervor, dazwischen blitzten ihre hellen Zähne.

Und schon wanderte der Korb über den Zaun. Während ich mir gleich eine Lakritzstange einverleibte und die Bilder von Gerd Müller vorsichtig in der Tasche verstaute, erzählten sich die Erwachsenen wieder schaurige Märchen. Aber irgendwie schienen diese Geschichte ziemlich neu zu sein, denn die dicke Waltraud raunte noch viel geheimnisvoller als sonst.

»Und Paule, wat sachste zu diesen jungen Wilden da, wie heest der noch … Andreas Baader? Det sind doch Jefährliche, oder? Und diese Journalistin, nee, hat die sich für so was tatsächlich hergegeben? Büxt die mit dem aus. Und dette hier in Berlin! Nun sind die beede wech, und nennen sich Rote Armee Fraktion. Mensch, mit Armee hatten wir nun doch schon jenug Ärger jehabt, et war doch jetzt alles jut, wenn die wüssten, wie Krieg wirklich ist, wa?«

Dabei wiegte sie nachdenklich den Kopf hin und her. Oppa nahm eine Pfeife, stopfte sie umständlich, bis der vertraute Geruch uns umwölkte.

»Weeste, Waltraud, jede Generation hat doch ihre eijenen Rebellen hervorjebracht. Det is nu mal so. Ick weeß, det diese Frau Meinhoff een ziemlich jescheites Mädel ist. Die hat sich eenfach um een paar Dinge in dieser Republik so ihre Jedanken jemacht. Nu vielleicht mit Terror und Jewalt, nee, det ist nich jut, haste recht. Aber ab diesem Jahr sind die Kinder eben nu ooch schon mit achtzehn erwachsen. Die werden sich dadurch noch viel weniger sajen lassen. Wat willste machen, so ändern sich die Zeiten, und wir sind nur noch altes Holz.«

Dabei strubbelte er mir durch die Haare, sah mich liebevoll an und schickte mich mit dem vollen Korb zu Omma. Ich war froh, ins Warme zu kommen, und so ließ ich Oppa und die dicke Waltraud am Zaun zurück, sich gegenseitig ihre seltsamen Märchen erzählend.

Am meisten freute sich Omma über die Kohlköppe. Seit Urzeiten schwor sie auf Sauerkraut, die vitaminreichste Nahrung, die man sich während der Wintermonate genehmigen sollte.

»Früher war ein Leben ohne Sauerkraut undenkbar! Haste Schnupfen, dann iss Sauerkraut. Wirkt Wunder!«

Sprach's und begann sofort die Köppe in kleine Streifen zu schneiden. Ich kannte diese Prozedur schon, wusste, dass jetzt die Zeit anbrach, in der die Laube einen nicht ganz so einladenden Geruch von sich geben würde. In einem großen Bottich wurden die fein geschnittenen Streifen aufgestapelt, immer mit einer Schicht Salz bedeckt. Nach einigen Tagen krempelte Omma dann die Ärmel hoch, und mit einem Holzstampfer drückte und presste sie das Kraut zusammen, sodass der Saft herausgedrückt wurde. Durch die wochenlange Gärung, bei der sie immer die Flüssigkeit von oben abnahm – diesen Saft trank sie, und ich schwöre, das war für mich in diesen Momenten das Mutigste, was es auf dieser Welt gab –, bekam das Kraut seine weiße Farbe.

»Komm Junge!«, hatte sie vor ein paar Jahren einmal gerufen und mir ein Glas mit der weißlichen Flüssigkeit angeboten.

»Det is wat richtig Feinet. Hilft jegen alle Krankheiten.«

Mir schossen schon beim ersten Schluck die Tränen in die Augen. Es schmeckte säuerlich bitter, eben nach Sauerkraut, aber viel, viel stärker, und der Piefke musste sich sofort übergeben. Oppa hatte mich bei der Hand genommen, und mir am Waschbecken Hände und Mund sauber gemacht. Mir war immer noch kotzübel.

»Keene Bange meen Junge«, flüsterte er mir zu, schielte kurz nach der Omma, die immer noch staunend mein Glas anstarrte, sich einen kräftigen Schluck genehmigte, mit den Schultern zuckte und es dann in einem Zug leerte.

»Mich kriejen keene zehn Gäule dazu, dieses Gesöff zu trinken. Det schafft nur die Omma. Ick muss immer stiften jehn, wenn se wieder mit diesem Zeuch da ankommt. Also, mach dir keenen Kopp, det is halt nüscht für echte Kerle wie wir beeden. Wa?«

Dankbar lächelte ich ihn an, so gut es ging. Noch Tage später hatte ich diesen gegorenen Geschmack im Mund. Später begriff ich, dass die Prozedur des Sauerkrautmachens der Grund dafür war, dass die Familie und die Freunde aus der Nachbarschaft sich für eine Weile einfach nicht mehr in der Laube blicken ließen. Es kamen die seltsamsten Ausreden zustande, und Omma schüttelte immer nur mit dem Kopp. Das waren die einzigen Momente, an denen ich selbst meinen alten Herrn wie einen kleinen Jungen erlebte, wenn er der Omma was in der Art von *»Och, wir waren einjeladen¿¿«* vorstammelte, sich am Kopf kratzte und dann verlegen murmelte: *»Mensch, det ham wir alle tatsächlich verjessen.«*

Dabei drückte er sich um meine Mutter herum, die sich in diesen Augenblicken ganz intensiv eine neue Tube Haarfarbe ansah und einfach so tat, als hörte sie nüscht.

Heute liebe ich Sauerkraut. Es enthält vier verschiedene B-Vitamine, Folsäure und Vitamin K. Sein Eisengehalt ist um einiges höher als der von Spinat, Kalzium wie Magnesium runden das gesunde Gesamtpaket noch ab. Hundert Gramm Sauerkraut enthalten etwa zwanzig Milligramm Vitamin C, und es ist nicht umsonst das regionale Wintergemüse, das uns fit durch die kalte Jahreszeit bringen kann. Erst als Jugendlicher konnte ich bei Omma das Kraut richtig genießen und freute mich immer wie ein Honigkuchenpferd, wenn sie zum großen heimischen Sauerkrautmahl die ganze Familie zusammentrommelte.

So war es auch in diesem Spätherbst. Als das Kraut endlich weich war, nahm sie die Bottiche mit in die Stadtwohnung, und zu Spitzbein gab es dann Ommas selbst gemachtes Sauerkraut. Alle kamen, sogar mein Vater hatte dieses Mal nicht den Termin vergessen, und die dicke Waltraud saß schon strahlend am Tisch, als wir langsam alle eintrudelten. Ommas einsame Wochen in der Laube wurden gebührend belohnt. Sie wurde mit Küssen übersät, in den Himmel gelobt und gefeiert.

Der Birnenschnaps machte die Runde, und die Erwachsenen strahlten mich wie auf Kommando in einem fort an. Ick muss schon zujeben, ick fühlte mich schon sehr jeborgen und als etwas sehr Besonderes – so als eenziger Piefke in dieser Runde. Nach dem üppigen Mahl rollte alles in die gute Stube, denn an diesem Abend sollte es einen neuen Film im ersten Programm geben. Zur Feier des regionalen Sauerkrauttages durfte ich aufbleiben, und so saß ich gebannt vor dem Flimmerkasten, vor mir lagen Lakritzstangen, und ich erlebte den ersten »Tatort«, den wohl die ganze Nation verfolgte. Diese neue Form der Krimiunterhaltung, die scheinbare Abbildung der Realität, zog uns alle gleichermaßen in Bann. Der Kommissar, der irgendwie wirsch, ungekämmt und nachdenklich wirkte, sich dabei doch nur wegen eines toten Kindes Sorgen machte, fesselte mich von Anfang an. Eine Reise mit dem Taxi nach Leipzig, in die damalige DDR, bringt Licht in das düstere Geheimnis, er boxt sich mit den dortigen Vopos, sinniert über die Gegensätze zwischen Ost und West, die seiner Meinung nach eigentlich gar nicht so groß sind, bis am Schluss der Kindsmörder gefasst wird.

Noch Wochen danach beschäftigte mich die Arbeit des Kommissars. Was für eine spannende Aufgabe. Verbrecher jagen, dabei Kopf und Kragen riskieren, und das für die Gerechtigkeit. Natürlich war das mein sehnlichster Berufswunsch geworden. Somit wurde der Feuerwehrmann abgelöst, und lange malte ich mir die seltsamsten Geschichten aus, in denen ich die kompliziertesten Fälle löste. Die kommenden Jahre musste der Schrebergarten für den aufstrebenden Kommissar herhalten, und nicht selten streunte ich dann mit meinen »Assistenten« durch die Siedlung, versteckte mich in Gebüschen, beobachtete die Laubenpieper, und so mancher geglückter Streich ließ uns Bengels davonwetzen, bis uns die Puste ausging.

Als ich dann Jahrzehnte später zum Casting eingeladen wurde, um neben meiner wunderbaren Kollegin Ulrike Folkerts den Kommissar zu geben, musste ich sofort an meine Zeit als kleener Piefke denken, der zwischen den Lauben seine Verbrecher jagte. Bis zu dem Zeitpunkt waren schon Hunderte Tatort-Folgen erfolgreich von der ARD ausgestrahlt worden, und ich empfand es als große Ehre und Herausforderung, neben bekannten und erfolgreichen Kolleginnen und Kollegen in einer Reihe stehen zu dürfen.

Noch während meiner Anfänge als »Mario Kopper« schlich ich mich immer wieder in die Laube meiner Großeltern, konnte hier in Ruhe meine Texte lernen, und bis zum Schluss wurde ich von ihnen mit heimischem Obst und Gemüse bekocht und mit meinem Lieblingsnusskuchen versorgt. Das ließen sich meine Großeltern nicht nehmen. Egal wie groß, egal wie bekannt ich mittlerweile geworden war. Für sie blieb ich ihr Piefke, der ihrem Leben noch viele Jahre einen besonderen Sinn gab. Ich fühlte mich bei ihnen wohl wie ein Fisch im Wasser.

Apropos Fisch … da gibt es eine Menge zu sagen …

Ein Fisch namens Otto

Erst wenn der letzte Baum gerodet,
der letzte Fluss vergiftet,
der letzte Fisch gefangen ist,
werdet ihr feststellen,
dass man Geld nicht essen kann.
WEISSAGUNG DER CREE

Ich hatte einen Anruf meiner Agentin erhalten, dass ein Sender mich gerne für ein Casting einladen würde. Es war eine neue Serie geplant, und ich sollte die Hauptrolle spielen. Die Figur »Imperator Katumar« klang so dermaßen spannend, dass ich nach einer schlaflosen Nacht meine Siebensachen packte, am frühen Morgen meine zugeschneite Oika verließ und gen Berlin fuhr. Ich musste unbedingt Jacky davon erzählen. Seit Jahren coacht sie mich für die Rollen, die neben dem Dauerbrenner »Mario Kopper« noch so ins Haus flatterten. Sie hat immer eine sehr spezielle Art, einen ganz eigenen Blick, die Figuren zu analysieren, die sich dann durch ihre unkonventionelle Art von der Masse abheben. Jacky gibt mir die nötige Sicherheit, fördert meine Spielfreude, diesbezüglich sprechen wir einfach die gleiche Sprache.

Ich musste dreimal klingeln, bis endlich die Tür aufging und zwei ziemlich verwuschelte Wesen in identischen rot karierten Pyjamas vor mir standen. Wortlost starrten mich Jacky und Little Tim an.

»Ich soll einen Außerirdischen spielen!«

Ich freute mich wie ein kleiner Junge, strahlte sie an, bemerkte erst nach einer Weile, dass beide so gar nicht reagierten. Zudem sah Jacky irgendwie anders aus, ach ja, die Brille war futsch. Wahrscheinlich schlummerte sie unter zig pastellfarbenen Karteikarten. Mein Lächeln gefror allmählich zu einer verzerrten Maske. Little Tim sah nachdenklich an mir herab, blickte langsam und kritisch von unten wieder nach oben zurück, bis er sich an seine Mutter wandte.

»Und, wie willst du den runterbeamen?«

»Keine Ahnung. Spezielle Raumkapsel?«

»Hm.«

Little Tim war nicht überzeugt.

Nachdem man mich freundlich darauf hingewiesen hatte, dass es Sonntag sechs Uhr dreißig war, ich aber gerne später, bitte sehr viel später wiederkommen könne, taperte ich erst einmal in meine eigene Wohnung und kehrte am frühen Nachmittag mit gelerntem Text zurück. Mit Little Tim übte ich dann das Handling diverser Laserschwerter, hüpfte aufgeregt mit diesen summenden, kreischenden und farbpulsierenden Teilen über Tisch und Stuhl. Indessen standen Jacky und Tim in der Küche und bereiteten das sonntägliche Mahl vor. Als sie fertig waren, rief Jacky:

»Essen. Otto ist fertig.«

Ich ließ das Schwert fallen.

Kannibalen.

Ich sah die drei nachdenklich an. Was um Himmels willen hatte Otto bloß verbrochen, dass er gegessen werden musste?

Als dann der Deckel vom Römertopf gehoben wurde, atmete ich erleichtert auf. Ein riesiger Fisch kam zum Vorschein, eingebettet in Gemüse und Kräuter.

»Bitte genießen!«, meinte Tim. »Fisch gehört mittlerweile zu einer Delikatesse, gerade wenn du auf Bio und regional achtest. Darf ich bekannt machen, Otto aus heimischem Gewässer. Immerhin hat der ein nettes Leben geführt, bis er bei uns landete. Das kostet allerdings auch ein kleines Vermögen.«

»Wenn man bedenkt, dass früher die meisten Menschen Fischesser waren und dieser besonders bei den Christen Hauptnahrung war, und heute müssen wir uns regelrecht Gedanken machen, ob wir überhaupt noch Fisch essen dürfen!«, kam es von Jacky. »Damals machte Fisch fast 40 Prozent der insgesamt verzehrten Speisen aus. Das ist mittlerweile nicht mehr zu verantworten. Als ich Kind war, gut zugegeben, das war im letzten Jahrhundert, haben wir in Hamburg noch jede Woche unsere frischen Krabben geholt, diese selbst gepult, und mindestens alle zwei Monate bin ich mit meinem Vater Hochseeangeln gefahren. Wir fingen im Schnitt zehn Dorsche, die wir einfrieren konnten, und Fisch war ein günstiges und leckeres Nahrungsmittel. Und dabei ist das Fischen als Industriezweig noch gar nicht mal so alt! 1885 lief in Bremerhaven der erste Fischdampfer Richtung Nordsee aus. Geschichtlich haben wir Menschen also in einer erschreckend kurzen Zeit die Fischbestände dermaßen dezimiert, dass man nur noch schreien könnte. Heute werden weltweit rund 140 Millionen Tonnen Fisch pro Jahr gefangen. Durch diese Massen gehen aber auch wichtige Brut- und Rückzugsregionen der ursprünglichen Meeresbevölkerung verloren. Trotz dieser gigantischen Zahl ist dieses Grundnahrungsmittel in vielen Kulturen knapp geworden. Wenn es so weitergeht, muss man damit rechnen, dass es in spätestens vierzig Jahren überhaupt keinen Fisch mehr geben wird.«

»Das ist richtig«, erwiderte Tim. »Die Einhaltung von niedrigen Fangquoten ist dringend notwendig geworden, um die Gefährdung der Fischbestände zu unterbinden. Rund um Berlin gibt es einige Fischer, die in naturbelassenen Teichen eine relativ natürliche Aufzucht anbieten, zum Beispiel von Forellen. Es lohnt sich wirklich, die paar Kilometer rauszufahren und damit nicht nur einen Beitrag für die Gesundheit, sondern auch für die natürliche Aufzucht von Fischen zu leisten. Heute muss ich meinem Sohn doch erzählen, dass der meiste Fisch in den Läden mit Konservierungsstoffen und Antibiotika vollgepumpt ist. Irgendwann haben wir die obligatorischen Fischstäbchen aus dem Eisfach verbannt. Die meisten davon bestehen tatsächlich nur aus Fischabfällen. Du hast also gar nicht die Möglichkeit zu überprüfen, aus welchen Fischbeständen die Stäbchen tatsächlich gemacht wurden. Erst seit ein paar Jahren gibt es endlich bei einigen Sorten das Siegel: *»Marine Stewardship Council«*. Hier werden die Tiere so gefangen, dass die Fischbestände erhalten bleiben. Und bei Zuchtfischen kann man sich an Biosiegeln halten.«

Die Antennen von »Imperator Katamur« stellten sich auf, die Lichttentakel blinkten und leuchteten in glühenden Farben, jede Information dieser Erdenbürger wurde für die Ewigkeit gespeichert. Der Außerirdische sah sich mit dem Verfall des blauen Planeten konfrontiert.

»Irgendwann haben wir beschlossen, dass wir den Tieren, die bei uns im Topf landen, Namen zuweisen sollten, so sind sie kein bloßes Massenprodukt, und der Respekt dem Tier gegenüber wird gewahrt. Und das trifft heute auch auf Otto zu«, fuhr der Koch fort und legte dabei ein wunderbar großes Stück des weißen Fleisches auf meinen Teller.

Während Otto filetiert wurde, sah man schon an seinem Fleisch, dass er von guter Qualität war. Dass das allerdings nicht selbstverständlich ist, wurde Basis unserer folgenden Diskussion. Jeder wusste etwas über die katastrophalen Zustände der weltweiten Fischerei, und ich als Außerirdischer kann hier nur die Quintessenz dessen wiedergeben, was unsere angeregte Diskussion hervorbrachte.

Damit begann sich meine Mission auf dieser Erde weiter zu manifestieren: Schon oben auf meinem Planeten hatte ich erkennen können, wie elendig es dem kleinen blauen Freund seit Jahren ging. Auf unserem Planeten hingegen hatte der kleene Jungimperator im glas-

klaren Wasser immer ohne Sorgen fischen können. Aus einer einfachen Weidenrute schnitzte er sich eine biegsame Angel, ein langer Bindfaden wurde befestigt, und nicht selten musste die Pausenstulle dran glauben, die als Köder an der Hakenspitze drapiert wurde. Gesunde, zappelnde Fische brachte der kleene Piefke mit nach Hause, und diese einfache Form des Fischens konnte nie ein derartiges Desaster hervorrufen wie diese hochmodernen Fanggeräte unten auf der Erde. Nie wurden bei uns die Bestände derart dezimiert, sodass die Teiche, Flüsse oder Seen überfischt waren. Solcherlei Begriffe waren uns mehr als fremd. Eines Tages erhielten wir Signale vom blauen Planeten, die sich wie ein Hilfeschrei durch die gesamte Galaxie in Lichtgeschwindigkeit verbreiteten. Da sich die Erdenbürger nicht selbst zu retten vermögen, wurde ich also geschickt.

Wir alle wissen doch, dass die Meere so ziemlich leer gefischt sind. Und trotzdem landen weiterhin jeden Tag bedrohte Fischarten auf unserem Teller. Dazu gehören der Hering, die Nordseekrabbe, der Dornhai und der Kabeljau. Für die beliebte Pizza »Tonno« sterben beim konventionellen Thunfischfang Millionen Delfine, auch Tausende Schildkröten und Wale bleiben in den Netzen hängen und werden entweder durch die Netze erdrosselt, oder beim schnellen Hochhieven platzen ihre Lungen auf, da sie den Druckausgleich nicht mehr hinkriegen. Durch die Schleppnetze werden zudem wichtige Korallenriffe am Meeresboden zerstört, die einen wesentlichen Beitrag für das ökologische Gleichgewicht leisten. Durch ihre systematische Zerstörung entstehen gigantische Unterwasserwüsten, in denen kein Leben mehr möglich ist.

Meine Alarmantennen schrillten bei diesen Horror-Nachrichten auf, eines der Glühlämpchen zerbarst angesichts meiner Aufregung und Abneigung. Schnell schraubte ich an einigen Knöpfen, um den Regulator für den Energiekreislauf zu drosseln. Doch auch die weiteren Informationen waren nicht gerade beruhigend. Neben mir leuchtete das Laserschwert auf, es begann zu glühen, und seine Farbe erinnerte mich schlagartig an Lachs.

Um zum Beispiel den riesigen Bedarf an diesem Fisch zu stillen, wurden die armen Viecher jahrelang mit unglaublichen Mengen an Medikamenten vollgepumpt, bis die Organisationen Greenpeace und WWF diesen Irrsinn publik machten. Obwohl mittlerweile viele Aquafarmen unter Beobachtung stehen, leben noch heute viele Fische in nicht kontrollierten, völlig überfüllten Aquakulturen, gegen ihre natürliche Art. Um sie resistent gegen Krankheiten zu bekommen, schütten Aquafarmer Antibiotika in die Teiche, außerdem sollen Betäubungsmittel den Bewegungsdrang der Fische eindämmen. Zusätzlich mischen die Farmer Pestizide und Parastizide unters Futter, und die Fische hausen in ihren eigenen Exkrementen. So wurden schon ganze Seen »eutrophisiert«, sie wurden überdüngt, bis in den Nutzgewässern durch die übermäßige Ausbreitung von Algen ein absoluter Sauerstoffmangel herrschte und damit das ganze Ökosystem durcheinandergeriet. Und die wilden Fische, die eigentlich noch das Glück hatten, in Freiheit zu leben, müssen genauso unter diesem Wahnsinn leiden wie die gefangenen Zuchtfische.

Hier musste »Imperator Katamur« zum glühenden Laserschwert greifen. Sofort wollte ich die Jagd auf diese Zerstörer eröffnen, aber die drei Erdlinge versuchten mich damit zu beruhigen, dass mittlerweile viele Aquafarmen unter Beobachtung stünden.

Aber es gibt noch etliche Farmen, besonders in Südamerika, die weiterhin die Gesetze der Natur und damit auch die Rechte der Fische als Lebewesen missachten! Diese industrielle Massenzucht, die die Natur pervertiert, kann doch bei keinem vernünftigen Menschen Wohlbefinden auslösen.

Heute stammt jeder dritte Speisefisch aus einer Aquafarm. Das heißt aber nicht, dass damit die natürlichen Fischbestände vor dem Aussterben geschützt werden. Es existieren noch große Fanggebiete, die nicht kontrolliert werden können, und die Ausbeuterei findet nach wie vor tagtäglich statt. Ein sehr gut recherchierter Artikel der *dpa* spricht von einer 80-prozentigen Überfischung der Weltmeere, damit ist der Kollaps doch schon vorprogrammiert. Fischgründe brauchen auch die Möglichkeit, sich zu regenerieren, und meistens wird ihnen diese Zeit nicht gewährt. Umweltverbände plädieren daher für eine Ausbreitung von geschlossenen Aquakulturen, die einer strengen Kontrolle unterliegen. Es muss gewährleistet werden, dass weder Krankheitserreger noch Parasiten oder Fäkalien in den natürlichen Kreislauf gelangen und dass die Fische in den Aquakulturen durch spezielle Filtersysteme ebenfalls geschützt sind.

Wie so viele Entdeckungen, die wir machten, ist auch diese Art der Aufzucht ein Relikt aus dem Mittelalter. Schon die Mönche züchteten in Deutschland in ihren Teichen Fische, die dann vor allen Dingen zur Fastenzeit genossen wurden. All dies fand hinter verschlossenen Klostermauern statt. Diese Form wurde 1980 wieder ins Leben gerufen, und mit der Aufzucht von Lachsen feierte die Aquakultur ihre Renaissance. Natürlich ist der gezüchtete Lachs in Farbe und Geschmack nicht mit dem Wildlachs zu vergleichen. Der wilde Lachs hat nicht die handelsübliche Rotfärbung und ist nicht so fetthaltig, da sich die Tiere viel mehr bewegen. Aber auch ich bin schon oft den Kompromiss der Aquakultur eingegangen, da die Betreiber mittlerweile unter anderem versuchen, den Fischbestand im Meer zu stabilisieren, indem sie einige der Tiere in ihre natürliche Umgebung auswildern. Dieses Auswildern ist meines Erachtens einer der sinnvollsten Begleiteffekte der Aquakultur. Damit kann auch das Ökosystem Meer in seiner Artenvielfalt erhalten bleiben. Neben Lachs werden zum Beispiel auch Forellen, wie die Regenbogen- und Blauforelle, und der Karpfen in dieser Art aufgezogen. Insgesamt werden weltweit mittlerweile 150 Fischarten in Aquakulturen gehalten. Auch Muscheln, Krebse und Algen werden verstärkt in Aquafarmen unter strenger Kontrolle gezüchtet.

Das hilft leider nicht gegen die riesigen Mülldeponien, die im Wasser herumschwimmen. Forscher sprechen von hundert Millionen Tonnen an Abfall, die durch die Menschen verursacht werden. Das heißt konkret, dass jede Stunde circa 675 Tonnen Müll im Meer landen.

Nun wollte »Imperator Katamur« nicht mehr weilen. Ich suchte meine Raumkapsel, nichts, aber auch gar nichts konnte mich noch auf diesem Planeten halten. Wegen dieses Mülls verenden eben auch Millionen von Seevögeln. Diese Erdenbürger! Welche Hybris!

Am schlimmsten ist der Kunststoff. Viele der Meerestiere verenden elendig, sobald dieses Zeugs im Verdauungstrakt landet. Das, was vom ultravioletten Licht der Sonne langsam in seine Einzelteile aufgelöst wird, kommt über die Nahrungsaufnahme der Fische irgendwann auch wieder zu uns zurück. Über diese Umweltverschmutzung wird meines Erachtens noch viel zu wenig berichtet. Alle Strandurlauber sollten sich dessen bewusst sein, dass jedes Eispapier, jede Windel, jeder Pappbecher und jeder Zigarettenfilter durch die Strömung aufs offene Meer gelangen kann.

Und hier möchte »Imperator Katamur« den Rauchern unter Ihnen etwas mit auf den Weg geben:

Wussten Sie eigentlich, wie viele Gifte in diesen kleinen, unscheinbar wirkenden, weißen Filtern stecken? Das ist hochgradig toxischer Abfall, der, wenn er von Tieren aufgenommen wird, diese sofort tötet. Und haben Sie mal an Ihre Kinder gedacht? Wussten Sie, dass es tödliche Folgen hat, wenn ein kleines Kind so einen Stummel runterschluckt? Und wer glaubt, es handele sich bei den kleinen, weißen Zigarettenfiltern um Baumwollstoffe, der irrt gewaltig! Der Filter besteht aus Kunststofffasern, die nicht abbaubar sind. Jede weggeworfene Kippe ist ein Beitrag zur Umweltverschmutzung. Also, Umweltschutz fängt bei jedem selber an – und kann Leben retten!

Von nun an wollte auch ich stärker die Fischer unterstützen, die mit viel Elan und harter Arbeit in regionalen Teichen in natürlicher Umgebung ihre Fische züchten. Dort kann ich mir das Tier vorher aussuchen und ihm, wie meine adoptierte Familie es vorgemacht hat, einen Namen zuweisen, bevor es dann bei mir auf dem Teller landet.

Bei diesem beruhigenden Gedanken konnte »Imperator Katamur« seine Antennen langsam herunterfahren, bis nur noch ein leises Zischen und Summen zu vernehmen war.

Otto bekam all die Ehre, die ihm gebührte, und während wir den Tisch abräumten, ordnete Little Tim seinen Fundus an Laserschwertern neu, denn mein Training in Sachen außerirdische Kompetenzen sollte fortgesetzt werden.

»Übrigens gibt es jedes Jahr 40 Millionen Tonnen Beifang«, tönte es von ihm, während er sich den Gürtel umschnallte. Wir Erwachsenen sahen ihn fragend an.

»Na ja, so viele Fische werden jedes Jahr nach einem Fang einfach wieder ins Wasser gekippt, da sie nicht gebraucht werden. Ein paar leben vielleicht noch, aber die meisten sind ziemlich tot, wenn sie ins Meer zurückgeworfen werden.«

»40 Millionen Tonnen?«, fragte ich entgeistert. Das war unvorstellbar. Wieso konnte an dieser verheerend schlechten Fangmethode nichts geändert werden?

»Das geht schon, ganz einfach, man müsste nur die Netze größer knüpfen, damit die kleinen Fische wieder hindurchschlüpfen können. Denn für einen erfolgreichen Fang sind ja nur die supergroßen Fische wichtig, die kleenen interessieren keinen. Eigentlich ganz einfach, oder?«

Bewundernd starrten wir den kleinen Knirps an.

»Woher weißt du das?«, fragte ich.

»Na aus KiKa. Ist doch klar.«

Ich überlegte, was bei den Programmen für Erwachsene schieflief. Blöde Dokusoaps und seltsame Realityshows bestimmen mittlerweile das deutsche Programm. Und wenn mal etwas Vernünftiges kommt, dann mitten in der Nacht, wo ich schon längst eingeschlummert bin oder hetzend durch Ludwigshafen tobe, in der Hoffnung, einen dubiosen Täter zu erwischen. Na immerhin wurden die kleinen Menschen sehr ernst genommen und wahrscheinlich besser über Umweltproblematiken aufgeklärt als wir großen.

Das mit dem Außerirdischen kam leider nie zustande. Der Regisseur und die Redaktion waren zwar begeistert von meinem skurrilen »Imperator Katamur«, Jacky und ich hatten mal wieder eine blühende Phantasie entwickelt, aber wie das so oft passiert in meiner Branche, die Serie wurde nicht produziert. Dieses Phänomen ist ziemlich üblich bei Film und Fernsehen. Gute Projekte bekommen dann letztendlich doch nicht die Unterstützung, die sie eigentlich brauchten, und verschwinden einfach in der Schublade. Schade. Ich hatte mittlerweile dank meines kleinen Freundes Little Tim gelernt, mit vier verschiedenen Laserschwertern gleichzeitig umzugehen. Das muss mir erst einmal jemand nachmachen.

Hollywood, ich bin bereit für Star Wars XXX.

Topinambur

Wenn man doch ein Indianer wäre,
gleich bereit, und auf dem rennenden Pferde,
schief in der Luft,
immer wieder kurz erzitterte
über dem zitternden Boden,
bis man die Sporen ließ, denn es gab keine Sporen,
bis man die Zügel wegwarf, denn es gab keine Zügel,
und kaum das Land vor sich als glatt gemähte Heide sah,
schon ohne Pferdehals und Pferdekopf.
FRANZ KAFKA

Der Schnee lag wie eine schützende Decke über meinem Garten. Und wenn ich Decke schreibe, dann kann das auch als Metapher so verstanden werden. Denn die Schneedecke ist tatsächlich gut für die Erde, da sie diese mit ihrer Wärme gegen die Kälte abschirmt und die höheren Frostgrade der Außentemperatur vom Boden fernhält. So hat sich die Natur das eben auch gedacht. Nämlich Bäume, Sträucher und Erde vor der Unterkühlung und der Austrocknung zu bewahren. Durch den Schnee bleibt der Boden gleichmäßig feucht, denn auch im Winter – besonders wenn es wochenlang nicht regnet – kann es sehr trocken werden. Und so wie wir uns einen Mantel überwerfen, um uns damit gegen Wind und Wetter einzumummeln, so scheint sich der Garten ebenfalls gegen die Kälte abschirmen zu wollen, indem er sich seinen eigenen natürlichen Mantel überwirft.

Ich war gerade aus London zurückgekehrt. Ich hatte die einmalige Chance erhalten, in einer englischen BBC-Produktion den Professor »Vorless« in »The Day of the Triffids« spielen zu dürfen. Die Kollegin an meiner Seite war die wunderbare Joely Richardson gewesen, die Tochter von Vanessa Redgrave, die ebenfalls in der gleichnamigen Produktion mitwirkte. Tagelang parlierte ich mit Jacky, die ja englische Staatsbürgerin ist, nur noch in feinster englischer Manier. Mein britischer Akzent bekam sofort ein herrlich nasal klingendes Timbre, und ich genoss für einige Tage ein wenig »internationalen Ruhm«. Ich muss allerdings zugeben, an regionales Essen war währenddessen nicht zu denken gewesen. Trotz britischer Ökologie und so. Ich sündigte mit Genuss, kostete von allem hier und da und war mit schlechtem Gewissen nach Hause zurückgekehrt. Hier holte mich die regionale Realität schnell wieder ein, und so streifte ich erst einmal durch meinen Garten, auf der Suche nach etwas Essbarem. Abendessen stand auf dem Plan.

Es war wirklich kalt. Um nicht zu sagen bitterkalt. Trotzdem kniete ich mich vor einem Beet nieder, schob vorsichtig die Schneedecke beiseite, bis der harte Boden zum Vorschein kam. Was ich jetzt machte, wird wahrscheinlich so manchen Leser ziemlich in Erstaunen versetzen, denn wir hatten Ende Dezember, und ich erntete tatsächlich eine meiner letzten Sorten Gemüse. Ich musste dafür die Erde ziemlich grob aufhacken, aber nach einer Weile zog ich ein Wurzelgewächs hervor, das stark einer Ingwerknolle glich.

Topinambur – *Helianthus tuberosus.* Sie besitzt viele deutsche Namen wie: Erdbirne, Erdapfel oder Ewigkeitskartoffel, was ihrem Wesen am nächsten kommt, da Topinambur tatsächlich zu jeder Jahreszeit geerntet werden kann. Eben auch im tiefsten Winter. Am liebsten ist mir aber der Name »Indianerknolle«. Und während ich die helle Knolle von gefrorener Erde freiklopfte, musste ich wieder an meine Freunde denken, die Tausende Kilometer weit weg waren und ebenso durch meterhohen Schnee wateten, um nach ihren Bisons zu sehen, die sich zwischen den verschneiten Bäumen hin und her bewegten.

Topinambur stammt ursprünglich aus Nord- und Mittelamerika. Sie war die Kulturpflanze der Indianer überhaupt, da sie sowohl roh wie auch gekocht verzehrt werden kann. Durch ihren hohen Vitamingehalt diente sie auch der Vorbeugung gegen schwere Krankheiten. Da sie eben auch bei Frost auszugraben ist, galt sie bei diesem Urvolk als Nahrungsreserve für Notzeiten. Sie dämpft schnell das Hungergefühl, und der Saft der süßlich schmeckenden Knolle wird auch heute noch als Süßungsmittel verwendet.

In der Landwirtschaft gilt Topinambur als anspruchsloses Gewächs, das keine größeren Anforderungen an seinen Standort stellt. Da sie allerdings gerne heimische Pflanzen verdrängt, hatte ich sie erst einmal in Mörtelkübeln aufgezogen, bis ich sie dann im Herbst in eines der leeren Beete umpflanzte. So konnte sie in aller Ruhe wachsen und gedeihen. Sie musste nicht um sich schlagen, um irgendwelche Angreifer zu vertreiben, zudem besitzt sie selbst wenige Fressfeinde und verspricht von daher eine ergiebige Ernte.

Ihren Einzug nach Europa erlebte sie Anfang des 17. Jahrhunderts, besonders in Frankreich. Sie wurde allerdings ziemlich schnell von der Kartoffel verdrängt, und heute existieren nur noch wenige Anbaugebiete. Eines davon ist zufälligerweise Baden-Baden. Hier wird die Topinambur-Knolle für einen bekömmlichen Verdauungsschnaps genutzt. Den brauchen die da auch! Die zerkleinerte Knolle wird in medizinischem Alkohol, Wodka, Korn oder Schnaps eingelegt. Den »Topi« haben wir schon öfter nach dem Dreh getrunken, besonders nach sehr fetthaltigen und schwer verdaulichen Mahlzeiten, die in dieser Gegend ja nun nicht gerade selten sind. Topinambur ist kaum in Geschäften zu finden, und von daher war ich froh, sie nun als regionales Gemüse – und dann noch mitten im Winter – bei mir im Garten zu besitzen. Ich hatte bei einem meiner Rundgänge im Berliner Ökowerk ein paar Knollen geschenkt bekommen, wusste also, dass alles auch noch aus biologischer Zucht stammte.

Jede weitere Knolle, die ich ausgrub, gab mir das Gefühl, den Indianern ein wenig näher zu sein. Mit vollen Taschen kehrte ich ins Haus zurück. Ich schwenkte sie in Öl und Knoblauch, das Ganze kam dann über die Hirse, abgerundet mit ein paar von meinen eigenen Kräutern aus der Kräuterspirale. Nicht selten griffen Ayleen und ich nach dieser Mahlzeit zu unseren Indianertrommeln, die wir aus Kanada mitgebracht hatten.

Nachdem wir alle elektronischen Lichter gelöscht hatten, veranstalteten wir dann unser eigenes »Powwow«. Diese indianische Feier wird zu Ehren der Ahnen gehalten. Da werden Trommeln geschlagen, traditionelle Kleider und Schmuck getragen, und jeder tanzt zu den verschiedenartigen Klängen der Trommeln. Jeder Tanz erzählt seine ganz eigene Geschichte voller Riten und Mythen.

Bei den Cree durften wir einmal an so einem Fest teilnehmen, und Chief Johnson erklärte uns damals, dass laut einer Sage mit dem Tanz die Mutter Erde durch die nackten Füße massiert wird. Die Trommel repräsentiere dabei den pausenlosen Herzschlag der Erde, dem sich dann bedingungslos hingegeben wird.

Angelockt durch unsere private Trommelfeier kamen unsere Nachbarn Georg und Magda vorbei. Wir erzählten ihnen von unserer Kanadareise und der Ehrfurcht, die wir der Indianergemeinschaft zollten. Daraufhin berichtete uns Magda, wie gerade hier auf dem Land die Frauen eine ähnliche Gemeinschaft und Solidarität pflegen. Und so lernten wir die Hintergründe der Vereinigung der »Landfrauen« kennen.

Die Landfrauen in Deutschland begannen sich 1898 durch die ostpreußische Gutsfrau Elisabeth Boehm Rastenburg zu etablieren. Vorerst gehörten die Mitglieder des ersten landwirtschaftlichen Hausfrauenvereins einem »Lesekränzchen« an. Was früher in den Städten im 19. Jahrhundert als »Lesesalon« galt, wurde in diesem Landkreis ebenfalls beim »Lesekränzchen« gepflegt. Lyrik und Romane und der anschließende Austausch gaben den Frauen die Möglichkeit, sich auch auf kulturellem und intellektuellem Gebiet zu betätigen. Am 2. Februar 1898 fanden sich fünfzehn Frauen aus dem Kreis Rastenburg zu einer konstituierenden Sitzung zusammen, auf der es zur Gründung des ersten landwirtschaftlichen Hausfrauenvereins in Deutschland kam. Es ging ihnen neben dem Lesekreis auch darum, sich in allen wichtigen Fragen auszutauschen, sich gegenseitig zu helfen und zu unterstützen. Die Ausbildung der Töchter und der Hilfskräfte war ein weiterer Punkt sowie die Überbrückung der Gegensätze zwischen Land und Stadt. Außerdem ging es in erster Linie um die Anerkennung aller hauswirtschaftlichen Arbeiten als vollwertige Berufsarbeit. Dieser Verband ist heute noch aktiv. Mittlerweile haben die Frauen die unterschiedlichsten Berufe, aber das soziale Engagement für Jung und Alt steht auch heute noch an erster Stelle.

Ohne meine Landfrauen hätte ich so viele wertvolle Tipps nie bekommen und bin durch ihre Fürsorge wunderbar in das einzigartige Landleben integriert. Immer wieder unterstützten uns Magda und Georg bei unserem regionalen Essensprojekt. Ich konnte stolz berichten, dass sich das Experiment, erweitert mit Bio- und Fair-Trade-Produkten, eigentlich sehr gut umsetzen ließ. Nur an meinen Sündengurken, ja da konnte ich so manches Mal dann doch nicht vorbei. »Allein unter Gurken« war mittlerweile ein Synonym für die kleine Flucht geworden, so allein mit meinen Bedürfnissen nach Altgewohntem und Vertrautem. Magda lachte auf, und am nächsten Morgen fand ich vor meiner Tür zwei wunderbare Regional-Rezepte für meine unbändige Sünde, die mich oft genug überfiel. Diese Rezepte möchte ich gerne mit Ihnen teilen.

Salzgurke im Glas

Dill
1 kleine Zwiebel
3 Pimentkörner
1 dünne Scheibe Knoblauch
1 Liter kaltes Wasser
50 Gramm Salz

Kleine Gurken in ein Glas geben und alle Zutaten drüberschütten. Zuletzt das Wasser drübergießen. Zuschrauben und stehen lassen.

Gewürzgurken ohne Kochen

3 Liter Wasser
5 Esslöffel Salz
10 Esslöffel Zucker
½ Flasche Essigessenz.

Das Ganze wird aufgekocht. Dann wird die Flüssigkeit über die Gurken im Glas gegossen. Darin befinden sich schon Senfkörner, Dill, kleine Zwiebeln. Nun wird der Deckel zugeschraubt und fertig!

Viel Spaß mit Ihrer persönlich-regionalen Sünde!

Im Tal der Grünen Woche

Im Übrigen bin ich, nicht ungern, der Sklave meines Gartens, wo ich samt meiner Frau fast jede freie Minute arbeite. Es macht mich sehr müd und ist etwas zuviel,
aber mitten in alldem, was die Menschen heute tun, fühlen und schwatzen, ist es das Klügste und Wohltuendste, was man tun kann.
HERMANN HESSE

Eins sechzig ist doch eigentlich eine wunderbare Körperlänge. Das entspricht etwa der Größe von Jacky, meiner lieben Co-Autorin. Eins sechzig heißt: Selbst wenn die monumentalen Straßen von Berlin überfüllt sein sollten, was so ziemlich jeden Tag der Fall ist, bleibt man beim Flanieren von fixierenden Blicken bestimmt verschont. An dem Tag, an dem ich die »Grüne Woche« in den Messehallen am Funkturm besuchte, da wünschte ich mir die ganze Zeit über nichts sehnlicher als diese eins sechzig zu sein.

Der Tag fing eigentlich gar nicht so übel an. Ich weilte mal wieder in meiner Stadtresidenz, und morgens trabte ich zum Brotgarten, genoss zwei warme Dinkelseelen, trank einen herrlichen Fair-Trade-Milchkaffee von GEPA und freute mich bereits wie ein Schneekönig auf meine geplante Messewanderung.

Es war mitten in der Woche, neun Uhr morgens, und ich durfte doch eigentlich davon ausgehen, dass die meisten Berliner einer geregelten Arbeit nachgingen. Alle lieben und braven und alle nichtlieben und nichtbraven Schüler und Studenten hatten sich gerade heute entschlossen, die Schule und Uni *nicht* zu schwänzen, und ich würde mich also in aller Ruhe und Gemütlichkeit von neuesten Ideen zu regionaler, ökologischer und biologischer Ernährung inspirieren lassen und mich über neue Anbaumethoden für den Kleingärtner und so weitere nette Spleens inspirieren lassen. Zwar ruhte sich mein Garten momentan von den sommerlichen Strapazen aus, doch schon bald standen wieder die Aussaat und das Bepflanzen meines Hochbeets und anderer Parzellen an, und dieses Jahr war ich ja kein Anfänger mehr, sondern mehr als bereit, mich weiteren ökologischen und regionalen Wagnissen zu stellen.

Der Fußweg zur Messe war nicht weit, und nachdem ich mindestens hundert Karteikarten von Jacky eingepackt hatte – mit mahnendem Gesichtsausdruck hatte sie mich daran erinnert, diese nicht zu vergessen und jede einzelne ordentlich zu beschriften, Notizen festzuhalten, und zwar bitte geordnet nach Thema, Beschaffung und Produktzugehörigkeit –, konnte ich schon nach kurzer Zeit das gigantische Obst-und-Gemüse-Plakat am Funkturm baumeln sehen. Das war ja noch ganz schön, aber was war das bitte für eine Woge von dunklen, schmuddeligen Wintermänteln, unerotischen Mützen, Millionen Regenschirmen, Tüten, Taschen, Kinderwagen, Hunden, Autos und Fahrrädern? Hatte der DGB zu einem Generalstreik aufgerufen?? Und ich meine wirklich Generalstreik, wie damals 1920, bei dem alle ihre Arbeit niederlegten. Da ging dann gar nichts mehr. Oder gab es tatsächlich etwas umsonst in Berlin? Oder war der Satz *»Berlin ist arm, aber sexy«* doch gespenstische Wahrheit? Manchmal sprach unser Bürgermeister ja auch die richtigen Worte aus. Und alle, mich inbegriffen, rannten wie unter Drogen zur Grünen Woche? Tausende, und ich meine wirklich Tausende von Menschen, gingen sehr zielstrebig in Richtung Messehallen, quollen wie Lindwürmer aus den U-Bahn-Schächten hervor. Dagegen war der Ansturm in Hitchcocks »Vögel« Kinderkram. Der schwarze Menschenschwarm belagerte die Straßen, überfüllte die Gehwege, die Parkplätze, die Tankstellen, nichts schien mehr wirklich vorwärtszugehen. Dabei wurde der Schnee platt getreten und verwandelte sich immer mehr in einen grauen, undefinierbaren Matsch, den jeder noch kilometerweit mit sich herumschleppte. Genervte Autofahrer hupten wie im Akkord, jemand brüllte etwas von *»seinem«* Parkplatz, ein typisches Berliner Phänomen, und Kinder nörgelten um die Wette, dass sie keine Lust mehr hätten, und *»Wie lange dauert das denn noch?«* war die häufigste Frage, die ich heute zu hören bekommen sollte.

Mir dämmerte: Gemütlichkeit konnte ich jetzt schon einmal von der Tageswunschliste streichen. Menschenmassen umgaben mich, trieben mich voran, zerdrückten mich fast, und wie von einer Welle wurden Körper vorwärtsgestoßen und beiseitegedrängt. Dann der Horror aller Menschen, die ihre Fresse nun einmal gerne in die Kamera halten: Die Kassen (und es gab zehn davon!) waren überfüllt, kilometerlange Schlangen von Menschen, die doch eigentlich arbeiten müssten, Horden von Schülern, die doch eigentlich *in* der Schule sein sollten und nicht *außerhalb,* standen einfach da und warteten, um irgendwann eine Eintrittskarte für 7,50 Euro zu ergattern. Das hieß durchhalten, bis der Arzt kommt. Und mittendrin stand ich, mit meinen 1,93 Meter und meiner Visage, die nicht ganz unbekannt ist.

Es läuft immer nach dem gleichen Muster ab. Erst tut der Betrachter oder auch gerne die Betrachterin so, als ob er oder sie mich nicht kennt. Dann ändert sich der gesamte Körperrhythmus. Die nervösen Augen wandern ziellos hin und her, um mir zu suggerieren: *»Ich guck dich doch gar nicht an.«* Dann haftet der Blick immer länger an meiner Nase, verweilt an den Augen, ick hab ja ooch so schöne blaue Augen, das gefällt den Damen besonders, und du spürst das langsame Sezieren jeder einzelnen Pore. Das Anstupsen der Freunde, das so unauffällig sein soll, ist mehr als offensichtlich, bis dann der Partner oder die Partnerin mich auch noch entdeckt hat, und das gemeinsame Tuscheln hinter vorgehaltener Hand beginnt. Männer besitzen den leicht furchterfüllten Blick, wahrscheinlich wegen meiner imposanten Erscheinung, und wenn sie dann mit ihren 1,78 Meter neben mir stehen, beginnt auch schon der heimliche Vergleich. Die Evolution bewirkt noch heute die vertrauten Mechanismen. Instinktiv werden Reviere abgesteckt, Platzanweisungen in der Herde vergeben, und die Damen werden schnell in einen Schutzbereich gebracht.

Am liebsten mag ich dann den Satz: *»Ich kenne Sie doch.«*

Über diesen Satz musste ich schon öfters nachdenken. Was heißt hier kennen. Meine Mutter kennt mich – vielleicht –, vielleicht auch ein paar gute Freunde – vielleicht. Aber, ob die siebeneinhalb Millionen Fernsehzuschauer mich wirklich kennen, das möchte ich dann doch bezweifeln.

»Ach wirklich?«, ist dann meine ruhige Antwort, die dann wiederum ein nervöses Lachen hervorruft. Damit endet das Gespräch abrupt, und das war's mit dem »Sich-Kennen«.

Gut ist auch: *»Sind Sie's?«*

»Ja, ich weiß, wer ich bin. Ich weiß aber nicht, wen Sie suchen.« Oder der Satz: *»Sind Sie nicht der Assistent von Lena Odenthal?«* *»Nein«*, war einmal meine Antwort, *»ich bin Lena Odenthal. Habe nur vergessen, mich zu rasieren.«*

Aber ich muss schon zugeben, dass es mir ja auch oft genug ein wenig schmeichelt, wenn die Zuschauer mich wiedererkennen und mögen. Denn das bestätigt meine Arbeit! Trotzdem, jeder Schauspieler ist auch ein Privatmensch und muss nicht unbedingt im realen Leben irgendetwas mit seiner Rolle zu tun haben. Erst recht nicht morgens um neun vor den Toren der »Grünen Woche«, eingepfercht in einer gigantomanischen Menschenschlange.

Die alte Dame vor mir, ca. 1,58 Meter, war auf jeden Fall eine waschechte Berlinerin. Ziemlich ungerührt drehte sie sich immer wieder um, musterte mich von oben bis unten, und dann posaunte sie, mit einer ziemlich lauten Stimme:

»Sie sind ja viel größer, als ich dachte!«

Schlagartig drehten sich andere Grüne-Woche-Wartende um, konnten jetzt das dämliche Spiel *»Ach ich kenne dich nicht«* beenden, musterten mich unverhohlen, und ich glaube, dass ich mit einem ziemlich hochroten Kopf aus dieser Horde herausragte und mir nur wünschte, wie Jacky eins sechzig zu sein. Sie hätte hier in Ruhe abgewartet, wahrscheinlich mit beschlagener Brille, es war ja auch noch scheißkalt, hätte schon im Traum die pastellfarbenen Karten genüsslich vollgeschrieben, und all das hätte eine tiefe Zufriedenheit in ihr ausgelöst.

»Nee«, kam es in ihrer bestimmenden Art, *»nee, das machste mal selber, mir kommt regional, Bio und ökologisch auch schon zu den Ohren raus, außerdem muss ich schreiben und Karteikarten sortieren. Wir könnten mittlerweile zwei Bücher herausbringen. Also, du gehst da schön alleine hin.«* Sprach's, und suchte dabei ihre Brille, die wahrscheinlich von den tausend Karteikarten verspeist worden war. Aber ohne ihre Hilfe hätte ich dieses Buch nie in Angriff genommen, und so war ich kleinlaut aus ihrem Arbeitszimmer gegangen, mit einem Haufen bunter Karteikarten in der Hand, die mich gähnend leer anstarrten. Und dann noch in pastellenen Farben.

Leider hatte mich in diesem Moment ein ganzer Tross pubertierender Teenies entdeckt, und das dynamische Gruppengefühl funktionierte auch hier ganz wunderbar. Der Leithammel brüllte ungeniert:

»Hey Kopper, na was ist, haste deine Knarre auch dabei? Wen jagste denn heute?«

Herrlich, wenn man zur Belustigung aller dient. Verpickelte und seltsam angezogene Wesen brüllten vor Lachen. Echt super Gag, Alter. Mann, wie cool. Manchmal wünschte ich mir dafür eine Sonderzulage. Die Horde um ihn herum grölte lauthals, und ich verfluchte den Lehrer, der glaubte, seinen Schülern irgendwas Ernsthaftes über Obst und Gemüse beibringen zu müssen. Diese Schüler sahen eher nach Muttermilch Mac Doof aus, und die Wörter regional, Bio oder ökologisch stammten für sie wahrscheinlich eher aus toten Sprachen längst untergegangener Kulturen.

Mir war echt saukalt. Um mir ein wenig Bewegung zu verschaffen, arbeitete ich mich durch eine Wand von ziemlich leblosen Körpern, manche verströmten einen wirklich bestialischen Geruch, bis ich vor dem Leithammel stand.

»Ach weißt du, Knarre ist doch scheiße, das krieg ich auch anders hin«, murmelte ich, dabei hatte ich meine Al-Capone-Visage aufgesetzt.

In exakt 3,2 Sekunden war sein rechter Arm auf dem Rücken, meine linke Hand unter seinem Kinn, und jede weitere Bewegung seinerseits hätte einen Genickbruch verursacht. Insgeheim dankte ich unserem Coach und Stuntman für die ganze Arbeit am Set. Der Leithammel begann etwas zu riechen, die Horde starrte mich entsetzt an. Aber Al Capone grinste kurz auf, ließ sein Opfer gnädig los, worauf ein erleichtertes Lachen aufkam und die Horde zu klatschen begann. Pubertierende Mädels kicherten nervös, schoben ihre Kaugummis hektisch in die andere Backe, tuschelten aufgeregt miteinander. Freundschaftlich schlug ich dem Leithammel auf die Schulter, und dieser war ganz dankbar, nicht mehr wie ein Vollidiot vor seinen Kumpels dazustehen.

Plötzlich tippte mir jemand ungeniert auf die Schulter, und als ich mich umdrehte, blickte ich erst einmal über Tausende Köpfe hinweg, bis ich nach geraumer Zeit bemerkte, dass die alte Dame von 1,58 Meter vor mir stand. Sie ging mir bis zum Bauchnabel.

»Geben Sie mir so ein Autogramm? Sonst glaubt mein Oller mir

das alles nicht. Der denkt doch schon seit Jahrzehnten, dass ich schusselig bin«, quäkte ihre Stimme zu mir herauf.

Diese kleine unbedeutende Frage löste die zweite Sintflut aus. Die Horde mit dem Leithammel drängte sich an mich heran, *»o ja, bitte ich auch«,* die alte Dame von 1,58 Meter schlug mit ihrem Schirm energisch um sich, kämpfte um ihre Vormachtstellung, andere Grüne-Woche-Wartende schienen sich allmählich auch gelangweilt zu haben und dachten sich: *»Ach super, endlich Action!«,* und ich wurde derart belagert, dass ich kurz überlegte, ob ich vielleicht ein wenig panisch werden müsste. Aber ich ließ mir nichts anmerken. Souverän blickte ich vom Deck meines Zweimasters über die Meute hinweg. Klaus Störtebeker hatte sein Schiff und die Mannschaft unter Kontrolle. Komme, was da wolle.

Nun gehöre ich nicht zu den Schauspielern, die mit Hunderten von Autogrammkarten durch die Gegend jagen. Das wurde mir schon öfters übel genommen, aber ich finde das so absurd. Wenn ich nicht arbeite, bin ich tatsächlich ein Privatmann und glaube auch nicht permanent, dass alle mich unbedingt anquatschen wollen. Nun stand ich hier, hatte nichts bei mir als einen Stift und Hunderte von pastellenen Karteikarten … Jacky würde mich killen, ich wusste das. Aber um diese hungrige Meute zu besänftigen, blieb mir einfach nichts anderes übrig, und da gingen sie hin, all die rosa, grünen, gelben und weißen Karten. Eine nach der anderen wurde mir aus der Hand gerissen. Um die letzte begann ich selber zu kämpfen, aber die alte Dame von 1,58 Meter drohte mir mit dem Schirm, sie hatte so lange gewartet und ausgeharrt. Damit hatte David gegen Goliath gewonnen.

Ich war heilfroh, als ich dann nach gefühlten Stunden endlich in der Vorhalle stand. Ich weiß allerdings nicht, *wann* diese anderen Menschen alle hineingekommen waren, auf jeden Fall war hier nicht nur ganz Berlin vertreten, sondern ganz Europa. Der Lärmpegel glich einem schlechten Horrorstreifen, und instinktiv schob ich meine Mütze tiefer in die Stirn, klappte meinen Mantelkragen hoch und kämpfte mich bis zur Informationstafel durch. Es galt, 7500 Quadratmeter Messegelände abzuklappern, das sich in zig Einzelhallen aufteilte. Eigentlich wollte ich mir ja mal alles in Ruhe ansehen, aber bei dieser Invasion würde ich meinen »gemütlichen« Ausflug lieber auf wenige Hallen beschränken, die mir am interessantesten erschienen. Dazu zählten der große Biomarkt, die Haus- und Gartenabteilung und diverse Stände mit regionalen Produkten aus Mecklenburg, Sachsen, Fläming und Brandenburg.

Heute schien doch tatsächlich mein Glückstag zu sein. Genau die Hallen, die ich mir anschauen wollte, lagen so vertrackt diametral auseinander, dass ich durch fast alle anderen Hallen durchmarschieren musste. Also, *»auf in den Kampf, Torreeeeero …«*.

Ich habe schon einiges in meinem Leben gesehen. Mir war auch bis dato sehr bewusst, dass wir in einem der reichsten Länder der Welt leben und es uns an kommerziellen Dingen nicht wirklich mangelt. Höchstens, ach, was heißt höchstens, ganz bestimmt sogar, an ideellen Dingen und menschlichen Werten. Bei diversen Filmgalas und Premieren wurde oft reichlich aufgetischt. Manches Mal hatte ich ein mulmiges Gefühl dabei, denn was da an Lachs und Shrimps und Schampus so verdaddelt wurde, hätte im Gegenwert so manchen spannenden, kleinen Film auf die Beine stellen können. So verfraßen und versoffen wir die eine oder andere Chance für begnadete Filmschaffende.

Aber was ich heute im Tal der Grünen Woche an »Fressen und Saufen« live erleben durfte, stellte alles bis dahin Gesehene in den Schatten. Gleich in der ersten Halle war kein Durchkommen mehr. Sämtliche Stühle waren überbelegt, die Tische bogen sich vor kulinarischen Köstlichkeiten, und noch nie, ich schwöre, noch nie zuvor habe ich morgens um zehn dermaßen viel Alkohol in Kehlen laufen gesehen. Hinter halb leeren Gläsern leuchteten rote Nasen, und glasige Blicke stierten mir entgegen. Überall brutzelte Fleisch, Fisch und Gemüse in großen Pfannen, und mancher Kämpfer rang um die letzte Schale kostenloser Proben. An einem Stand wurde Mettwurst mit Schokolade angeboten, am nächsten gab es Wienerle mit Joghurtfüllung, und bei einem Bierstand musste ich wirklich genauer hinsehen, da mir das neue Produkt so absurd schien: Der »Spreewaldgurkenradler«, ein Gemisch aus Bier, Limonade und einem Extrakt aus grünen Gurken, versprach eine besondere Köstlichkeit zu sein. Alles wurde schmatzend und gurgelnd in sich hineingestopft, egal wie, egal wo, egal wann, Hauptsache rin in die Schnut, und der Sinn dieser »Grünen Woche« ließ sich nur noch dunkel erahnen. Der Vergleich, Menschen essen wie Schweine, war eindeutig eine Beleidigung gegenüber dem Tier an sich. Drum herum hüpften menschliche Wesen in Gurkenkostümen, aber ich schwöre, in diesem Moment hätte auch ich gerne so ein Kostümchen angehabt. Als einsame Gurke hätte ich hier sehr ungestört lustwandeln können, aber so musste ich mich wie ein Schwerstverbrecher durch das Gewühle hindurchlavieren.

Eine ziemlich feuchtfröhliche Runde hatte mich dann auch gleich entdeckt, und ein sehr komischer Erdenbürger brüllte herzhaft:

»Na, Kommissar, och mal wat Jutes abstauben, hä, jibt hier einijet umsonst.«

Ich grinste verschämt, zog meine Mütze noch tiefer ins Gesicht, beugte mich leicht nach vorne und hoffte dadurch zehn Zentimeter an Körpergröße einzusparen. So gebückt versuchte ich durch die Abfütterungshallen sowie Wein- und Biergelage hindurchzukommen. Der Rücken ging allmählich in den Streik, und insgeheim suchte ich in meinem übervollen Zeitplan einen Termin für meine Feldenkraistrainerin und Lehrerin Christiane.

Die wirklich einzig arbeitenden Menschen hinter den Ständen erinnerten mich ein wenig an gerupfte Legebatteriehühner, und ich stellte noch fest, dass das erst der Anfang vom heutigen Tag war. Ich wollte aber weiter und arbeitete mich tapfer von Halle zu Halle. Mit krummem Rücken. Horden von Schülern lümmelten auf dem Boden, hatten sich ihr eigenes Revier abgesteckt und sahen mit ziemlich gelangweilten Blicken um sich. In ihren Ohren dröhnten seltsame Rhythmen und erstickten jedes Gespräch schon im Keim. Noch mehr rote Nasen kamen mir entgegen, und ich war schließlich überzeugt, jeder hätte das Buch *»Die Leber wächst mit ihren Aufgaben«* des Wunderdoktors Eckart von Hirschhausen gelesen und dessen Inhalt so ernst genommen, dass der Ausdehnung des größten Organs nun nichts mehr im Wege stand. Die damit verbundene Contenance, die dieses Werk so charmant macht, hatten die Gäste wohl an der Garderobe abgegeben. Für 2,50 Euro.

Nach einer gefühlten Stunde Gewühle in der schweißgebadeten Menschenmenge, Alkoholfahnen und absonderlichen Geschmacksverirrungen aller Art erreichte ich eine bescheiden dekorierte Halle. Schlagartig wurde es um mich herum ruhiger. Ich war in der Bioabteilung angekommen. Die Fress- und Saufmeile nahm ein jähes Ende. Zuerst war ich verunsichert, denn ich war der festen Meinung gewesen, dass Bio mittlerweile zum alltäglichen Leben dazugehörte und nicht nur von einer kleinen Schicht der Gesellschaft frequentiert und genutzt wurde. Aber ich stellte schnell fest, dass es hier wirklich um brauchbare und ernst gemeinte Information ging und um eine gewissenhafte Aufklärung. Die Häppchen waren winzig, und meistens kosteten sie auch etwas. Der Alkohol wurde hier nicht massenhaft ausgeschenkt, und die wirklich Interessierten unterhielten sich tatsächlich auch mit den Betreibern.

So erfuhr ich, dass Berlin immerhin 40 Bio-Supermärkte aufzuweisen hatte, Tendenz steigend. Das hatte natürlich viel mit dem Berlin der Siebzigerjahre zu tun, das sich besonders in dieser Aufbruchszeit stark mit alternativen Lebensformen auseinandersetzte, sodass es diesbezüglich eine kontinuierliche Entwicklung gab. Diverse Biohöfe, besonders regionale in einem Umkreis von 150 Kilometern, öffneten hier in der Halle die Tore und ließen Einblick in ihre Arbeit gewähren. Auf all diesen regionalen Biohöfen wurden mittlerweile Getreide und Körnerleguminosen angebaut, die wiederum für das regionale Viehfutter genutzt wurden und dafür Sorge trugen, dass teure und unökologische Transportwege entfielen. Speisekartoffeln in Bioqualität waren hier zur Normalität geworden, und viele Höfe besaßen ihr eigenes Vieh, das oftmals dort auch geschlachtet wurde. Darüber hinaus konnten alle Fleisch- und Wurstwaren in eigenen Hofläden angeboten werden und belebten dadurch die ländliche Wirtschaftsstruktur.

Siebzehntausend Betriebe arbeiten in Deutschland nach ökologischen Richtlinien, und ich spürte einen Hauch von Stolz in mir, dass ich vielleicht der siebzehntausendunderste war, der nach deren Philosophie strebte.

Nicht nur Local Food, sondern auch die neuesten Garten- und Landgeräte wurden hier feilgeboten. Staunend registrierte ich, dass sich die regionale Landwirtschaft mittlerweile zu einem boomenden Wirtschaftszweig entwickelt hatte. Und ich mittendrin. Das schien auch jemand anderem aufgefallen zu sein.

»Andi!«, tönte es durch die Halle.

Instinktiv verkroch ich mich in meinen Mantel, zog verschämt die Wollmütze in die Stirn. Irgendwo aus dieser Menschenmenge kam die Stimme, die ich nicht gleich einem vertrauten Gesicht zuordnen konnte. Dann stand plötzlich Kurt vor mir, klopfte kumpelhaft auf meine Schulter. Erleichtert konnte ich mein warmes Refugium verlassen und freute mich ehrlich, Kurt zu sehen. Er wohnte im Nachbardorf und hatte mich in einigen technischen Raffinessen für Haus und Hof supergut beraten.

»Komm mit«, rief er mir zu. »Ich habe sagenhafte neue Tomatenhäuschen entdeckt, die garantiert sturm- und klimakatastrophenerprobt sind! Damit wirst du mehr Glück haben als mit deinem letzten Haus, das dir ja leider etwas um die Ohren geflogen ist!«

Traurig nickte ich, denn das hatte mich wirklich fast meine gesamte Tomatenernte gekostet. An einem der Stände sah ich dann einen Traum für meine zukünftigen Tomaten. Eine Firma hatte ein ganz wunderbares und stabiles Häuschen entwickelt. Ähnlich meinem Hochbeet wurde der stabile Kasten mit Humus- und Blumenerde gefüllt, was einen guten und warmen Nährboden versprach. Die superstabilen Metallspiralen, an denen sich dann die Tomaten hochranken konnten und durch die sie gestützt werden würden, wurden einfach in die Erde gesteckt. Das Allerbeste war aber die verschließbare Plastikplane, die im Gegensatz zu meinem alten Häuschen an massiven Eckpfeilern angebracht war. Derart abgesichert und stabil konnte von nun an jeder Sturm aufkommen. Aber eigentlich hoffte ich auf einen etwas stabileren Sommer. Sofort bestellte ich mir dieses Wunderhäuschen und nahm mit Kurt einen kleinen Imbiss ein. Dann verabschiedeten wir uns, und ich schlenderte weiter durch meine regionale Abteilung, begann angesichts der Menschenmassen wieder ein wenig zu schwitzen.

In gleicher Manie, wie die anderen Besucher Alkohol und Fressalien in sich hineinstopften, stopfte ich Informationsmaterialien in Taschen und Beutel. Einerseits aus echtem Eigeninteresse, andererseits wegen des schlechten Gewissens und so. Als Ersatz für die pastellfarbenen Karteikärtchen, die für Autogramme hatten herhalten müssen. Ich hoffte inbrünstig, Jacky mit all diesen netten Informationen, Broschüren, Bildern und Flyern gnädig zu stimmen. Mit voll beladenen Taschen schlenderte ich noch ein wenig herum, bis ich ein Kamerateam entdeckte. *»O nein«*, war mein erster Gedanke, *»jetzt haben sie dich.«* Einer der Assistenten rannte panisch hin und her – det kenne ick, die Armen müssen letztendlich für alles herhalten –, und ich stand, mit ins Gesicht gezogener Pudelmütze und meinem langen Wintermantel mit übervollen Taschen einer Vogelscheuche nicht ganz unähnlich, mitten im Weg. Ein Bild für die Götter, und das noch fürs regionale Fernsehen, okay, immerhin regional, ist doch ooch nett.

Der Assistent raste ungerührt an mir vorbei. Etwas verdutzt kiekte ich dem hinterher. Dann wusste ich, wem das Interesse galt. Unsere liebe Frau Künast, Vorsitzende der Grünen, war gerade an einem Biostand gesichtet worden, und das ganze Team stürzte auf sie zu. Die verschmähte Vogelscheuche stellte sich unauffällig hinter den Menschentross, dann richtete ich mich zu meiner vollen Körpergröße auf und blickte über die Köppe hinweg. Der Biostand hatte diverse Produkte anzubieten, und ich ging schwer davon aus, dass sich unsere ehemalige Ministerin selbstverständlich für das Brot, die Milch oder die Eier interessieren würde, aber nein, Frau Künast wählte den schönen Biowein als kostenlose Probe, trank genüsslich das Glas bis zur Neige, blickte sehnsüchtig auf die Flasche, während die Kamera ihre Meter an Filmrolle abfraß.

Guck mal einer an. Alkohol zieht immer. Trotz Ökologie und so.

Ziemlich schweißgebadet landete ich am späten Nachmittag bei Jacky. Der Verlust all ihrer geliebten Karteikarten brach ihr fast das Herz, aber nachdem ich meine Taschen entleert hatte, und der Tisch sich unter dem mitgebrachten Material bog, lächelte sie wieder ganz zufrieden. Die Brille rutschte ihr ein wenig von der Nase und wie eine Ontologin sezierte sie neugierig all die bunten und bilderreichen Broschüren. Besonders die Prospekte für eine kindgerechte Ernährung hatten es ihr angetan. Dort wurden Säfte, Brot und Müslis angepriesen, und eine riesige Tabelle zeigte, welches Obst und Gemüse altersgerecht angeboten werden sollte. Nun ruhte ihr mütterlicher Blick auch auf mir, und ich seufzte erleichtert auf.

Als Tim mir dann noch einen Wein anbot, da sagte ich nicht Nein.

Eine Frühlingssinfonie

Denkst du, du kannst das Universum in die Hand nehmen
und es vollkommen machen?
Ich glaube nicht, dass sich dies tun lässt.
Das Universum ist heilig.
Vollkommener machen kannst du es nicht.
Wenn du es verändern willst, wirst du es zugrunde richten.
Wenn du es festhalten willst, wird es dir entgleiten.
So sind die Dinge manchmal voraus, manchmal zurück;
Manchmal fällt das Atmen schwer, manchmal geschieht es mühelos;
Manchmal ist Kraft da und manchmal Schwäche;
Manchmal wird man nach oben getragen, manchmal nach unten.
Daher meidet der Weise Übertreibung, Maßlosigkeit und Selbstzufriedenheit.
LAO TSE

Mit dem Einzug der Kraniche wusste ich, dass der Frühling im Gepäck war! Als dann auch noch eines Abends Lady Nightingale im Walnussbaum saß und uns mit ihrem Kammergesang nach draußen lockte, da war endlich die Zeit herangebrochen, den Garten von Neuem zu beackern. Ein ewiger Kreislauf. Und ich mittendrin. Wunderbar!

Die Beete wurden neu bepflanzt; dieses Mal war das Genie voll in seinem Element! Nix mit Dirigentenbewegungen und so! Georg kam kurz vorbei, nickte und zog befriedigt ab. Der

Komposthaufen mit seinen ganzen Untermietern wurde mit frischen Gartenabfällen beladen, auch zwischen den Zweigen der Totholzhecken erwachte so mancher Genosse aus dem langen Winterschlaf, und ein fröhliches Gefiepe und Gekrächze tönte aus Bäumen und Büschen hervor. Das Igelpaar lief zielstrebig zu einem neuen lauschigen Plätzchen – wahrscheinlich war ihnen mein famos erotischer Auftritt am Hochbeet noch sehr präsent –, auf jeden Fall schlurfte die Mama völlig erschöpft acht Wochen später mit sechs neuen Erdenbürgern über meinen Rasen. Ach ja, das ewige Spiel mit den Bienen und Blüten und so. Hatte auch dieses Jahr wunderbar geklappt!

Nach der Katastrophe vom letzten Sommer freute ich mich auf das viel stabilere Tomatenhaus, das nun hoffentlich wie eine feste Burg jedem Sturm trotzen würde. Nix mehr mit aufgespießten Tomaten und davonfliegenden Dächern und so! Das Hochbeet bekam indessen seine alten Mieter zurück, und ich achtete penibel darauf, dass sich hier keine Feinde unter den Obst- und Gemüsesorten begegneten, ordnete deshalb meine Yogagruppe nach Yin und Yang. Wieder diente der Salat als Friedensstifter, und Dill und Majoran waren die Baghwans, die alle in harmonischer Eintracht zusammenhielten.

»Baumklaus« hing auch dieses Jahr in den obersten Wipfeln der Obstbäume, und ich saß dabei zufrieden in meinem Gartenstuhl und genoss es zuzusehen, wie mein regionales Refugium zu neuem Leben erwachte.

Natürlich waren unsere Vorräte mittlerweile aufgebraucht, und Ayleen und ich mussten des Öfteren beim Einkauf in unseren Bio- und Hofläden ein wenig von regionaler Ernährung abweichen. So manches Mal standen wir kopfschüttelnd vor den aus Neuseeland eingeschipperten Kiwis, die neben einheimischen Äpfeln lagen. Mitten im März. Mittlerweile wussten wir jedoch, dass diese regionalen Äpfel rund 150 Tage bei ein bis drei Grad im Kühlraum gelagert worden waren und somit die Ökoeffizienz der neuseeländischen Kiwi sogar größer war als die der kühl eingelagerten Regionaläpfel, die damit einfach insgesamt eine schlechtere Ökobilanz aufwiesen. Bei dem Apfel waren schon 50 Kilogramm CO_2-Schadstoff mehr produziert worden als bei der übers Meer geschipperten Kiwi. Trotzdem fragten wir uns:

»Muss denn wirklich das ganze Jahr über Apfel sein? Oder gar Kiwi?«

Die Kiwi war immerhin 23 000 Kilometer weit gereist. Wir gingen an beidem cool vorbei und freuten uns schon auf den Moment, an dem das erste frisch geerntete regionale Obst in den Regalen liegen beziehungsweise bei uns im Garten zu ernten sein würde.

Fair Trade blieb dafür bei Kaffee und Bananen weiterhin im Programm. Im Großen und Ganzen hatten wir es meines Erachtens tatsächlich – von ein paar kleinen Sünden abgesehen – gut gemeistert, uns überwiegend regional zu ernähren. Das hätte ich aber nicht ohne die Hilfe und Unterstützung so vieler Menschen geschafft. Irgendwann war aus »Allein unter Gurken« ein großer Kreis an Menschen zusammengewachsen, die sich gegenseitig wunderbar halfen. Das Pendeln zwischen Land und Stadt hatte mir die Augen dafür geöffnet, dass beides Hand in Hand gehen kann und muss. Und ich wollte keine meiner zwei Residenzen mehr missen.

Als der Anruf von Jacky kam, dass nun auch die letzte Seite unseres Buches beendet war, da schloss sich dann für mich endgültig der Kreis. Sie setzte sich mit Tim und Little Tim ins Auto, und die Städter reisten zu uns aufs Land. Zusammen mit Magda, Georg, Ludger und Ayleen saßen wir in meinem neu erwachenden Garten, und bei angeregten Gesprächen vertieften sich neue und alte Freundschaften. Little Tim nahm erst einmal ein paar Gartengeräte in die Hand und war stundenlang mit Ayleen unterwegs, entpuppte sich bald als wunderbarer Landgehilfe. Somit schaffte ich es, die Grenzen zwischen Land und Stadt aufzuheben, eine Transparenz zu ermöglichen, sodass jeder bemerken konnte, dass der eine nicht ohne den anderen existieren kann.

Am Abend schlenderte ich durch meine Oika, betrachtete nicht ohne Stolz mein kleines Imperium. Jacky folgte mir, und schweigend hörten wir Lady Nightingale zu. Dann drückte sie mir unser fertiggestelltes Manuskript in die Hand.

»Das sollte nicht unser letztes Projekt sein. Ich glaube, wir haben noch viel zu erzählen«, murmelte sie, zuppelte dabei verlegen an ihrer Brille.

»Das denke ich auch. Wegen Ökologie und so.«

Wir grinsten uns an. Dann zauberte Jacky aus ihrer Tasche ein Glas Gewürzgurken hervor, eingelegt in Essig, Benzoesäure, Süßstoff, Natrium und mit vielen Farbstoffen. Verstohlen blickten wir nach hinten, aber die anderen waren gerade im Haus, kredenzten eine regionale Suppe mit frischen Kräutern und diverse andere Leckereien, die sowohl aus der Stadt wie auch vom Land kamen.

Das vertraute »Knack und Plopp« des Deckels ließ mich aufseufzen.

Genüsslich wanderten die Dinger in unseren Schlund, bis wir alle intus hatten. Nichts gegen meine regionalen Gürkchen. Aber manchmal, ja manchmal, da braucht der Mensch doch auch seine kleinen Sünden. Und Nosferatu hatte deswegen keine Chance mehr, mir schlaflose Nächte zu bereiten.

So hockten wir noch eine ganze Weile »allein unter Gurken«.

Epilog

Ich liebe den Boden unter meinen Füßen,
der gibt mir Halt,
muss die lebendige Erde mit meinen eigenen Händen spüren dürfen,
die Natur wachsen und gedeihen sehen,
das wilde und ungezügelte Pferd über die Steppe jagen sehen,
wissen,
dass die Freiheit grenzenlos sein kann,
und brauche einen starken Baum als Freund,
der mich und meine Träume trägt.
JACQUELINE ROUSSETY

Der Epilog gibt als Schlusswort eines Bühnenwerkes mal einen Ausblick auf die Zukunft, mal dient er als Zusammenfassung des Vorhergegangenen und mal kann mithilfe des Schlusswortes so einiges ergänzt oder auf Gegenwartsbezüge aufmerksam gemacht werden. Diese kluge Weise möchte auch ich nutzen, um sowohl in die Vergangenheit als auch in die Zukunft zu schauen.

Nach vielen Jahren bin ich vor Kurzem wieder einmal im Garten meiner Großeltern gewesen. Heute wird das Grundstück von meiner Mutter genutzt und in liebevoller Erinnerung gepflegt. Mittlerweile ist Berlin Spitzenreiter, was die Laubenpieper betrifft. Heute existieren 76 752 Kleingärten und 954 Kolonien. Alle Schrebergärten zusammen nehmen eine Fläche von 3160 Hektar ein. Und ich mittendrin.

Noch einmal tauchten die Bilder aus längst vergangenen Tagen auf, wie ich als kleener Piefke hier leben und toben durfte. Selbst der alte Pflaumenbaum schien mich wiederzuerkennen. Denn, obwohl es absolut windstill war, rauschten auf einmal die Blätter und säuselten ihr altes Lied. Die Zeit der Kindheit ist die Zeit der unschuldigen Freude und des Lachens. Das erlebte ich in diesem Paradies. Noch heute blicke ich sehnsüchtig auf diese frohen Tage zurück, die mir oft über schwere Zeiten hinweghalfen.

Mein Oppa hat mir seine reiche Lebenserfahrung weitergegeben, die ich heute bewusst in mein Leben aufgenommen habe. Obwohl ich ihn irgendwann um mehrere Köppe überragte, blieb er für mich bis zu seinem Tod der große, wunderbare Held. Meine Omma kicherte immer wieder leise vor sich hin, wenn er ihr, selbst als er sich schon auf einen Stock stützen musste, in den Popo kniff. Im Wipfel des Pflaumenbaumes ließ ich all die Erinnerungen vorbeiziehen, bis ich mich in aller Stille verabschieden konnte.

Doch während wir an diesem Buch arbeiteten, blieb die Welt ja nicht einfach stehen, sondern es entwickelte sich auch vieles weiter.

Unsere Umweltministerin hatte tatsächlich ein Einsehen mit so mancher Kreatur, und vielleicht auch mit dem Menschen an sich, sodass sie endlich das Verbot für die Genmais-Sorte MON-810 aussprach. Meine Bienen werden es ihr recht bald danken. Hoffentlich müssen wir uns alle in Zukunft nicht mehr um kontaminierten Honig Sorgen machen. Natürlich kritisierte Washington das Anbauverbot, sprach sogar davon, dass die deutsche Entscheidung jegliches Vertrauen in die staatlichen Zulassungsverfahren für Lebensmittel jeder Art gefährde. Washington sah in dem MON-810-Verbot einen Fall von unzulässigem Protektismus.

Seltsam, dass gerade das Unternehmen Monsanto immer wieder gerne das Wort »Vertrauen« benutzt. Ich weiß nicht genau, aber war da nicht mal was mit diesem »Agent Orange«, das als Kriegswaffe systematisch von den Amis gegen die Vietnamesen eingesetzt wurde …? Ein Entlaubungsmittel, das hochgradig giftig war und durch das Tausende Vietnamesen erhebliche bis tödliche Gesundheitsschäden davontrugen …? Und Monsanto lieferte diesen Dreck …? Und die predigen was von Vertrauen in ihre ominösen Produkte? Seltsam.

Mittlerweile sind auch einige andere EU-Länder von MON-810 abgesprungen. Dazu gehören: Frankreich, Griechenland, Ungarn, Österreich und Luxemburg. Alle diese Länder haben ein Aussaatverbot für dieses Dreckszeug erlassen. Mein Reden. Die europäischen Länder müssten noch viel mehr in puncto Wirtschaft, Ökologie und Landwirtschaft und in kulturellen Fragen zusammenrücken. Je mehr Transparenz geschaffen wird, umso effektiver könnten wir alle voneinander profitieren. Vielleicht erfahren wir alle tatsächlich so etwas wie eine gemeinschaftliche Zukunft, die in Frieden einen auf Ökologie basierenden Wohlstand aufbaut. Damit würden auch die scheinbar unüberbrückbaren Hürden zwischen Stadt und Land fallen können. Beide sollten mehr wie Nachbarn miteinander leben.

Eigenartig nur, dass jetzt über eine Genkartoffel diskutiert wird … Diese Amflora-Kartoffel soll angeblich nur industriell genutzt werden. Sie ist aber jetzt schon umstritten, weil sie ein gegen Antibiotika resistentes Gen enthält. Wie lange dauert es wohl noch, bis sie doch beim Verbraucher auf dem Teller liegt? Es gibt weiterhin viel zu kritisieren. Packen wir es doch gemeinsam an.

Auch das Urvolk Südamerikas konnte in dieser Zeit einen Erfolg für sich verbuchen. Circa 450 000 Indianer leben derweil in Brasilien. Nun wurde im Amazonasgebiet den dort lebenden Indianern ein Naturschutzgebiet zugesprochen. Diese weise Erkenntnis folgte nach jahrelangen erbitterten Streitereien, bei denen es um wertvolle Anbaugebiete ging. Wie in Kanada und überall auf der Welt hatten sich immer mehr weiße Plantagenbesitzer und Bauern in diesem Gebiet fruchtbares Land angeeignet, obwohl hier bereits die Ahnen der Indianer gelebt hatten. Die Waldbewohner wurden einfach verdrängt, erlebten also dasselbe Schicksal wie viele andere Indianerstämme vor ihnen. Es folgte Isolation, der Verlust von Kultur, Traditionen und einer Heimat. Aber sie kämpften für ihr Land, und so kam es immer wieder zu gewaltsamen Zusammenstößen, die letztendlich Brasiliens oberstes Gericht dazu bewegten, ein Urteil zugunsten der Ureinwohner zu sprechen. Sensationell. Einfach magic!

Der tropische Regenwald jedoch wird nach wie vor vernichtet und damit Urvölkern, Tieren und Pflanzen ihr Lebensraum entzogen. Diesem Naturgemetzel sollte endlich ein Ende gesetzt werden. Haben Sie mal darüber nachgedacht, wie groß ihr persönlicher CO_2-Fußabdruck ist, den Sie tagtäglich hinterlassen? Jeder muss bei sich anfangen, nur dann können wir gemeinsam die Welt verändern.

My private Paradies hat mir so viel geschenkt. Ich habe über die Natur gelernt, dass nichts wirklich planbar ist. Der Regen kommt, der Regen geht. Überraschende Dinge ereignen sich, zwingen einen, umzudenken, anders zu handeln. Die Natur ist auch oft gnadenlos, und wir müssen lernen, ihr trotzdem zu vertrauen. Der Naturreichtum macht diese Erde zu einem einzigartigen und unwiederbringlichen Lebensraum. Und wir mittendrin. Das ist doch wunderbar. Mit dem Experiment »regionale Ernährung« lebte ich nicht mehr wider die Natur, sondern mit ihr. Essen bekam eine andere Wertigkeit. Genuss, Leidenschaft und ein stärkeres Bewusstsein für den Augenblick waren nur ein kleiner Teil der wunderbaren Beigaben, die die regionale Ernährung mit sich brachte. Das Schaffen meiner neuen Wirklichkeit durch das Verschmelzen mit der Natur und das Annehmen ihrer überraschenden Angebote und Launen ist heute fester Bestandteil meines Lebens. Dieses neue Leben war aber auch nur zusammen mit den Menschen realisierbar, die schon hier auf dem Land lebten. Ich war der Neue und musste mich an gewissen Traditionen orientieren, die ich aber auch gerne annahm. Denn ohne die Alteingesessenen kann es mit dem Neuanfangen nicht glücken, und dies ist schon im Keim zum Scheitern verurteilt, will man sich nicht in eine intakte Gemeinschaft einfügen. Natürlich existierten überkommene Verhältnisse und tradierte Rituale, die man als Neuankömmling nicht einfach über Bord schmeißen kann. Nur gemeinsam können Konzepte und Ideen für Neues entwickelt werden, die dann auch gemeinsam getragen werden. Alle Fragen und Ängste verloren allmählich ihre Bedeutung, und heute bin ich mit meinen Beeten Teil dieser Gemeinschaft. Ein Traum sollte immer dazu da sein, ihn zu verwirklichen und ihn nicht nur zu träumen. Denn irgendwann verblassen auch die schönsten Träume, und am Ende lösen sie sich in nichts auf. Und ich bin meinem Traum gefolgt.

Sooft ich konnte, verbrachte ich meine Zeit auf dem Land, lernte dadurch, mein Zeitempfinden auf den Rhythmus der Natur auszurichten. Die Natur brachte mir Geduld bei, was auch dem Job zugutekam. Das Leben in einem eigenen Garten verändert die Sicht auf die Welt und auf die Mitmenschen. Das, was mir im Kleinen glückte, ist definitiv auch im Großen zu bewerkstelligen. Denn alles, was ich in meinem Mikrokosmos vollbrachte, war auch auf die Zukunft gerichtet. Die Zukunft muss in der ökologischen und regionalen Landwirtschaft liegen. Das ist die einzige Form, die nachhaltig ist und in Einklang mit der Natur und dem Menschen steht.

Diese Erde zu erhalten ist Teil meiner Verantwortung geworden, und das nicht nur für mich, sondern auch für die Kinder der Zukunft. Pflanzen, Tiere und die natürlichen Ressourcen benötigen unseren dauerhaften Schutz und Respekt.

Und das weltweit.

Und Sie mittendrin.

Dank

Ohne all die spannenden und wunderbaren Interviewpartner hätten wir nie so viele Informationen zum Thema regionale Ernährung bekommen! Eure Gespräche waren eine Bereicherung für uns und auf diesem Weg an euch ein großes *Danke!*

Anette Sipp vom Brotgarten: *Danke* für das Öffnen der ganzen Türen, hinter die wir schauen durften, und dafür, dass wir mit staunenden Augen euren Backalltag erleben konnten! Unser täglich gesundes Brot gebt ihr uns mit eurer kreativen Arbeit! Ihr seid für uns die Anlaufstelle hier im Kiez, ein besonderer Treffpunkt vieler spannender Menschen.

Verena Hanke und ihr Lylla-Biomarkt: Deiner Unermüdlichkeit, regionale Produkte von Biohändlern und Bauern immer wieder den Kiezleuten schmackhaft zu machen, sie damit auch in eine besonnene Politik zu integrieren, zollen wir Anerkennung und Respekt. Vielen *Dank.*

Sabine Lipkes-Schulz vom Fleischer Frank Bauermeister: Über Sie wurde uns noch viel bewusster, wie viel ein jeder dazu beitragen kann, all den Nutztieren ein würdiges und tierisches Dasein zu bieten. Mit dem Verband der »Neuland-Bauern« wird eine Möglichkeit geschaffen, Menschen darauf aufmerksam zu machen, dass der Fleischkonsum eine Qualität erfährt, die ein Mindestmaß an Gerechtigkeit für das Tier einfordert. Dem gebührt ein großer *Dank.*

Dr. Ali Moshiri im Rango Bu: Sowohl in Ihrem orientalischen Laden wie auch draußen im Kräutergarten eröffneten Sie uns eine neue Welt mit all ihren grünen Geheimnissen. Ihr Ansporn, den Menschen eine gesunde Natur zu schenken, hat uns sehr berührt. *Merci* auch für Ihre wundervollen Texte, die erheblich zu dem Kapitel »Es war einmal in

Berlin …« beigetragen haben, und den Ton Ihres reichen Sprachschatzes wiedergeben.

Recep Agtas und sein Fedora Eiscafé: *Tesekür ederem,* dass du uns als »Probanden« dein neues und wunderbares Kräutereis kosten ließest! Dein Elan, uns etwas Gutes zu bieten, zeichnet dich und dein Café immer wieder aus. Mit viel Liebe und Kraft gibst du dem Kiez und besonders all den Kindern eine bunte Welt, in der sie sich immer geborgen fühlen. Wir drücken dir die Daumen für das neue Café und glauben ganz fest an das neue Kräutereis.

Professor Dr. Hans-Peter Piorr von der Fachhochschule Eberswalde: Es war uns eine große Ehre, mit Ihnen über landwirtschaftlichen Nutzen weltweit zu philosophieren, Essen wieder als hohes Kulturgut anzuerkennen. Durch Ihre Hilfe bekam die Quest nochmals eine andere Bedeutung. Was im Mikrokosmos funktioniert, ist auch im Makrokosmos umzusetzen! *Danke* für spannende Informationen, über die wir noch viel mehr die globalen Zusammenhänge verstehen konnten.

Matthias, Gabriele, Sarah und Christiane von foodwatch: Euch einen ganz besonderen *Dank* für eure wertvollen Tipps und Beiträge. Euer Engagement in Sachen Lebensmittelkontrolle ist ein unschätzbarer Wert, und wir hoffen, dass noch ganz viele Menschen euch entdecken und eure Organisation unterstützen. Wir freuen uns, mit euch weiter zusammenarbeiten zu dürfen!

Cornelia Philipp vom Pendo Verlag: Wir hatten leider nicht sehr lange was von Ihnen, aber jede Minute war eine Bereicherung und die Hilfestellung für dieses Projekt, das Sie ins Leben riefen, von unschätzbarem Wert. Vielen *Dank,* dass Sie uns mit Ihrer positiven und freundlichen Art, Ihrer Inspiration dazu brachten, sich diesem Thema auf ganzer Linie zu stellen. Gerne hätten wir Sie bis zum Schluss bei uns gehabt.

Ulrike Gallwitz vom Pendo Verlag: Ein ganz besonderer *Dank* an Sie für Ihre Ruhe und Gelassenheit, trotz Stress und Termindruck. Ihre kreative Art hat unserem Buch noch den nötigen Schliff gegeben, und Sie haben uns Autoren die Sicherheit gegeben, dass Korrekturen eine hilfreiche und spannende Angelegenheit sein können! Wir fühlten uns bei Ihnen sehr aufgehoben!

Dr. Doris Janhsen vom Pendo Verlag: Ohne Ihr Vertrauen in uns wäre dieses Buch nie entstanden. Vielen *Dank*, dass Sie uns die Chance gegeben haben, uns mit einem derart spannenden Thema der Öffentlichkeit zu stellen. Wir haben durch die gemeinsame Arbeit eine abenteuerliche Zeit mit vielen interessanten Menschen erleben dürfen. Vielen *Dank* an Sie und den Pendo Verlag.

Jacqueline Roussety und Andreas Hoppe

Ein ganz besonderer *Dank* geht an: Professorin Dr. Inge Stephan, Professorin Dr. Marina Münkler, die wissenschaftliche Mitarbeiterin Alexandra Tacke, Professor Dr. Manuel Köppen, Dr. Andreas Kohring. Vielen *Dank* für die wissenschaftliche und schriftstellerische Wegbegleitung in der Literatur, Filmwissenschaft und Geschichte während meines gesamten Studienverlaufs.

Meine liebe Elisabeth Herrmann! Dir habe ich zu danken, dass ich als Autorin den Glauben an dieses Projekt nie verlor, und mit deinen unbezahlbaren, professionellen und wertvollen Tipps hast du mich als Schriftstellerin inspiriert und so einige Stunden ziemlich erhellt! Deine Art, jemandem Mut zuzusprechen, ist beispiellos und zeichnet dich als wunderbaren Menschen aus. Du bist eine wunderbare Autorin, und ich verneige mich mit großem *Dank* vor dir.

Für Tim: Für dich reichen tausend *Dankes* gar nicht aus, für all deine Unterstützung, die du mir seit Jahren entgegenbringst. Immer wieder findest du die Zeit, für mich und all meine beruflichen Aktivitäten da zu sein. Dein Blick für das Wesentliche und die damit verbundenen intensiven Gespräche unterstützten ganz besonders dieses Projekt.

Danke für deine Liebe, danke für diesen wunderbaren Sohn, danke, dass es dich gibt.

Jacqueline Roussety

Auf meiner Reise begegnete ich so vielen Menschen, die mich, alle auf ihre Weise, begleiteten. Die verschiedenen Perspektiven eröffneten mir einen weiten Horizont, und selbst wenn ich das eine oder andere Mal zurückschaute, so wurde ich doch vorwärtsgetrieben, denn immer mehr Geheimnisse der Natur offenbarten sich mir. All den Menschen, die Teil dieser Reise wurden, gebührt mein *Dank*.

Die ersten und wichtigsten sind vorab meine **Eltern**. Ein ewiger *Dank* für so viel; wenn nicht für alles.

Ein ganz persönlicher *Dank* für **Yvette**. Ohne deine langjährige Unterstützung, Freundschaft und dein Vertrauen hätte ich die Einzigartigkeit von Natur und Schöpfung wohl nie entdeckt. Heute weiß ich, was mir entgangen wäre. Gemeinsam sind wir neue Wege gegangen, haben uns neue Ziele gesteckt, die Vielfältigkeit des Lebens diskutiert, erfahren und lieben gelernt.

Vielen *Dank* **Christiane, Edgar und eurer großen wunderbaren Familie**. Ihr seid die wunderbarsten Nachbarn der Welt. Ohne eure fortwährende Unterstützung, Fürsorge, Offenheit und Hilfe wäre wohl meine Zuflucht nie zu meinem Zuhause geworden. Ihr habt so einen großen Anteil an der Verwirklichung eines Traumes. Danke für die Radieschen am Eingang. Ich kam als Fremder und blieb als Freund.

All den **Mitmenschen in meinem Dorf**, die mich so freundlich aufgenommen haben. *Danke!*

Ein besonderer *Dank* geht an **Jürgen**, der nicht nur mich, sondern auch meine Pferde von der Pike auf betreut und umsorgt und uns auf dem neuen Weg immer mit Rat und Tat zur Seite steht. Unsere gemeinsamen Reitstunden sind eine große Entdeckung, und hoch zu Ross fühle ich mich wie ein freier »Krieger«.

Danke **Deborah** und **Danni** für eure Hilfe und Unterstützung.

Ina, Klaus-Christian, Towe und Jost. Vielen *Dank* für all die Unterstützung, die Hilfe. Tausend Dank für die wertvollen Ratschläge auf dem Weg zum Pferd und unsere wunderbaren Ausritte.

Vielen *Dank* den »**Landfrauen**« für ihre Unterstützung des Selbstversuches.

Klaus, *danke* für die Baumpflege und die bei mir entzündete Begeisterung für die Kunstfertigkeit des Baumschneidens.

Herzlichen *Dank* auch **Gesine** und **Olaf**, die für die regionale Ernährung meiner Tiere sorgen, und für den wunderbaren Pferdevirus, den ihr mir eingeimpft habt.

Für ihre guten und heilenden Geister, ihre Begleitung und lebenslange Treue. *Danke.* **Lotte, Oswald, Hulda, Marie und Bine, Jack und Jeschi, Frido**.

Karin Brandner und die Agentur »scenario«, die mich liebevoll betreut, vielen *Dank* für eure Unterstützung und euer Vertrauen.

Ulrike Huesgen, *danke* für unsere Zusammenarbeit und die neue Begeisterung für den wilden deutschen Wein.

Deine heilenden Hände, liebe **Christiane**, sind der Energiebrunnen für all die körperlichen Herausforderungen, die mein Beruf so mit sich bringt und die ohne deine liebevolle Betreuung nicht zu bewerkstelligen gewesen wären. Und ein tiefer *Dank* für den freien Blick am weiten Horizont.

Frank Weidemann. Für deine Aufrichtung in gebeugten Zeiten. *Dank* für den positiven Geist aus der Vergangenheit, der wieder aufgetaucht ist und die Gegenwart bereichert.

Alfred Steffen. Für dein kreatives Spektrum, das mich immer wieder inspiriert ein *Danke!* Mit deiner schöpferischen Begabung begleitest du mich nun schon seit Jahren. Bleib ein wilder Kerl, mit tollen Bildern, die ihre Einzigartigkeit aus deinen spannenden Erfahrungen gewinnen.

Martin Tesmer und **Rainer-Maria Glatzer**. Ihr treuen Weggefährten! *Danke!* Möge unser Film einen sinnvollen Weg finden.

Little Red River Cree Nation. Für euren Einfluss und die jahrelange Begleitung und gemeinsamen Visionen. *Danke.* **Randy Kapashesit** für unser Treffen: Ich muss bald mal wieder kommen!

Tausend *Dank* für euren musikalischen Geist: **Bruce, Eddie, John, Van, Bob, Neil, Lucinda, Stevie, Frederik, Erik, Antonin, Franz** u. v. a.

Auf Wiedersehen **Laurent**, alter Freund. Wäre schön gewesen, dich auf dem Land zu bewirten. Und du hättest auf dem Akkordeon deine Musettewalzer gespielt.

*Danke dem **Herrenhuter-Stern**,*
der mir immer den Weg nach Hause leuchtet.

Andreas Hoppe

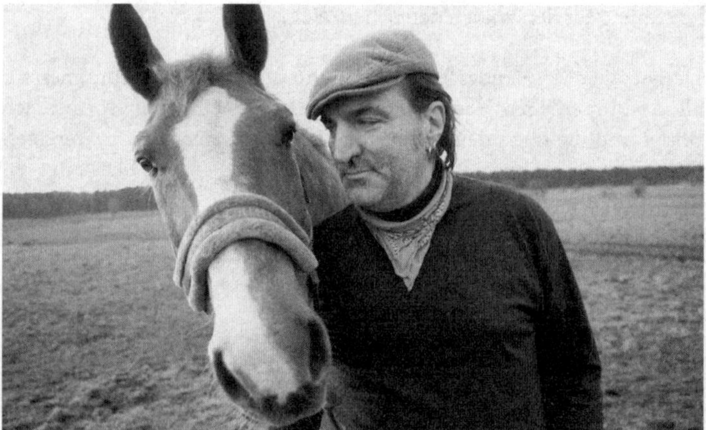

Foto: Alfred Steffen

Lieber Andi!

Als wir anfingen, die ersten Notizen zu sammeln, ich dich zu dem einen oder anderen Thema interviewte, da war weiß Gott nicht abzusehen, welche Welt sich uns offenbaren sollte!

Nach altem indianischem Brauch zogen wir gemeinsam durch die Prärie, forschten, ließen uns verzaubern, wurden wach gerüttelt, bis wir dieses wunderbare Projekt vorwärtstrieben, um unseren bleibenden Eindruck weiterzugeben. Kein Sturm, der uns entgegenkam, brachte uns auseinander, vor allen Dingen bliebst du wie ein Fels in der Brandung, und mit all deinem Leben, deinen Erinnerungen und deiner Phantasie und deinen Ideen gabst du jeder Seite des Buches ihre ganz eigene Seele.

Deine Liebe und Güte für die Menschen, für die Tiere und die Natur sind einzigartig. Dein unbedingter Glaube an die Freundschaft gab mir diese einmalige Chance, dabei sein zu dürfen. Mein ewiger Dank für dein Vertrauen, deine Hilfe und den Respekt, den du mir immer gezollt hast.

Es war ein Geschenk, mit dir arbeiten zu dürfen.

Danke.

Jacky

Hier einige Links zu den Läden und Menschen, mit denen wir sehr gerne zusammengearbeitet haben und die wir gerne unterstützen möchten. Profitieren doch auch Sie von den vielfältigen Angeboten!

Wir sind uns ziemlich sicher, dass jeder in seiner Stadt die Möglichkeit hat, spannende und gute Adressen zu finden, die regionale Ernährung anbieten.

Brotgarten
Seelingstr. 30, 14059 Berlin
030 / 322 88 80, www.brotgarten.de

Lylla-Biomarkt
Neufertstr. 13, 14059 Berlin
030 / 3216399, www.lylla-biomarkt.de

Fleischerei Frank Bauermeister
Dankelmannstr. 11, 14059 Berlin
030 / 321 67 42, Frank.bauermeister@neuland-bauermeister.de

www.neuland-fleisch.de

Rango Bu
Das Haus der Erlesenen Persischen Kunst
Kräuter Kunst Kultur
Dr. Ali Moshiri
Christstr. 29 A, 14059 Berlin
030 / 322 66 36

Exotischer Kräutergarten
Fürstenbrunner Weg 72, 14050 Berlin
030 / 321 05 178, www.exotischer-kraeutergarten.com

Eiscafé Fedora
Recep Agtas
Nehringstr. 23, 14059 Berlin

Alfred Steffen
www.Alfred-Steffen.de

Christiane Raettig
www.christianeraettig.de

Frank Weidemann
www.Physio-Emotion.de

www.Baumklaus.de

Naturschutzzentrum Ökowerk Berlin e.V.
Ökologische Bildungs- und Tagungsstätte
Teufelsseechaussee 22–24, 14193 Berlin
030 / 300005-0, www.oekowerk.de, info@oekowerk.de

www.gruene-bundestag.de

foodwatch
Brunnenstr. 181, 10119 Berlin
030 / 280 93 99 5, www.foodwatch.de, info@foodwatch.de

Fachhochschule Eberswalde
Friedrich-Ebert-Str. 28, 16225 Eberswalde
www.fh-eberswalde.de

Cree Village Ecolodge
Mousse Factory Ontario
CreeVillageEcolodge@onlink.net

Quellenhinweis

Die Rede des Häuptlings Joseph. Zitiert aus: Die Rede des Häuptlings Seattle. Aus dem Amerikanischen neu übersetzt von Meike Breitkreutz, S. 76. Abdruck mit freundlicher Genehmigung der Anaconda Verlag GmbH © 2007 Anaconda Verlag GmbH, Köln.

Robert J. Conley. Zitiert aus: Der Gesang des Schwarzen Bären. Lieder und Gedichte der Indianer. C. H. Beck Verlag, München 1994, S. 135.

Maurice Kenny. Zitiert aus: Der Gesang des Schwarzen Bären, a. a. O., S. 215. Originalausgabe: Between Two Rivers. Selected Poems 1956–1984. Fredonia, N.Y., White Pine Press, 1987.

Meinold Krauss. Zitiert aus: »Vergiss nicht, dass deine Seele Flügel hat«, J. F. Steinkopf Verlag, Stuttgart 1985.

Alonzo Lopez. Zitiert aus: Der Gesang des Schwarzen Bären, a. a. O., S. 273.

Mythos der nord-amerikanischen Indianer. Zitiert aus: Auf dem Rücken der Schildkröte. Mythen der nord-amerikanischen Indianer. Gerald Hausman. Eugen Diederichs Verlag, München 1997, S. 9.

Sioux-Ältester Rosebud-Reservation. Zitiert aus: Wir werden überleben. Gespräche mit indianischen Stammesältesten. Sandy Johnson/Dan Budnik. Eugen Diederichs Verlag, München 1996, S. 7.

Mark T. Sullivan. Toxic: Der Biss – Das Feuer – Die Hölle. Fischer Taschenbuch Verlag, Frankfurt am Main 2003, S. 44 f.

Leider konnten bis Redaktionsschluss nicht alle Rechteinhaber ausfindig gemacht werden. Der Verlag bittet gegebenenfalls um Mitteilung, um berechtigte Ansprüche abzugelten.